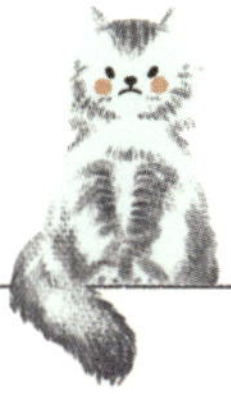

# “画”说失眠

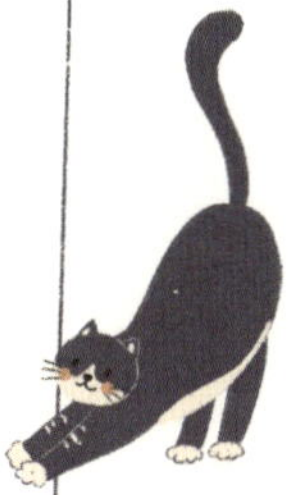

李 悦 孙喜蓉 主编

中医古籍出版社
Publishing House of Ancient Chinese Medical Books

**图书在版编目（CIP）数据**

“画”说失眠 / 李悦，孙喜蓉主编．-- 北京：中医古籍出版社，2025.7

ISBN 978-7-5152-2847-1

Ⅰ．①画… Ⅱ．①李… ②孙… Ⅲ．①失眠—防治—普及读物 Ⅳ．① R749.7-49

中国国家版本馆 CIP 数据核字 (2024) 第 107947 号

**“画”说失眠**

李　悦　孙喜蓉　主编

---

责任编辑　王安琪

封面设计　梁安琪　艺点锦秀

出版发行　中医古籍出版社

社　　址　北京市东城区东直门内南小街 16 号（100700）

电　　话　010-64089446（总编室）010-64002949（发行部）

网　　址　www.zhongyiguji.com.cn

印　　刷　万卷书坊印刷（天津）有限公司

开　　本　787mm×1092mm　1/16

印　　张　11

字　　数　228 千字

版　　次　2025 年 7 月第 1 版　2025 年 7 月第 1 次印刷

书　　号　ISBN 978-7-5152-2847-1

定　　价　78.00 元

# 《“画”说失眠》

## 编委会

**主　编：** 李　悦　孙喜蓉

**顾　问：** 郁东海　赵　辉

**副主编：** 李福凤　高利民

**画　师：** 梁安琪

**编　委：**（按首字母排序）

冯　翊　高　磊　贺　雪　姜娜娜

刘　欢　弥守玲　闵海瑛　秦　瑀

秦虹云　孙一颖　童　捷　吴　勤

杨　屹　张　洁　张　岩　周亚玲

朱　娜　朱晓春

**支撑项目：**

1. 浦东新区“国家中医药发展综合改革试验区”中医药科技创新项目——“画”说失眠科普漫画（PDZY-2022-0915，2022.07-2024.06）;

2. 浦东新区“国家中医药发展综合改革试验区”——浦东新区中西医结合失眠诊疗中心（PDZY-2022-0501，2022.07-2024.06）;

3. 浦东新区“国家中医药传承创新发展试验区”建设——浦东新区名中医继承人培养项目（PDZY-2025-0924，2025.01-2027.12）;

4. 上海市浦东新区卫健委重点学科建设基金（PWZxk2022-18）。

# 序　一

中医通常称失眠为“不寐”,《说文解字》将“寐”字解释为“卧也”，即睡着的意思，不寐就是睡不着的意思。在这个快节奏和信息爆炸的时代，失眠已成为许多人的共同困扰，它不仅影响着我们的日常生活，更在无声中侵蚀着我们的身心健康。但大多数人仍然意识不到失眠的危害性，也不了解如何改善失眠，因此关于失眠的科普势在必行，科普内容也必须科学易懂,《“画”说失眠》也就应运而生。

初见《“画”说失眠》，我就被这本书的奇思妙想所打动。现代人都不喜欢被说教，大部头的专业书很多人也看不下去，小李医生意识到这一点，用幽默的方式把关于睡眠的科普知识融合到画里，寓教于乐，使读者不必再琢磨拗口的专业术语，改善失眠的保健知识就不知不觉记到了心里。

除了科普，这本书也是一本简便实用的失眠者自助指南，比如里面讲到的一些改善睡眠情况的常用穴位（包括耳穴）、药膳，以及刮痧疗法等，用到的材料都是生活中随处可见的，只要你愿意尝试，随时可以按照书中所写进行自我疗愈。能看懂、会治疗，轻症不用进医院，人人都成为自己的保健医生，我想这本书就发挥了它应有的作用。

我相信读完这本书，你一定会更了解中医，为国粹的神奇而感叹，还能学到很多防治失眠的方法，为周边饱受失眠痛苦的亲朋解答些许疑惑。

上海市名中医<br>范忠泽<br>2024 年 11 月

# 序　二

人的生命状态表现为觉醒和睡眠两种状态，与地球自转所形成的白天黑夜相适应。睡眠，是生命的馈赠，是大自然赋予人类的神奇恢复机制，在夜晚的睡眠中，人们可以整合白天的所见所闻，并使精神与体力都恢复充沛。早在《黄帝内经》中，便有关于睡眠的探讨。从阴阳理论角度出发，《灵枢·口问》中说："阳气尽，阴气盛，则目瞑；阴气尽而阳气盛，则寤矣。""寤"表示醒着，"寐"表示睡着。这是睡眠的基本原理。

然而，在现代生活中，睡眠的重要性却常常被忽视，熬夜成为一种生活常态，许多人陷入失眠、焦虑和疲惫的漩涡。如果连最基本的睡眠都保证不了，何谈生活质量呢？

还好现在人们已经逐步意识到了睡眠的重要性，很多中医西医界的有识人士也都加入了改善睡眠、治疗失眠的工作之中。提高人们的睡眠质量不单纯是医护人员的事情，也需要全社会的参与，这就需要社会人士的普遍觉悟与共识。要达到这个目的，我们医护人员要做大量的睡眠科普宣传工作。

这本睡眠漫画书，就是一本非常好的科普睡眠知识的书籍，它用生动有趣的画面和通俗易懂的语言，向读者介绍了关于睡眠与失眠的中医知识及现代医学研究成果，探讨了睡眠的奥秘。书中纠正了关于失眠的常见认知误区，探讨了失眠的原因，并介绍了很多简单有效的助眠方法。书中还介绍了各种梦境的知识，使读者对做梦有了更深入的认识。面对新一天的挑战，让我们珍惜每一片夜晚的宁静，让睡眠成为我们重新充满活力的源泉。

医学科普是提高公众健康素质、促进医疗卫生事业发展、构建和谐社会的重要手段，也是医护人员的社会责任和义务。感谢作者在繁忙的临床诊治工作之余，致力于睡眠医学的科普工作，帮助公众进一步认识到睡眠的重要性，并学会用简便易行的办法改善睡眠状态。

希望这本书能够成为您枕边的亲密伙伴，陪伴您在每一个寂静的夜晚，进入那片充满希望和美好的梦乡。

山东省名中医

李长达

2024 年 11 月

# 前　言

随着社会生活节奏的加快和人际关系的日益复杂，人们的重体力劳动越来越少，脑力劳动和各种复杂关系的应酬越来越多，失眠的发病率越来越高。据调查显示，全国大概有3亿人有睡眠障碍，成年人睡眠障碍发生率高达38.2%，除中老年人失眠高发外，六成以上“90后”也觉得睡眠时间不足。失眠常诱发焦虑和抑郁，失眠久病不愈，不仅给患者带来精神上的痛苦，也会影响患者的身体健康。

目前关于失眠的书籍越来越多，质量也参差不齐，在信息高速发展的现代社会，人们往往难以静下心来研读，或容易偏信某些偏方。如何让失眠群体在短时间内获得大量、正确的睡眠保健知识，在记忆深刻的同时不失乐趣，成为了难题。本健康科普漫画书籍由二甲精神专科医院上海市浦东新区精神卫生中心编撰，以传统中医不寐病理论为基础，通过生动有趣的漫画形式阐述失眠相关问题（如失眠的原因、应对方法等），使大家在轻松一笑的同时掌握关于失眠的医学知识，帮助广大失眠群体对失眠产生正确的认识，意识到失眠不仅是亚健康表现之一，持续的失眠更是一种疾病，绝不可听之任之，治疗方面除了口服西医安眠药物外，也可以通过口服中药、穴位按摩、耳穴压丸等传统中医疗法来改善甚至根治。

# 目 录

## 03 男女老少的失眠困扰 / 93



## 04 医生快来救救我 / 129

# 01

# 我们应该知道的失眠那些事儿

# 当失眠成为常态

目前随着社会生活节奏的加快和人际关系的日益复杂，人们所面对的压力更多地从体力负重转向了精神负重，重体力劳动逐渐减少，脑力劳动和各种复杂关系的应酬越来越多，失眠的发病率越来越高。

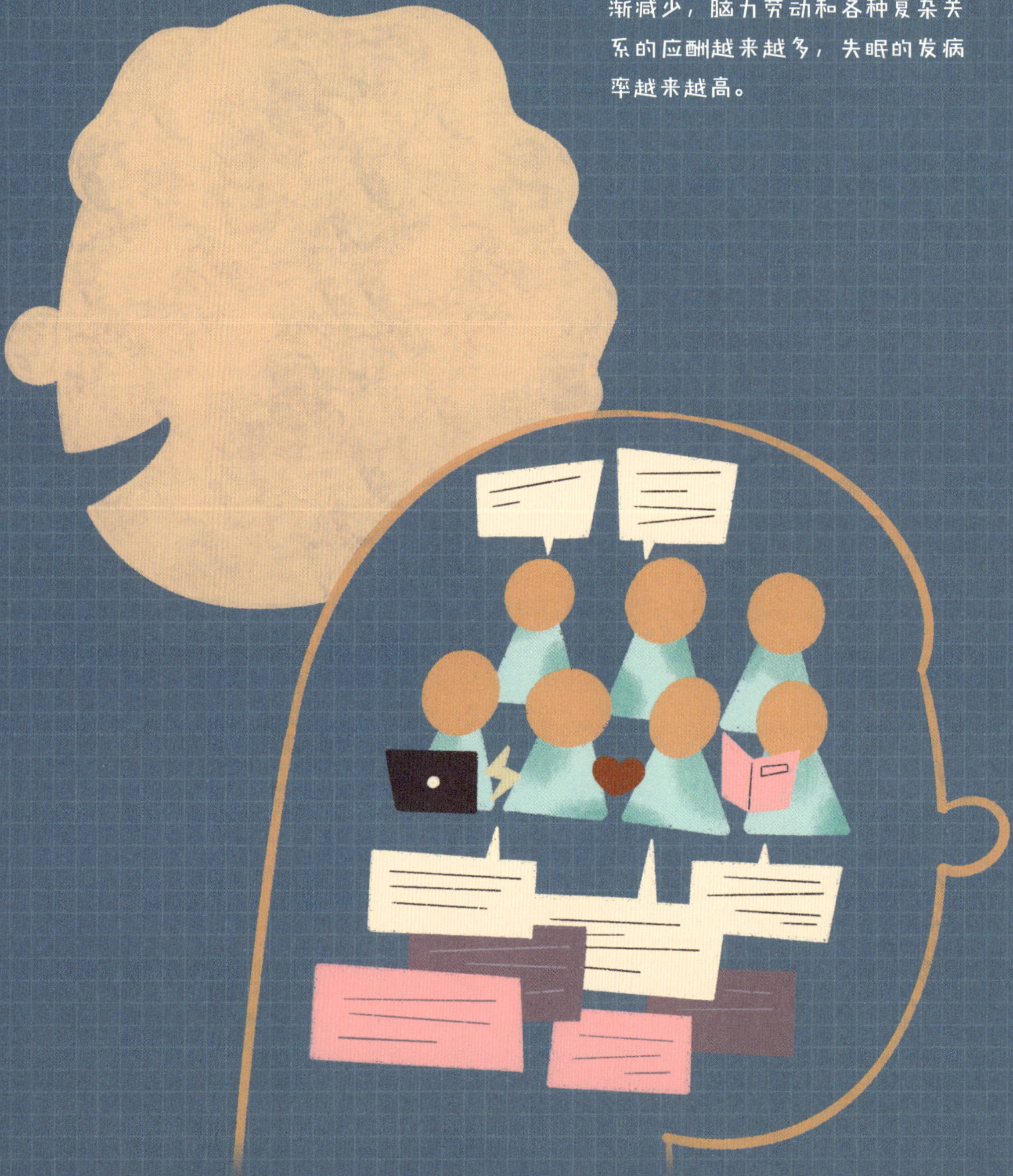

调查显示，全国大概有3亿人有睡眠障碍，成年人睡眠障碍发生率高达38.2%，除中老年人失眠高发外，六成以上“90后”也觉得睡眠时间不足，九成以上小学生睡眠时长未达标，“睡不着、睡不醒和睡不好”现象遍布各个年龄段。

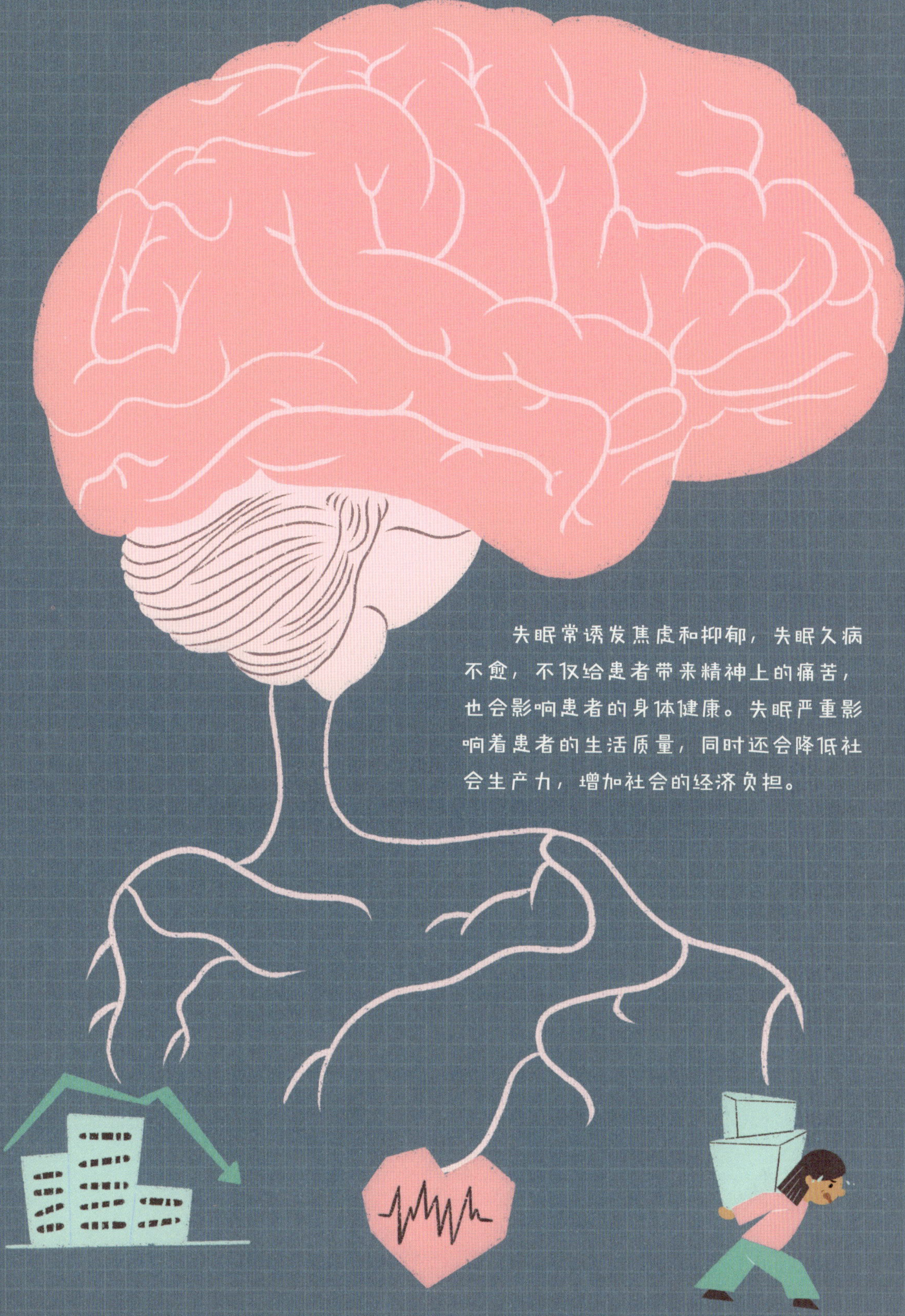

失眠常诱发焦虑和抑郁，失眠久病不愈，不仅给患者带来精神上的痛苦，也会影响患者的身体健康。失眠严重影响着患者的生活质量，同时还会降低社会生产力，增加社会的经济负担。

在信息高速发展的现代社会，人们往往难以静下心来正确认识失眠，或认真辨别失眠相关的偏方，失眠就愈加成为挥之不去的阴影。

# 报复性熬夜

在失眠人群中，中青年占大多数，除了因生理因素导致失眠的情况外，还有一个常见现象，就是“报复性熬夜”。

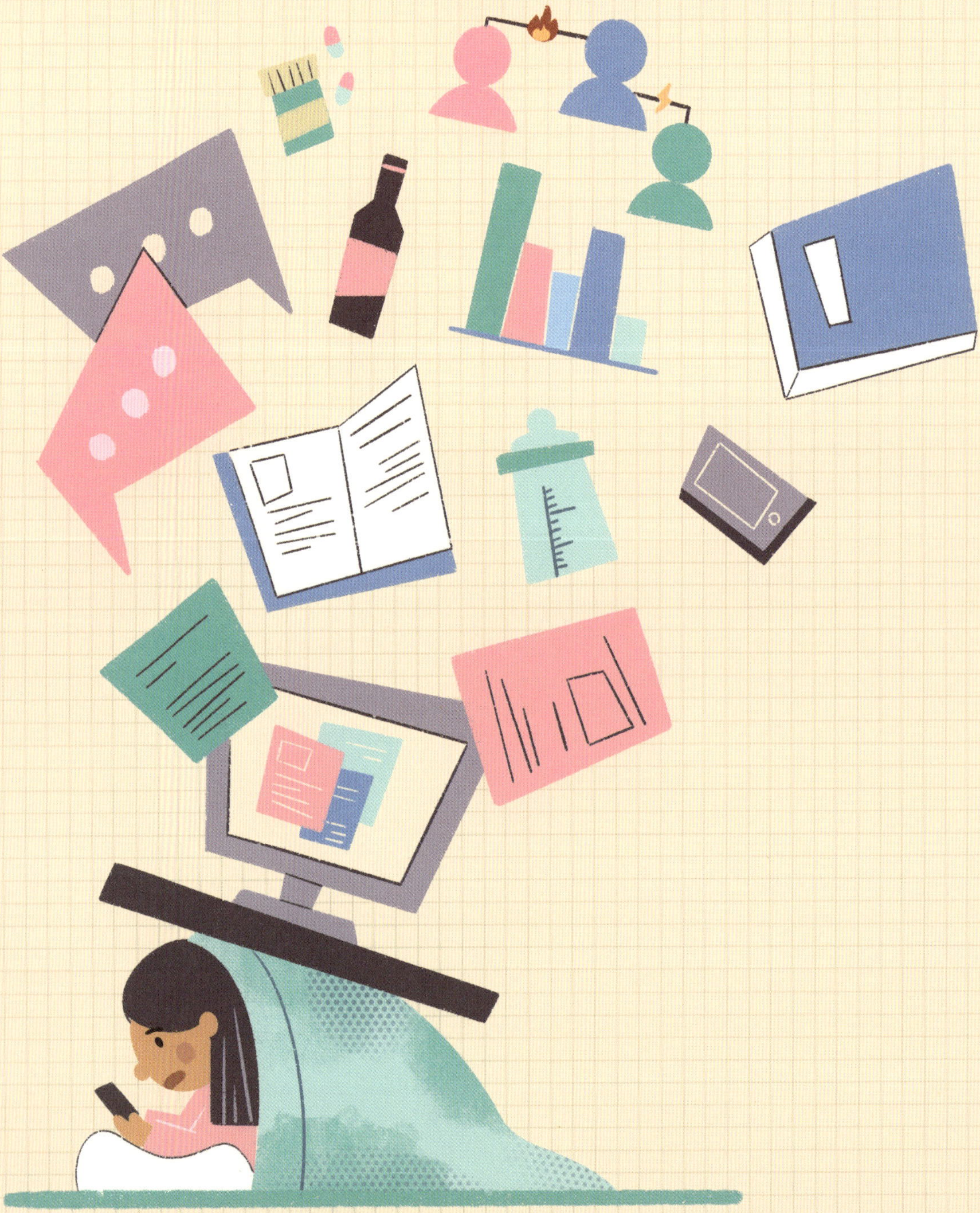

很多人白天被各种琐碎事情压榨了时间，得不到心理上的满足，便想在夜晚找到补偿，因此，便开始了“无止境”地熬夜，即便深知熬夜的危害，还是控制不住自己。

# 你是真正失眠吗

有的人困惑于自己有时候睡得着，有时候睡不着，这到底算不算真正地失眠呢？

2016 年发布的《中国失眠障碍诊断和治疗指南》里提到：失眠障碍是以频繁而持续地入睡困难或睡眠维持困难并导致睡眠满意度不足为特征的睡眠障碍。

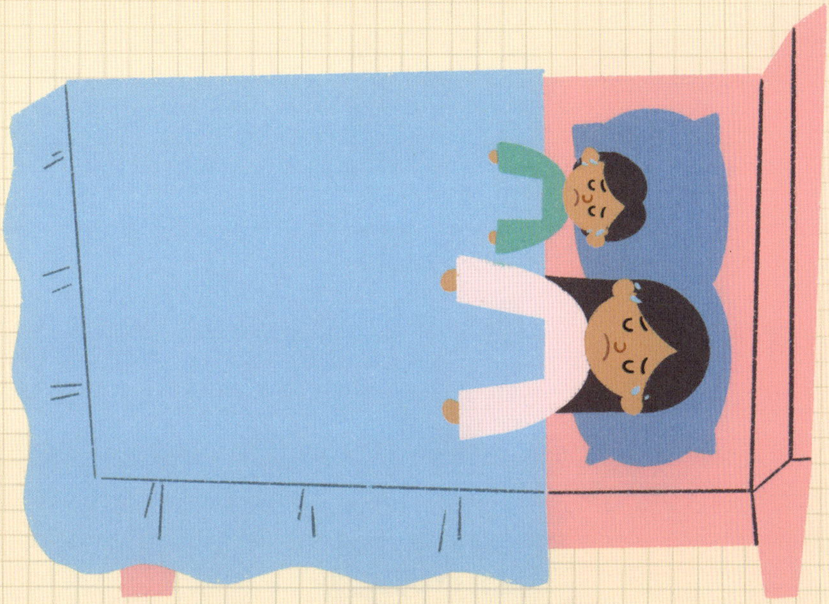

对睡眠情况的诊断还因年龄而异。比如，对儿童和青年而言，睡眠潜伏时间或入睡后清醒时间超过 20 分钟，则可被认为是临床上显著的睡眠紊乱；而对于中老年人来说，睡眠潜伏时间或入睡后清醒时间超过 30 分钟，才能被定义为睡眠紊乱。

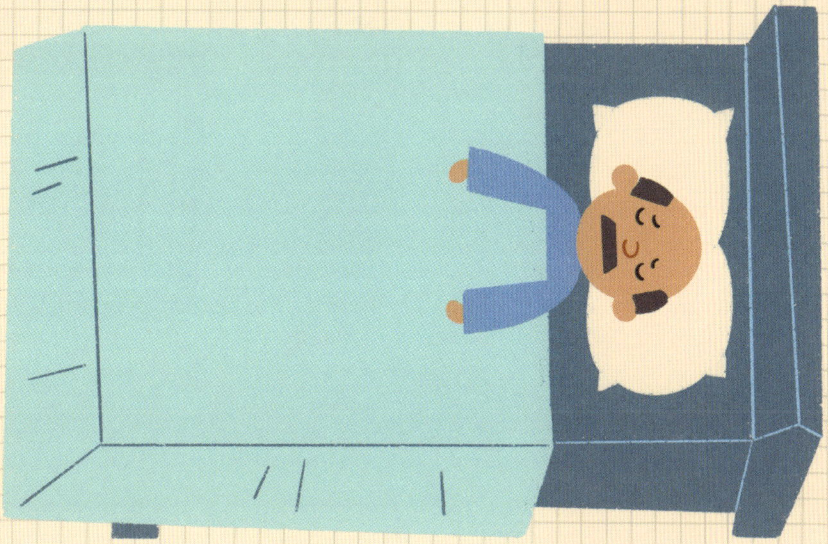

临床可通过多导睡眠
监测、脑电图等辅助诊断。

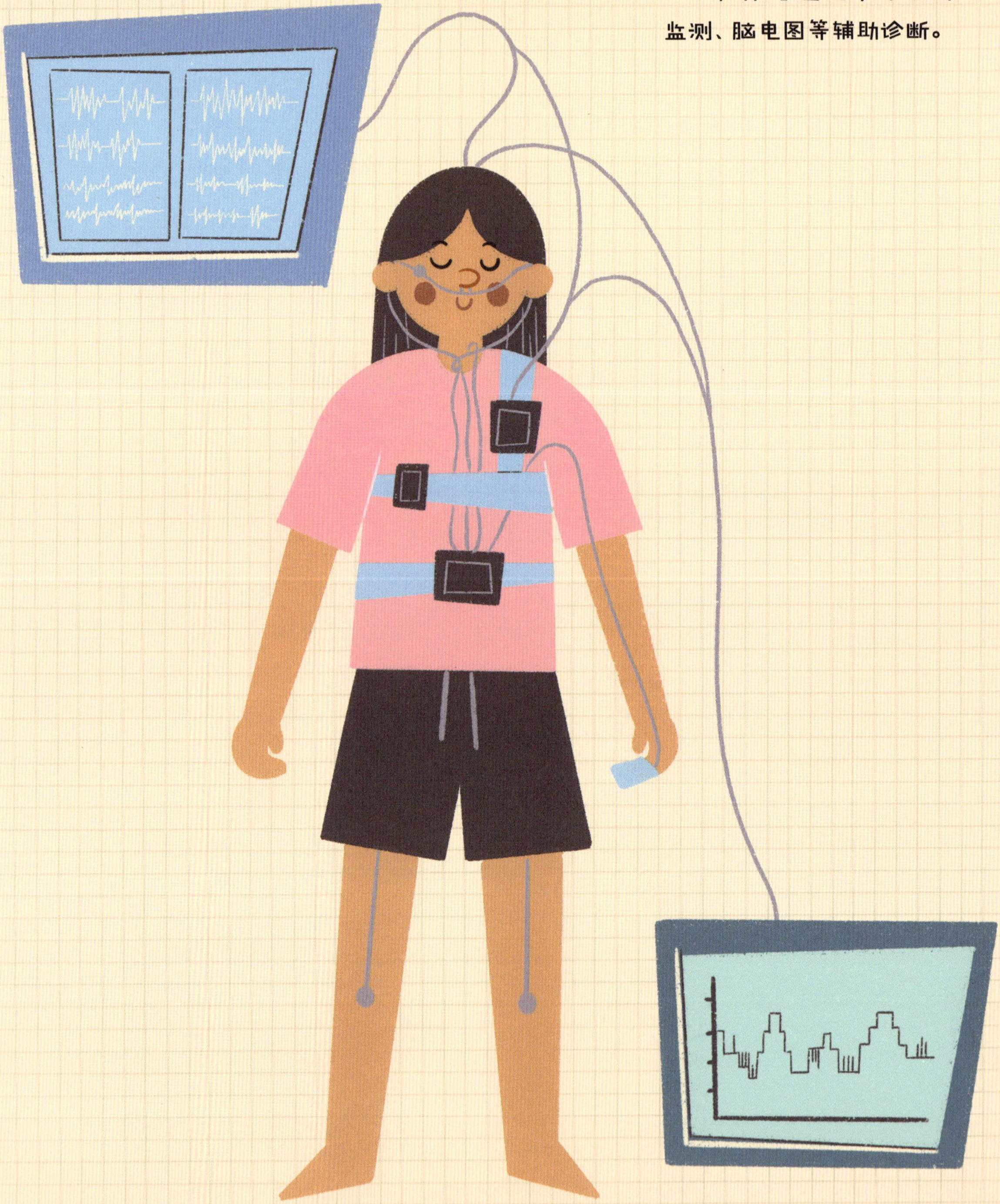

# 睡不够 8 小时真不一定是失眠

不少人在睡不着的时候，总想着自己得睡够 8 小时，但是这样想着想着，就更难睡着了。导致这一现象的原因，其实是我们被睡眠标准“绑架”了。那么为什么大家会形成每天必须要睡够 8 小时的观点呢？

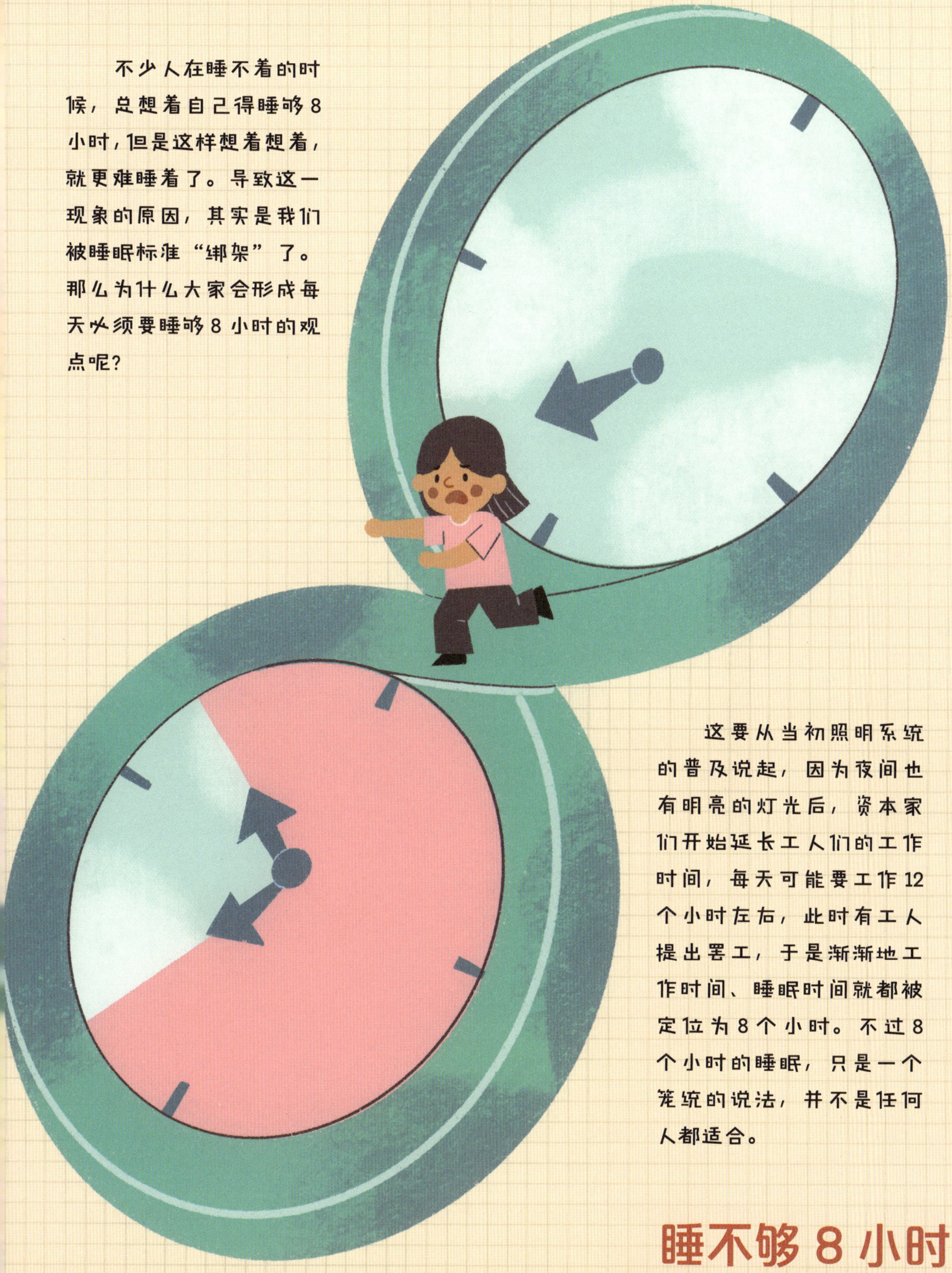

这要从当初照明系统的普及说起，因为夜间也有明亮的灯光后，资本家们开始延长工人们的工作时间，每天可能要工作 12 个小时左右，此时有工人提出罢工，于是渐渐地工作时间、睡眠时间就都被定位为 8 个小时。不过 8 个小时的睡眠，只是一个笼统的说法，并不是任何人都适合。

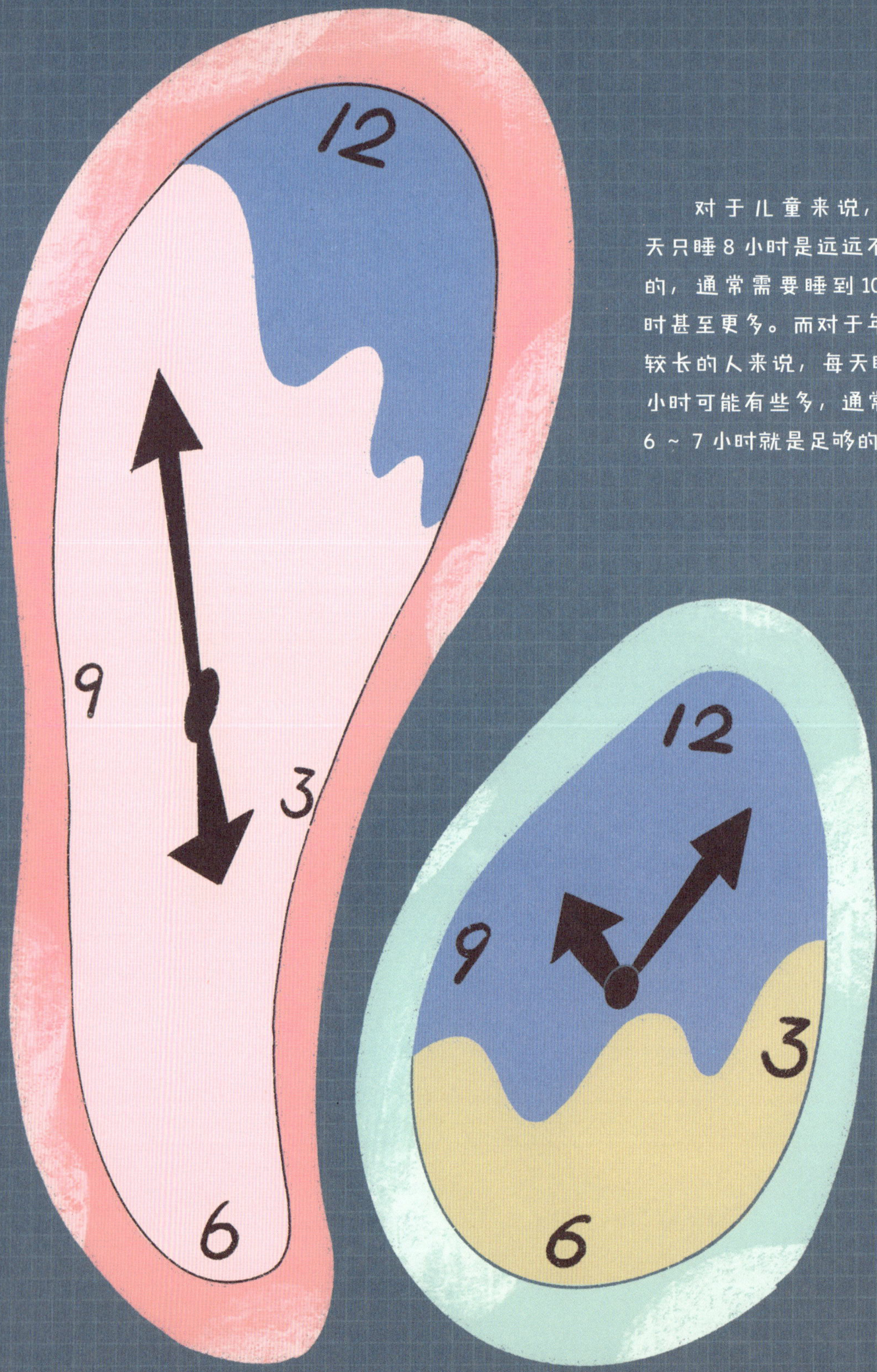


对于儿童来说，每天只睡8小时是远远不够的，通常需要睡到10小时甚至更多。而对于年龄较长的人来说，每天睡8小时可能有些多，通常睡6～7小时就是足够的。

具体到个人，每个人需要的睡眠时间也不同，个体之间可能存在着很大的差异。这个世界上既有每晚只需要睡4～6小时的人，也有每晚需要睡10小时的人。睡得太多或者太少，反而适得其反，一刀切的“8小时睡眠论”会让许多人不适应。

我们在关注睡眠时间的同时，更要关注睡眠质量，评估和衡量睡眠质量应该看睡了几个睡眠周期，只执着于每晚睡了几个小时是没有什么意义的。

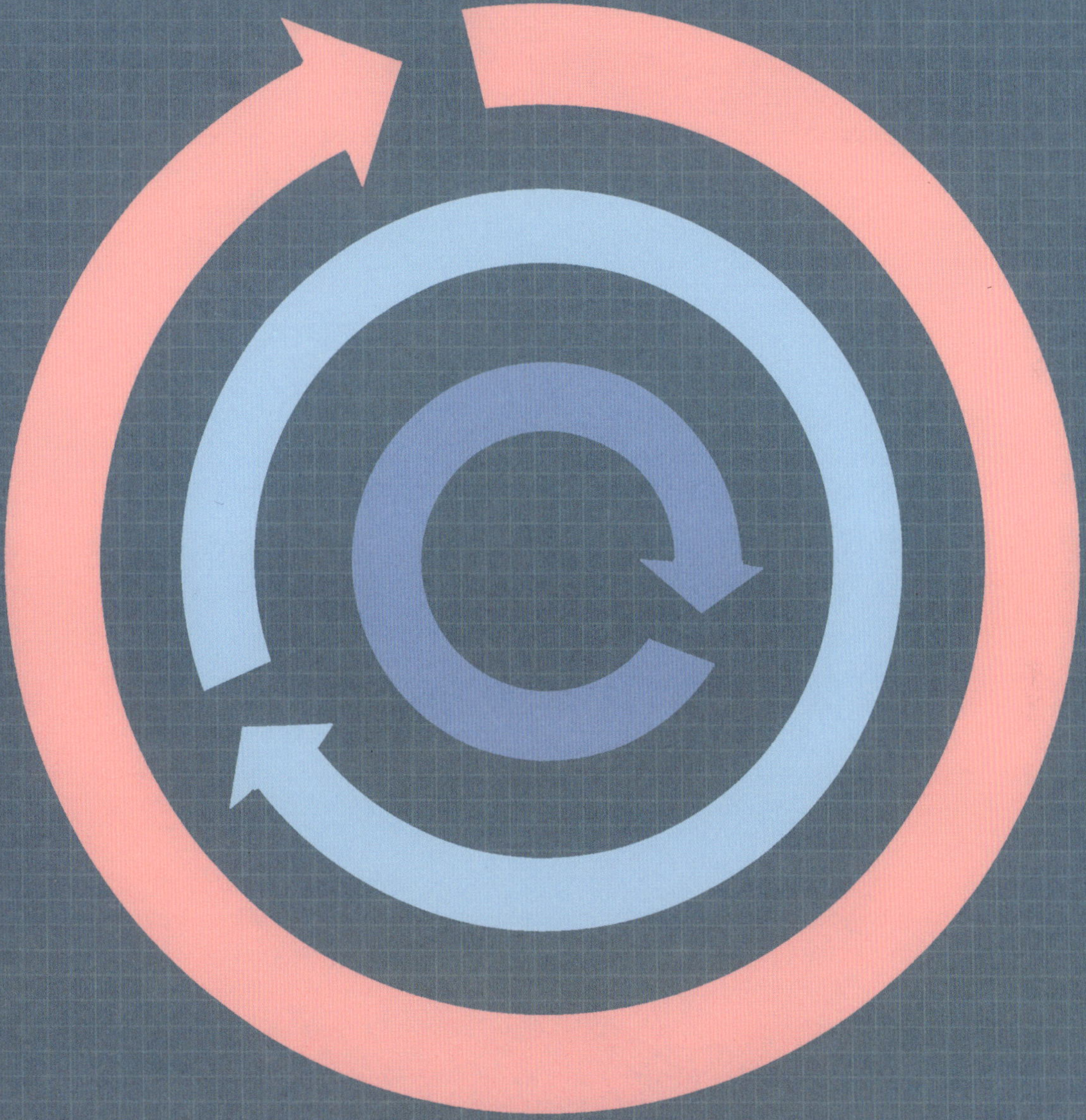

一个睡眠周期大约是 90 分钟，身体充分地睡眠和修复，都是按周期进行的。高质量睡眠能保证人体精力和体力迅速恢复，对维持我们的身心健康至关重要。

# 是谁偷走了你的睡眠

过度觉醒假说

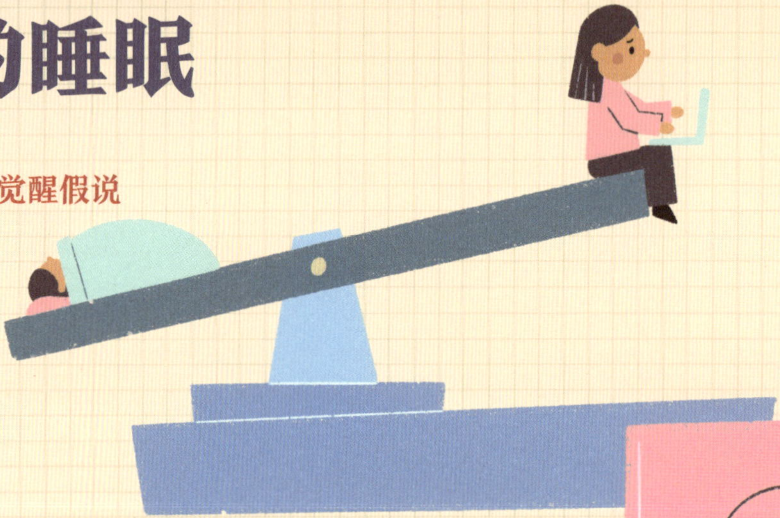

刺激控制假说

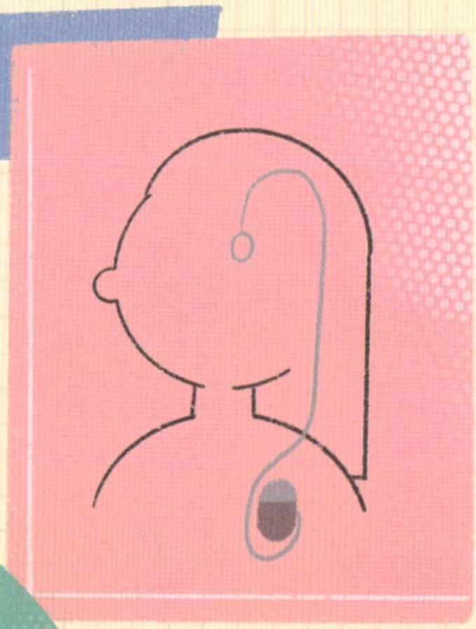

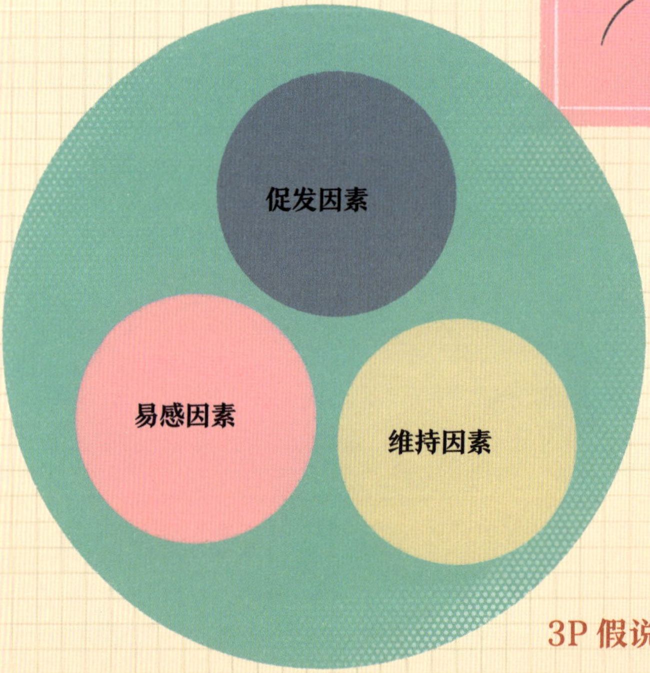


3P 假说

尽管近年来现代科学家对失眠的病因认识已经取得了很大的进展，但是尚未有被广泛接受的关于失眠的病理机制假说。目前比较流行的假说有以下几种：过度觉醒假说、3P 假说、刺激控制假说、认知假说、快速眼动睡眠不稳定假说。这些假说互相补充，但也不可以完全解释失眠的病理机制。

早在数千年前，中医就认识到失眠是一种临床疾病，许多古医籍中用不同的说法表达了“失眠”这一现象，例如《黄帝内经》称之为“目不瞑”“不得卧”，并对失眠的病因有所探讨，而《难经》始称之为“不寐”。

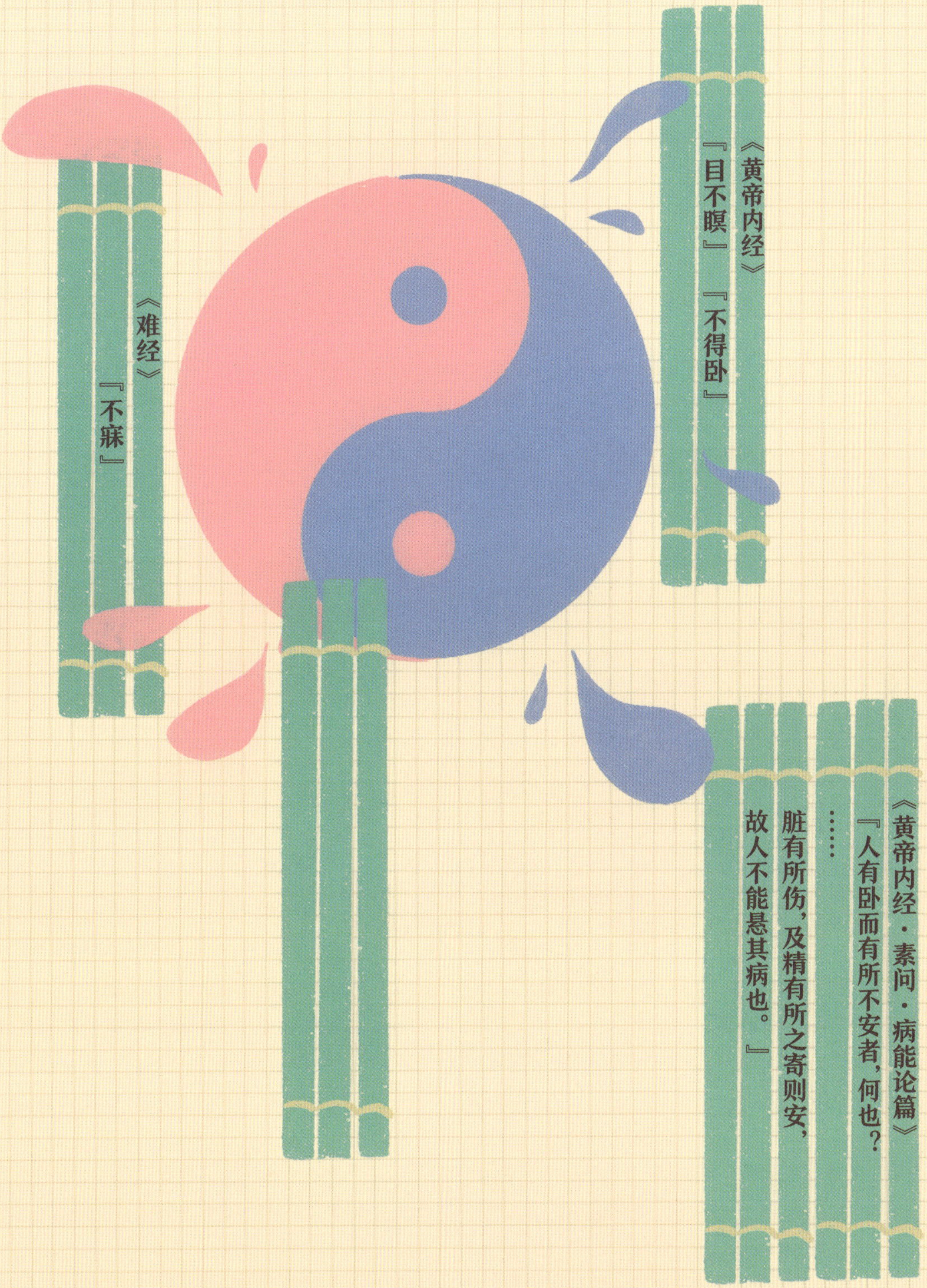
《难经》
「不寐」
《黄帝内经》
「目不瞑」「不得卧」
《黄帝内经·素问·病能论篇》
「人有卧而有所不安者，何也？
……
脏有所伤，及精有所之寄则安，
故人不能悬其病也。」

历代医家在对失眠的认识及治疗上积累了丰富的经验，为中医失眠的辨证论治提供了有效的参考。

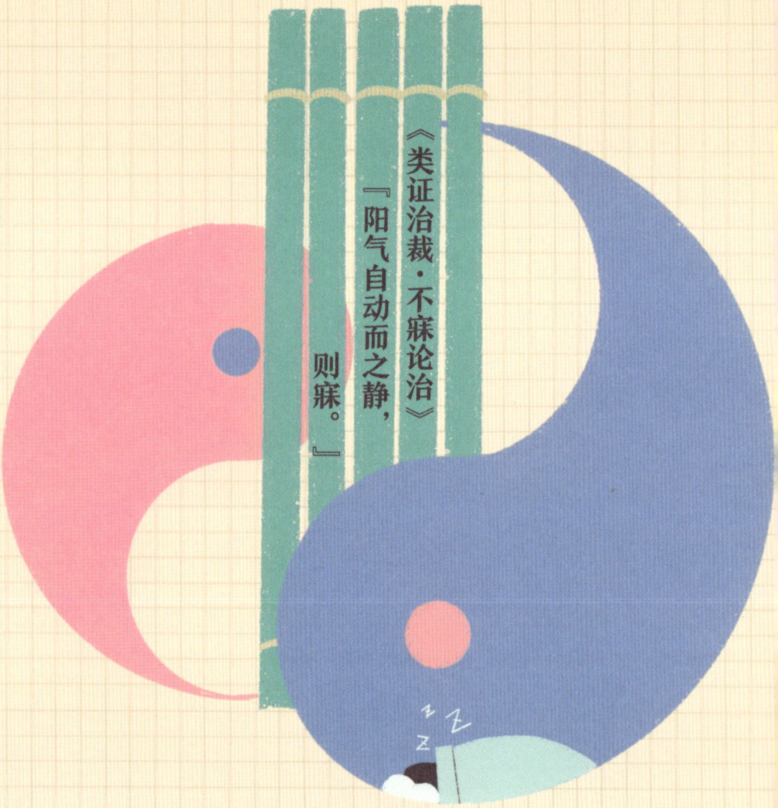
《类证治裁·不寐论治》
「阳气自动而之静，
则寐。」

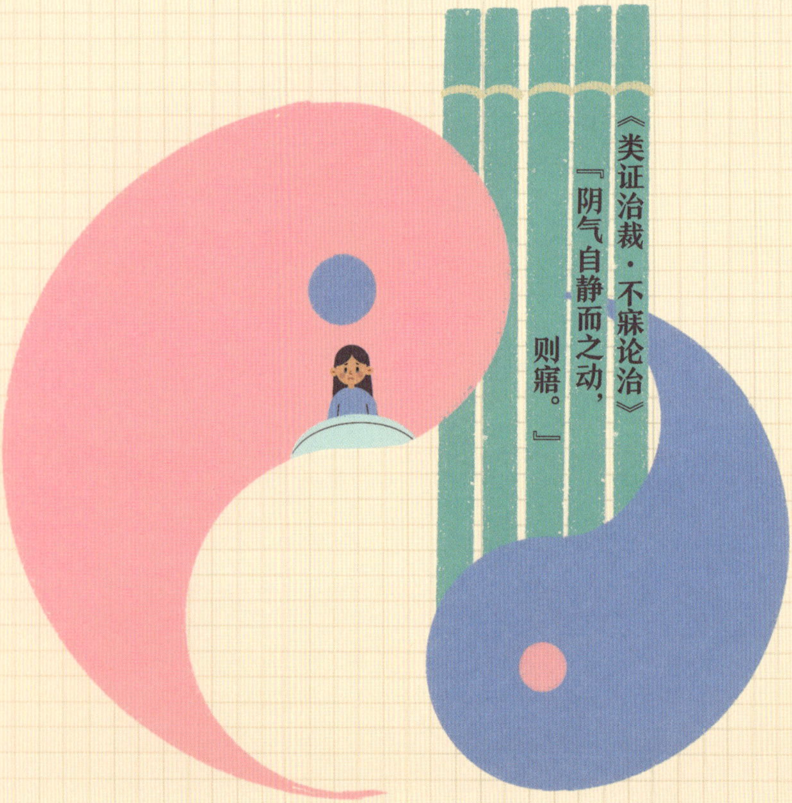
《类证治裁·不寐论治》
「阴气自静而之动，
则寤。」

中医学认为人的正常睡眠系由心神所主，阳气由动转静时，人即进入睡眠状态；反之，阴气由静转动时，人即进入清醒状态。可见，人的正常睡眠机制是阴阳之气自然而有规律地相互转化的结果，这种规律一旦被破坏，就可以导致不寐的发生。

失眠的病因主要有外邪所感、七情所伤、劳倦太过，亦可因先天禀赋不足、房劳过度、久病或年迈体虚所致，这些病因皆可破坏正常的睡眠规律。失眠的病机是阴阳、气血失和，脏腑功能失调，以致神明被扰、神不安舍。

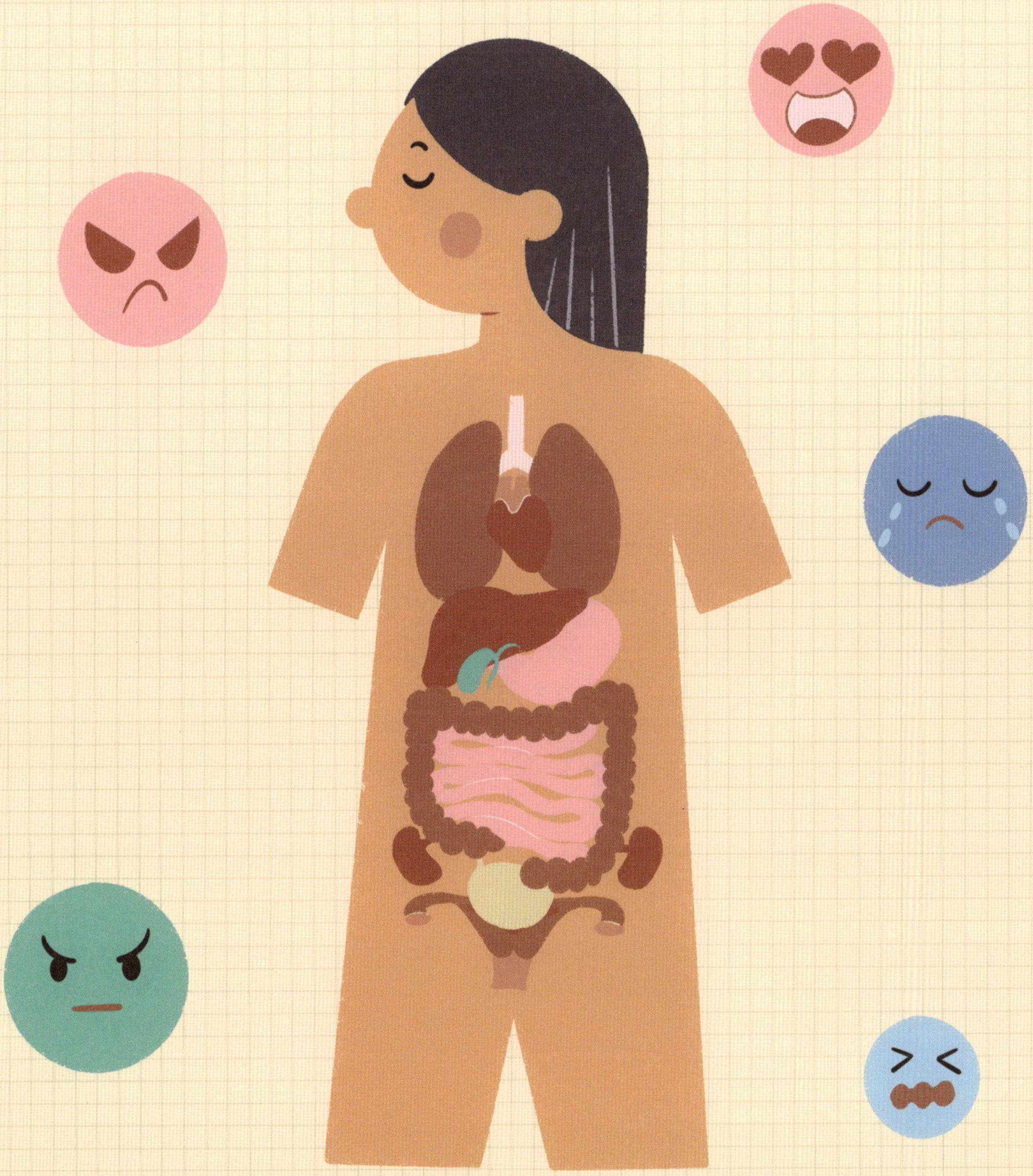

# 梦由心生，人为什么会做噩梦

人生的1/3在睡眠中度过，睡得好是健康的标志，睡不好是疾病的征象。随着生活节奏的加快及生活方式的改变，睡眠疾病的发病率明显升高，严重危害生命健康，降低生活质量。

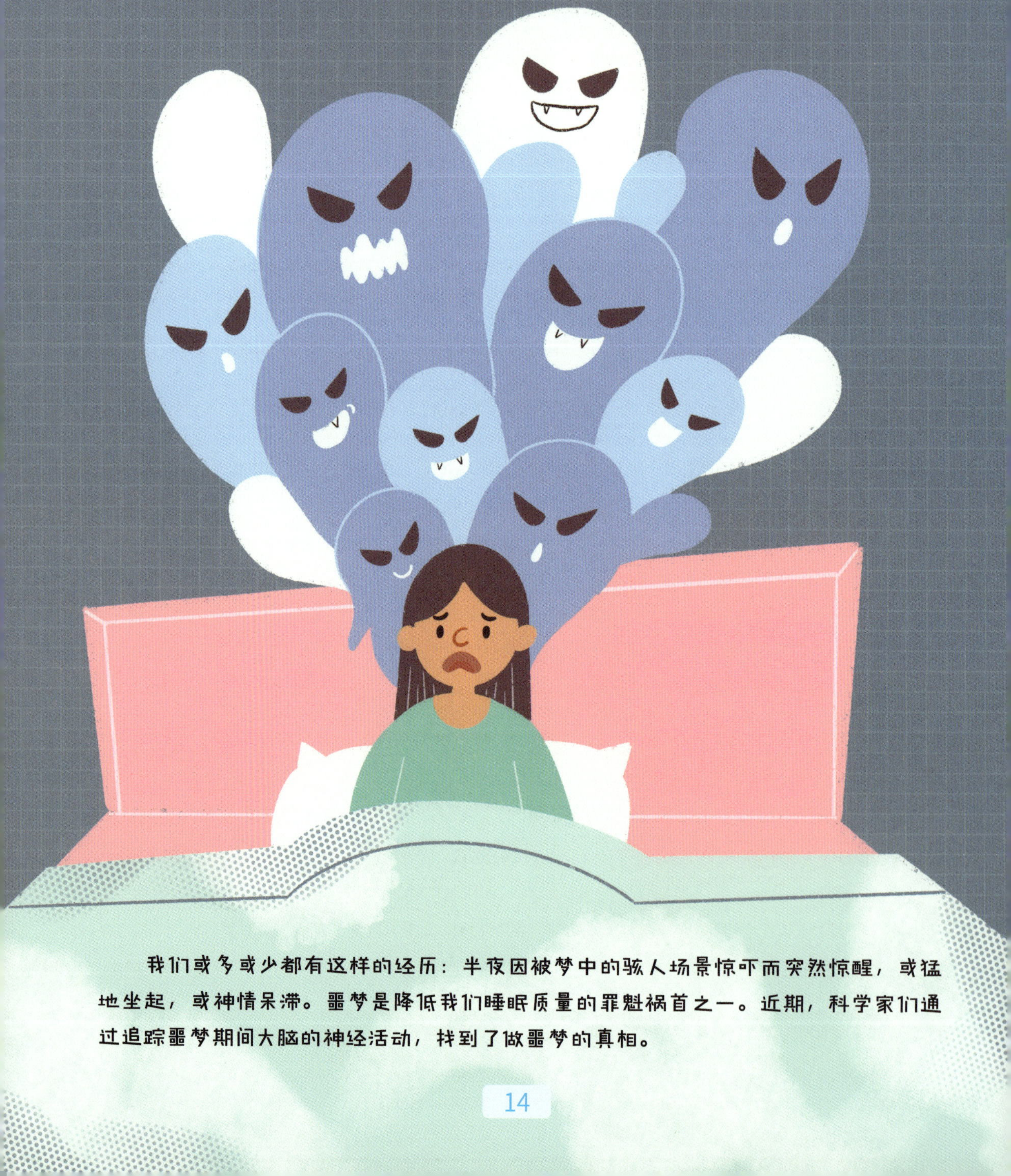

我们或多或少都有这样的经历：半夜因被梦中的骇人场景惊吓而突然惊醒，或猛地坐起，或神情呆滞。噩梦是降低我们睡眠质量的罪魁祸首之一。近期，科学家们通过追踪噩梦期间大脑的神经活动，找到了做噩梦的真相。

在睡眠过程中的一段时间里，我们会心率加快、肌肉松弛、血压升高，同时大脑电波频率加快，还会伴随着眼球快速摆动，这个状态被称为快速眼动睡眠（REM sleep），又叫作异相睡眠（paradoxical sleep）。也有人把它称为活跃睡眠（active sleep），把快速眼动睡眠以外的其他睡眠称为慢波睡眠（slow wave sleep），又叫安静睡眠（quiet sleep）。

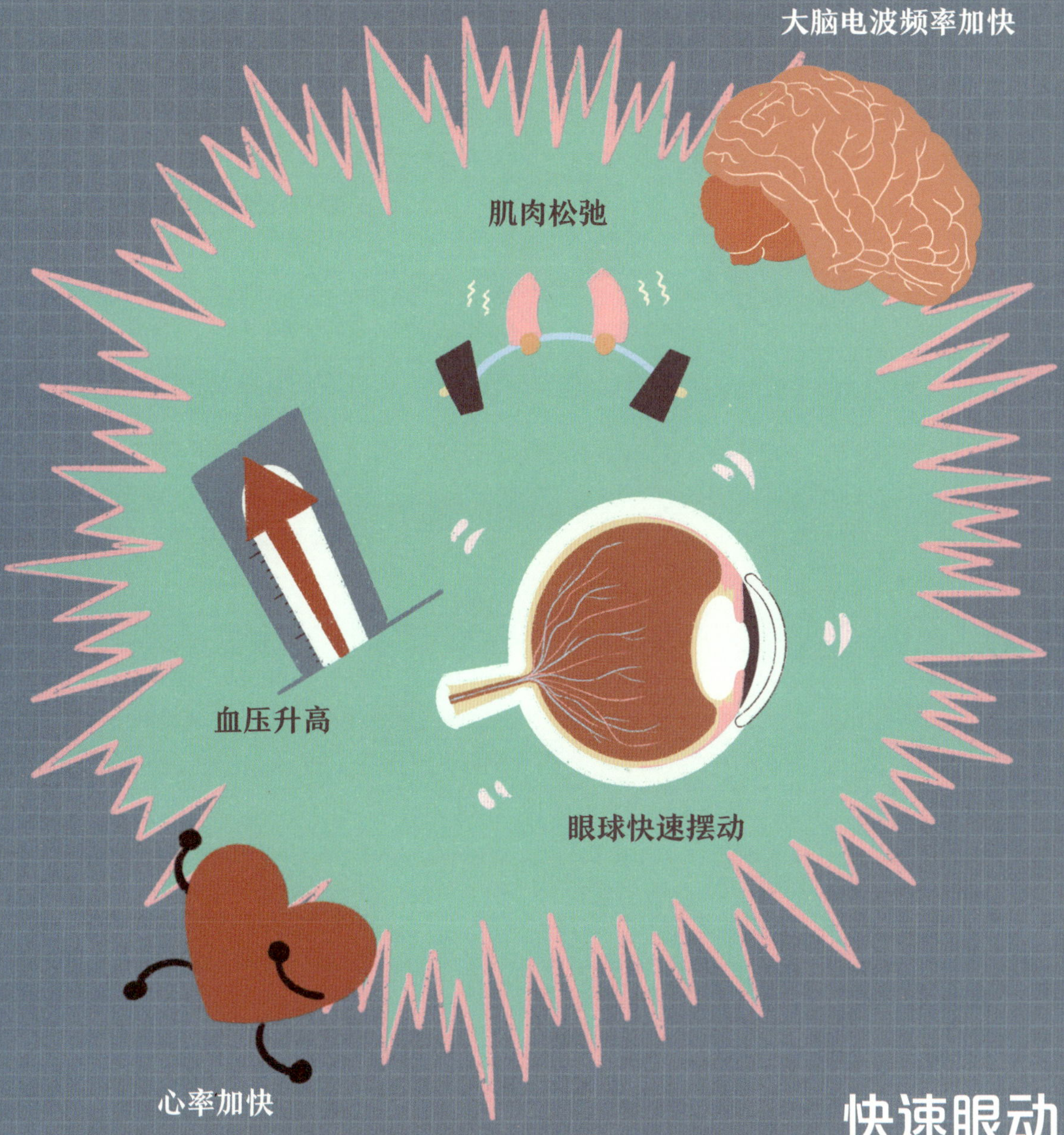


## 快速眼动睡眠期

## 第一阶段

入睡阶段
容易被吵醒

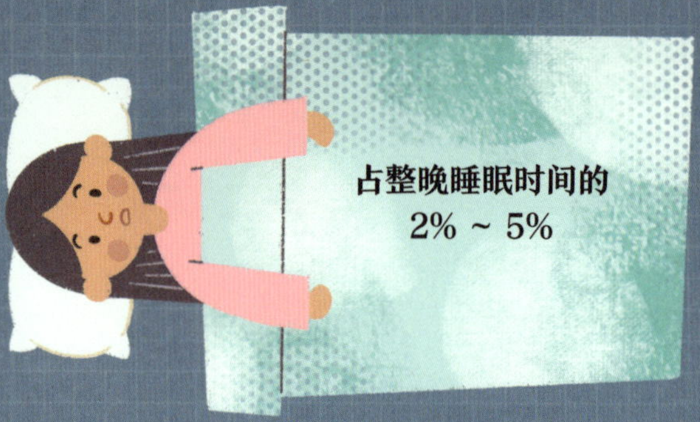


## 第二阶段

浅睡阶段
渐渐失去感知

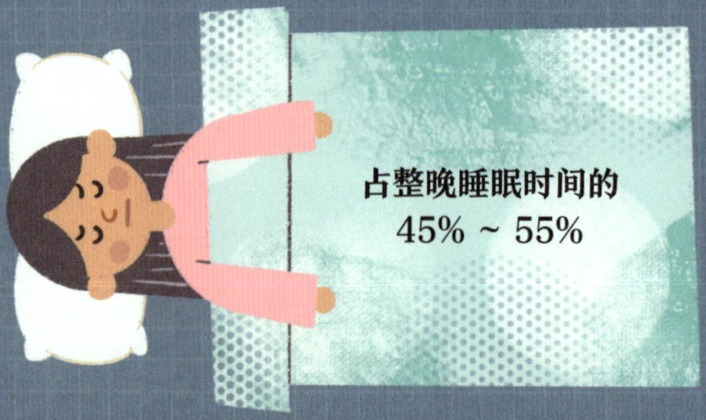


## 第三阶段

慢波睡眠期
进行记忆固化

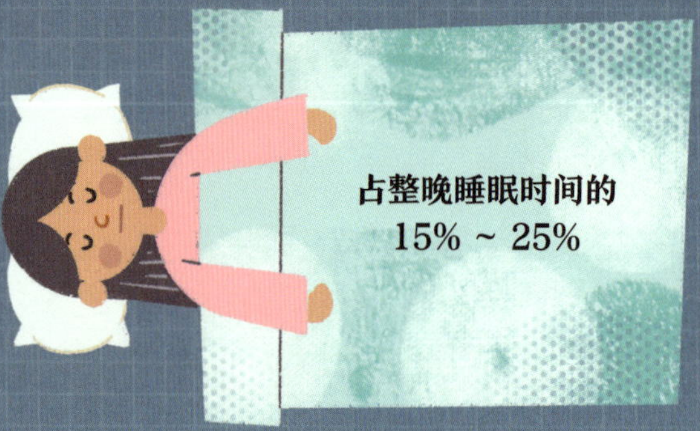


## 第四阶段

快速眼动睡眠期
梦境产生

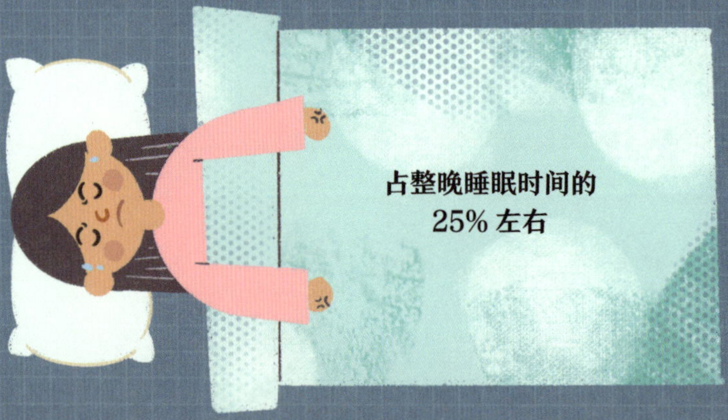


当一个人进入快速眼动睡眠之后，如果把他唤醒，他会报告说正在做梦；而在慢波睡眠期间，如果把他唤醒，做梦的概率较小。因此科学家认为快速眼动睡眠和做梦是有一定联系的。

# 噩梦的来源

有文章报道，一项实验中研究人员在志愿者熟睡至快速眼动睡眠期时突然叫醒他们，并对其大脑神经活动进行分析，追踪了睡眠中的人大脑中负责产生愤怒情绪的部位。

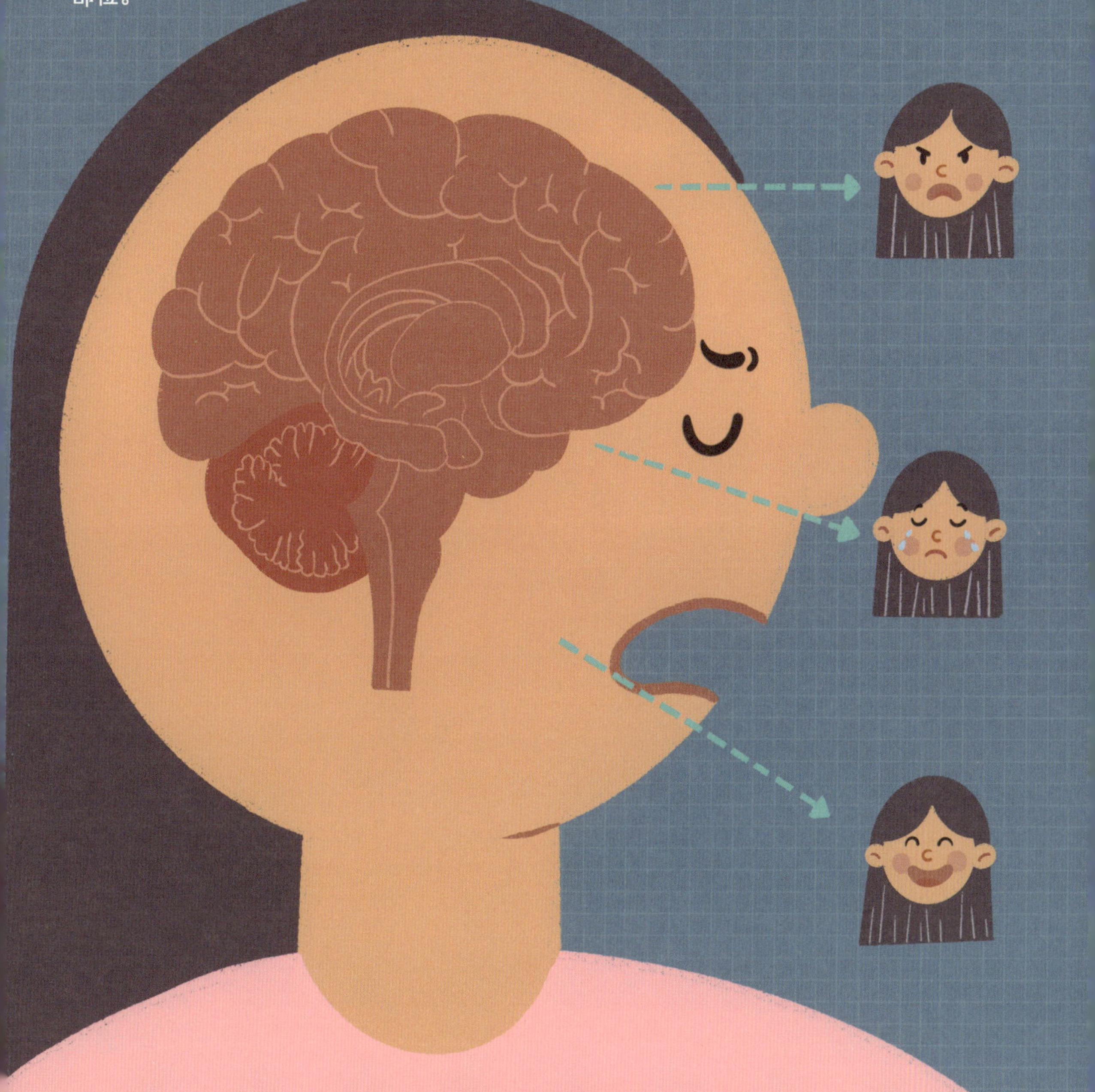

研究发现此时大脑右侧额叶皮层的神经活动大大增加，这使得睡梦中的人非常容易产生愤怒的情绪，最终做起了噩梦。这种神经元活动的不对称性是我们了解噩梦形成原因的关键。

虽然梦境千奇百怪，但一项研究表明，尽管全球有几十亿人，却逃不出12种梦。其中人们最常梦到的是被追赶，随后依次是迷路、高处坠落、当众出丑和受伤等。而在某种程度上，噩梦也是人们担心的恐怖场景在大脑中的“预演”。

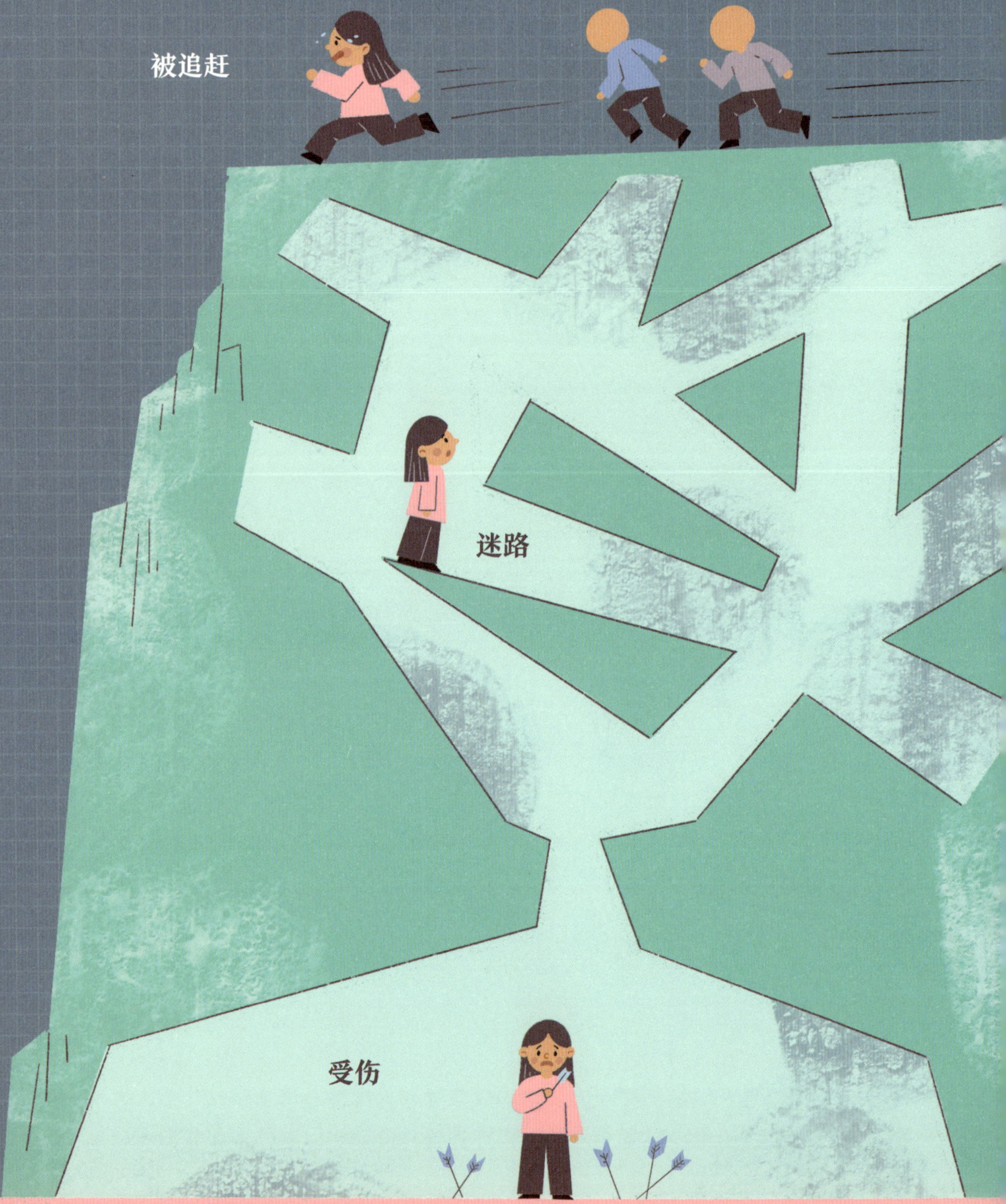

中医学界关于噩梦的记述早在《黄帝内经》中就已十分详细，其中以《灵枢·淫邪发梦》中相关内容为最多。例如，其中就不同的梦产生的原因，有阴阳方面的论述如：“阴气盛则梦涉大水而恐惧，阳气盛则梦大火而燔焫，阴阳俱盛则梦相杀。”

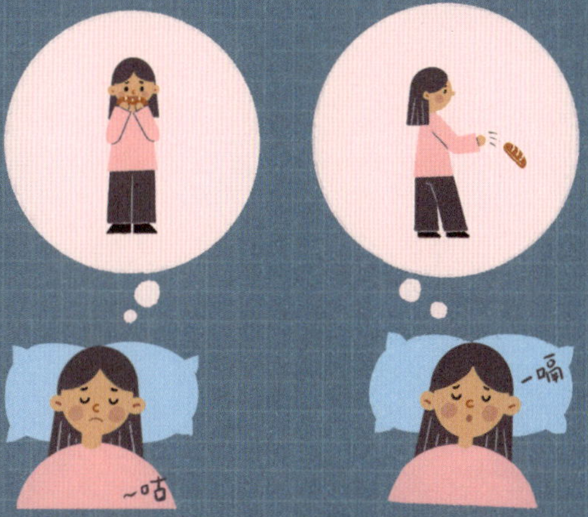


有饮食不节方面的论述如：“甚饥则梦取，甚饱则梦予。”

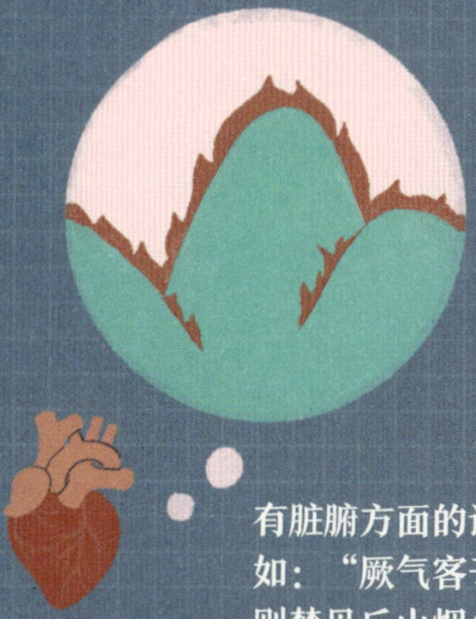

有脏腑方面的论述如：“厥气客于心，则梦见丘山烟火；

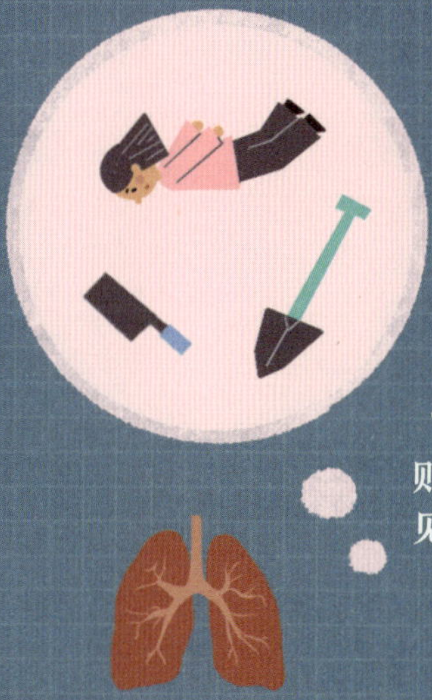

“客于肺，则梦飞扬，见金铁之奇物；

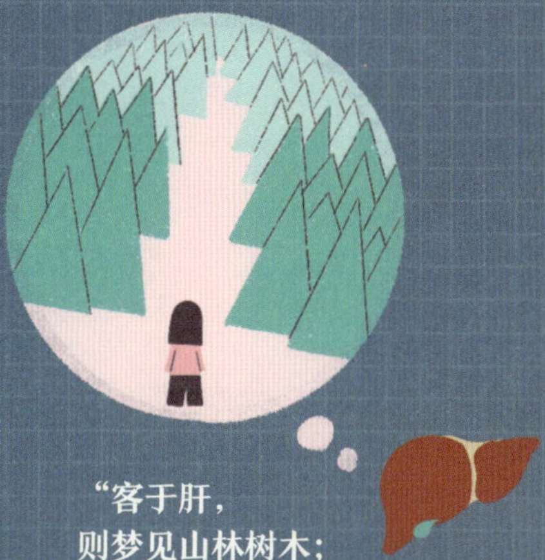

“客于肝，则梦见山林树木；

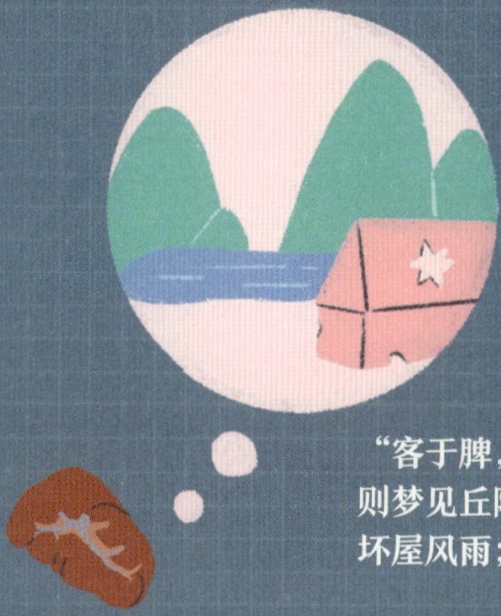

“客于脾，则梦见丘陵大泽，坏屋风雨；

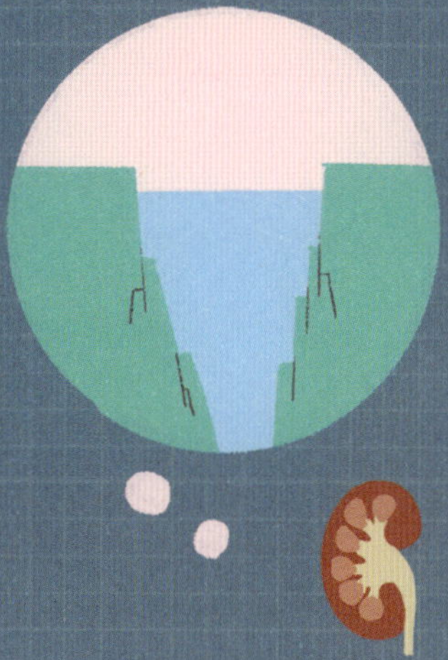

“客于肾，则梦临渊，没居水中；……”

从中医角度来看，噩梦一证，究其原因，约有4种情况：

一是外界刺激，比如季节气候变化，或形体在睡眠时姿势不正确，体滞为梦等。就如“春梦发生，夏梦高明”“飞鸟衔发则梦飞”，均指此类而言。

二是内伤七情，尤以惊恐、思忧太过居多。

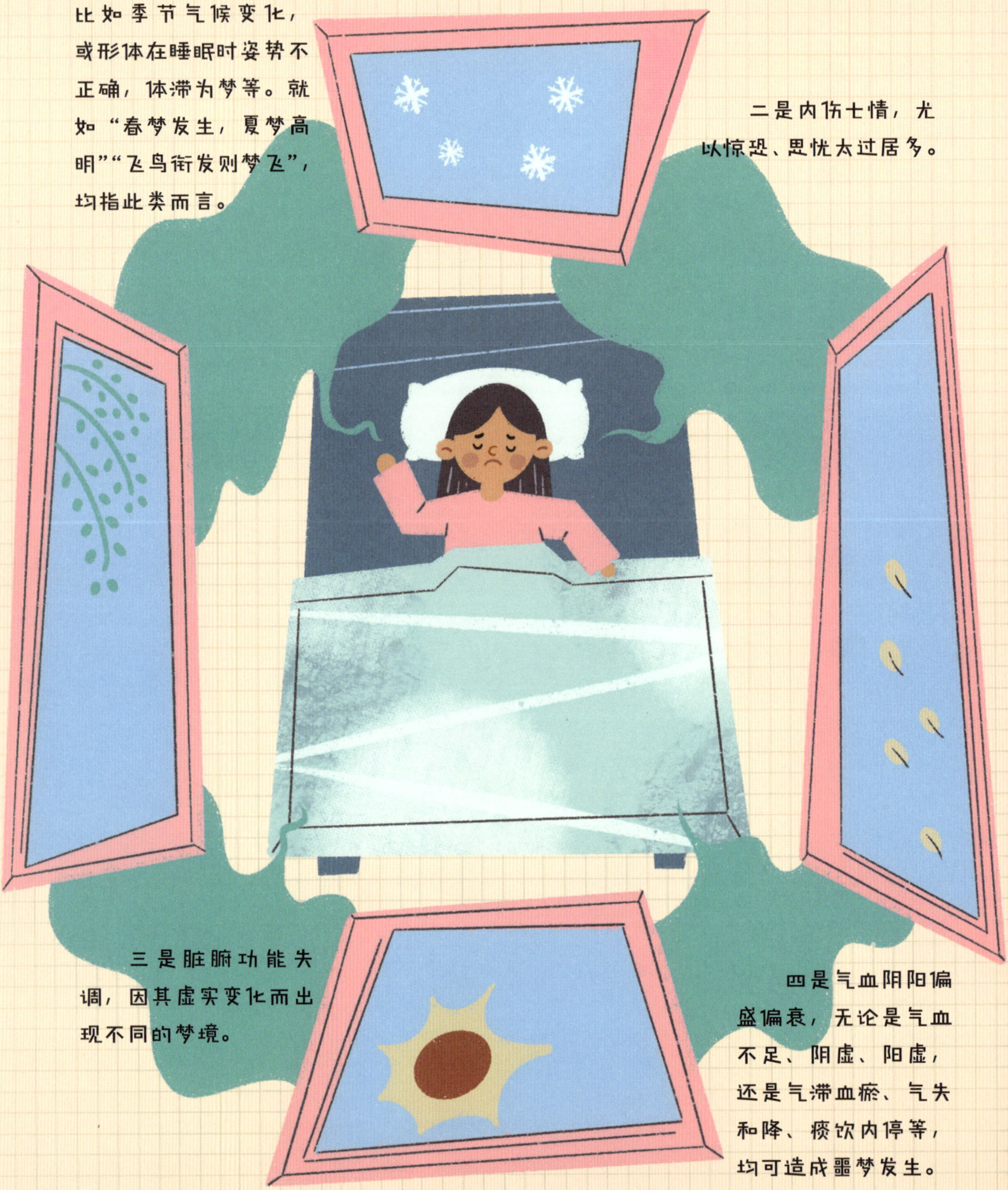

三是脏腑功能失调，因其虚实变化而出现不同的梦境。

四是气血阴阳偏盛偏衰，无论是气血不足、阴虚、阳虚，还是气滞血瘀、气失和降、痰饮内停等，均可造成噩梦发生。

# 睡眠环境大有讲究

睡眠环境包括3个方面：卧室环境、被窝环境、人体自身内循环。一个人的睡眠环境的好坏可以直接影响到其睡觉质量，所以好的睡眠环境是很有必要的。人体自身内环境是很难在短时间内改变的，失眠患者可以从改变睡眠外环境开始。

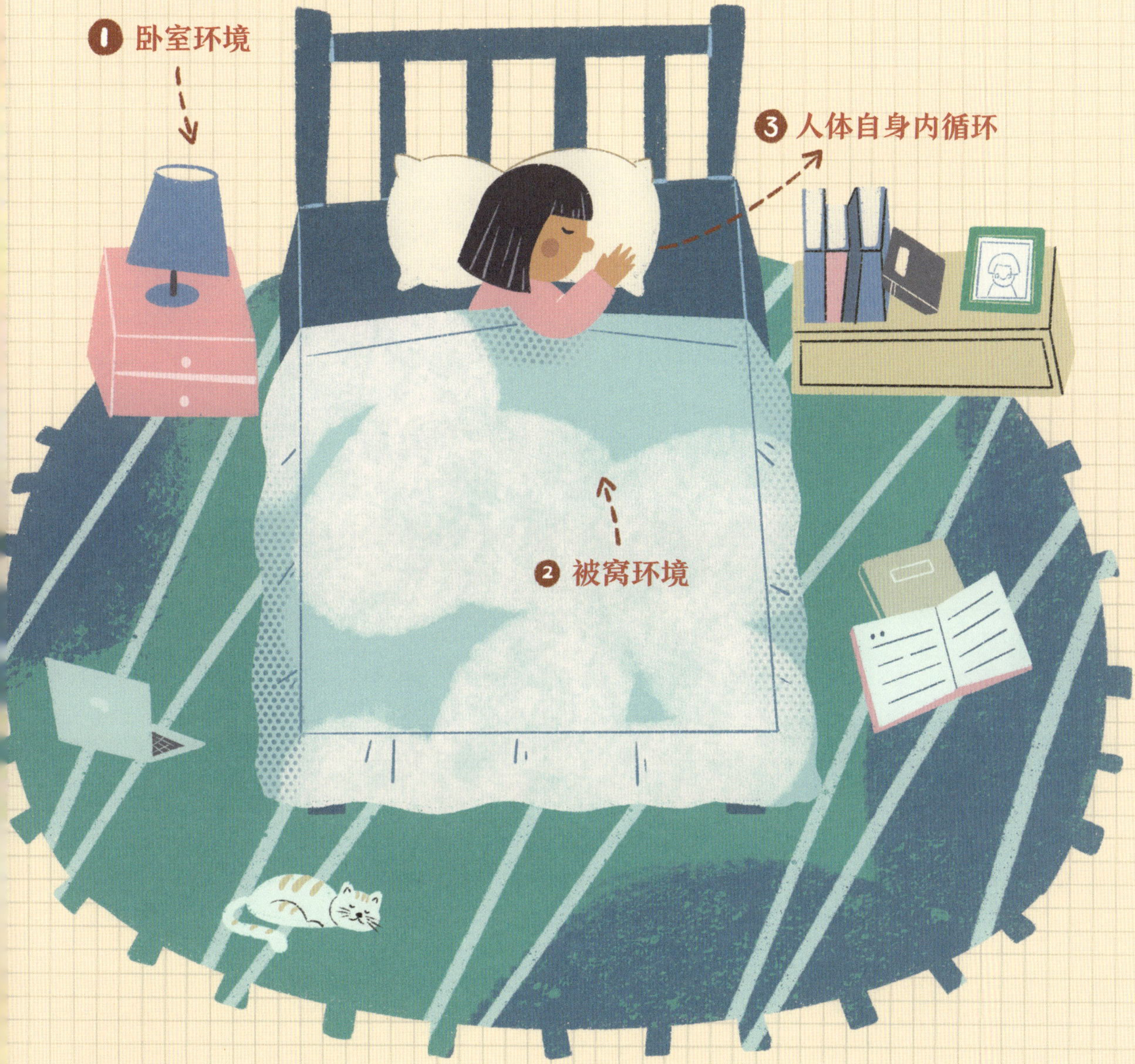


## 温度

睡觉时室内温度在20～23 ℃最为适宜。若在20 ℃以下，身体会因为寒冷而蜷缩，并不自觉裹紧被子，有的人还会不知不觉形成蒙头大睡的姿势，这对呼吸新鲜空气非常不利；超过23 ℃则会使人感到热，这时新陈代谢加快，出汗增多，能量消耗增加，也会影响睡眠，并且醒后会出现疲劳、困倦的感觉。

# 床

床宽以人肩宽的 2.5 ~ 3 倍为宜，床太宽容易使人心里不安，床太窄会使人活动受限，可能导致不慎跌落。

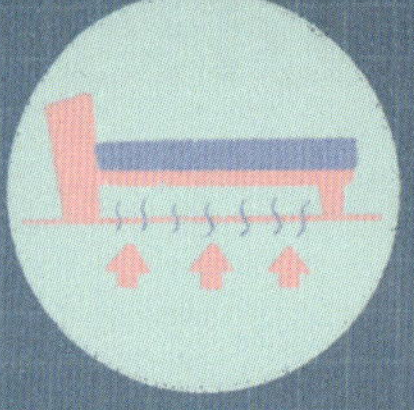

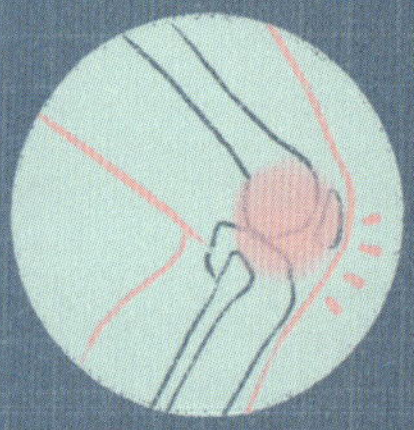

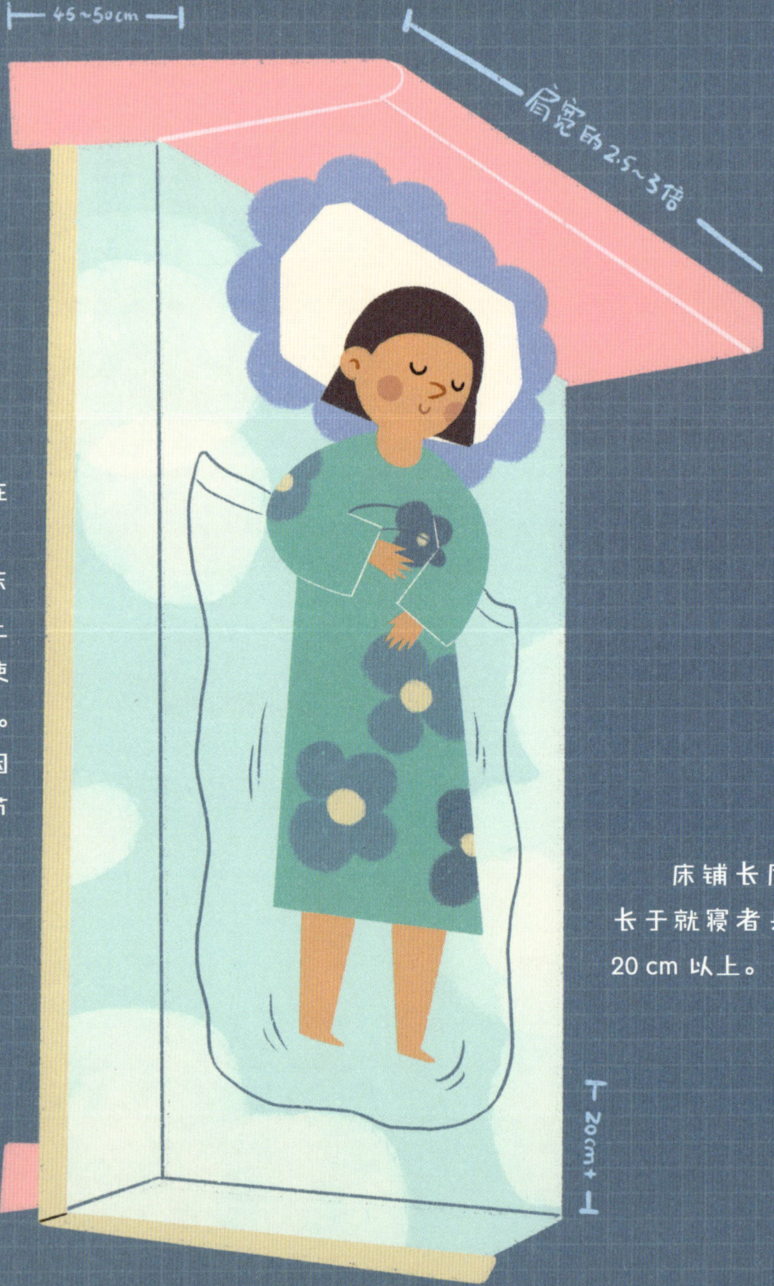


床铺的高度在 45 ~ 50 cm 为宜，以便于上下床。床过高不仅不方便上下床，而且容易使人紧张而影响睡眠。床过低，则容易因潮气影响导致关节炎等疾病的发生。

床铺长度应长于就寝者身高 20 cm 以上。

另外，床垫软硬需要适中，床垫太软容易导致腰椎疾病，床垫太硬人体会感觉不适。合适的床垫能够使人的全身得到充分放松，如果身体与床面的接触面积过小，重量仅集中在肩部、臀部、腰部等部位，就会使这些部位承受过多的压力而导致血液循环不畅，致使大脑指挥身体增加翻身次数以改善血液循环，而夜间过多翻身则会使人进入浅睡眠的状态。

## 枕头

枕头高度以自己的拳高为宜，宽度以自己的肩宽为宜，软硬应适中。理想的枕头应该具备以下几点特征：

❶ 保持脊柱的正常水平位置

❷ 可以很好地适应颈部和头部外形

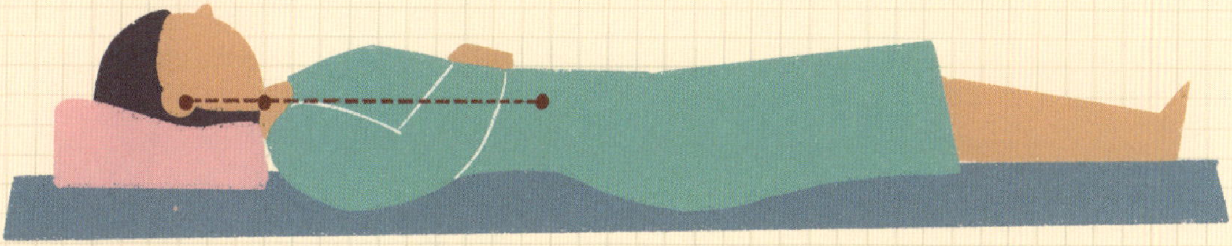

❸ 可以支撑头部

❹ 可以使颈部和脊柱处于一条水平线上

睡觉打鼾的人，不宜使用过高的枕头，枕头过高会导致呼吸道阻塞加重，甚至出现睡眠呼吸暂停综合征。

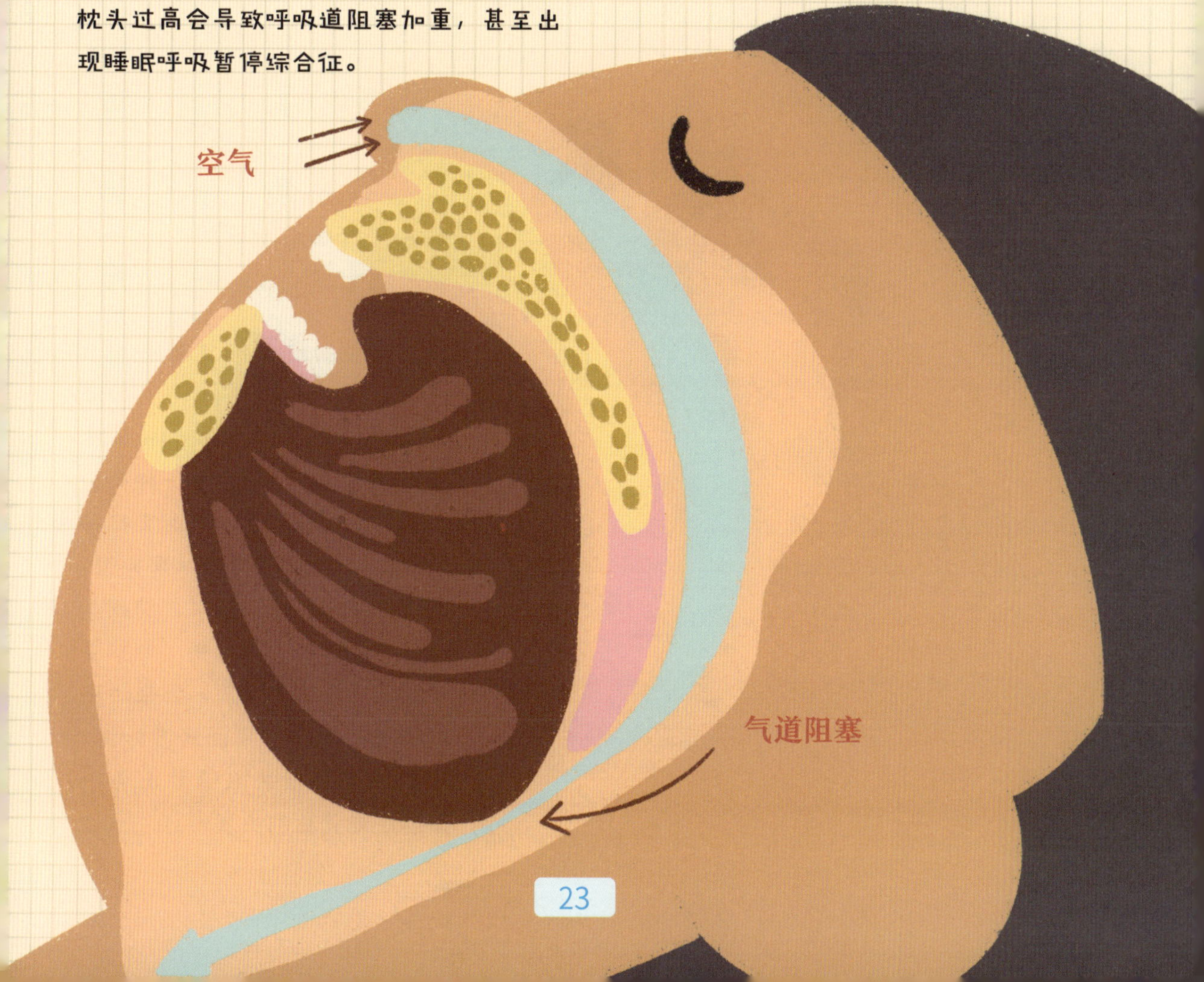

# 睡衣

比较理想的睡衣是针织睡衣，这种睡衣既轻薄柔软，又有一定的弹性。睡衣的背幅和前幅，应有充足的阔度，绝不能过小。

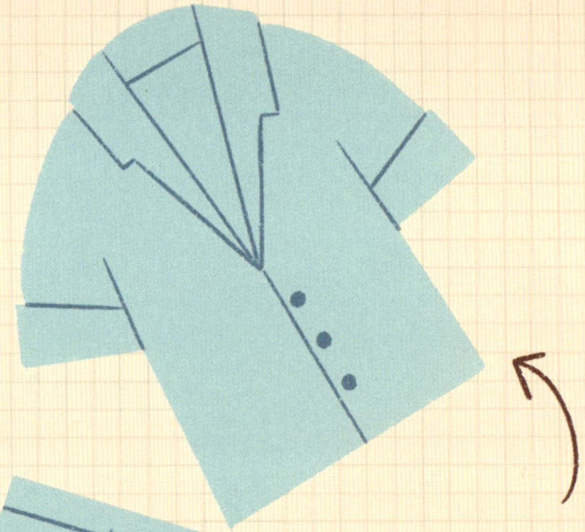

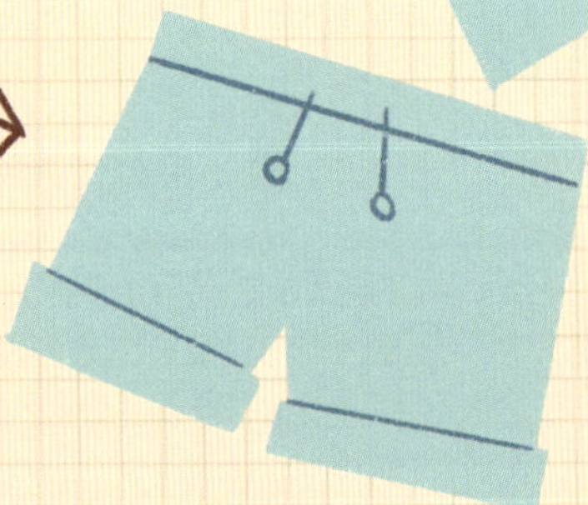

选择淡雅和轻洋的色彩，会使人心情松弛，更易入眠。

比较理想的睡衣原料是全棉或以棉为主的合成纤维。棉料睡衣柔软、透气性好，可以减少对皮肤的刺激。棉料吸湿性强，可以很好地吸收皮肤上的汗液。

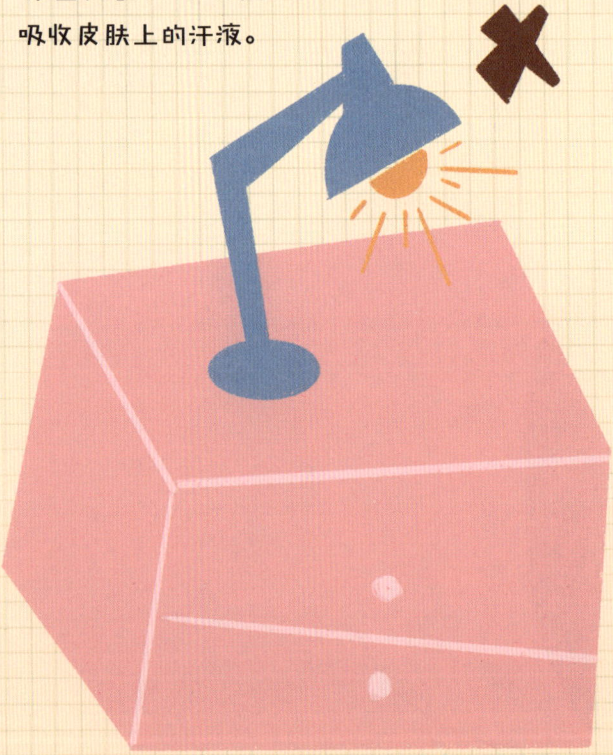

# 灯光

卧室的灯光不宜太亮、太刺眼，柔和、偏暗的灯光会促进睡眠，过亮的光线会抑制松果体分泌褪黑素。褪黑素是一种有助于睡眠的物质，可以抑制交感神经兴奋，使血压下降、心率减慢，增强免疫力，缓解疲劳。因此，晚上睡觉时应关闭电视、电脑等可以发出光线的电器，如果对漆黑环境恐惧或者夜间经常如厕，可以在卧室低处的墙壁上亮一盏红色或黄色的小夜灯。

# 古人睡眠十忌

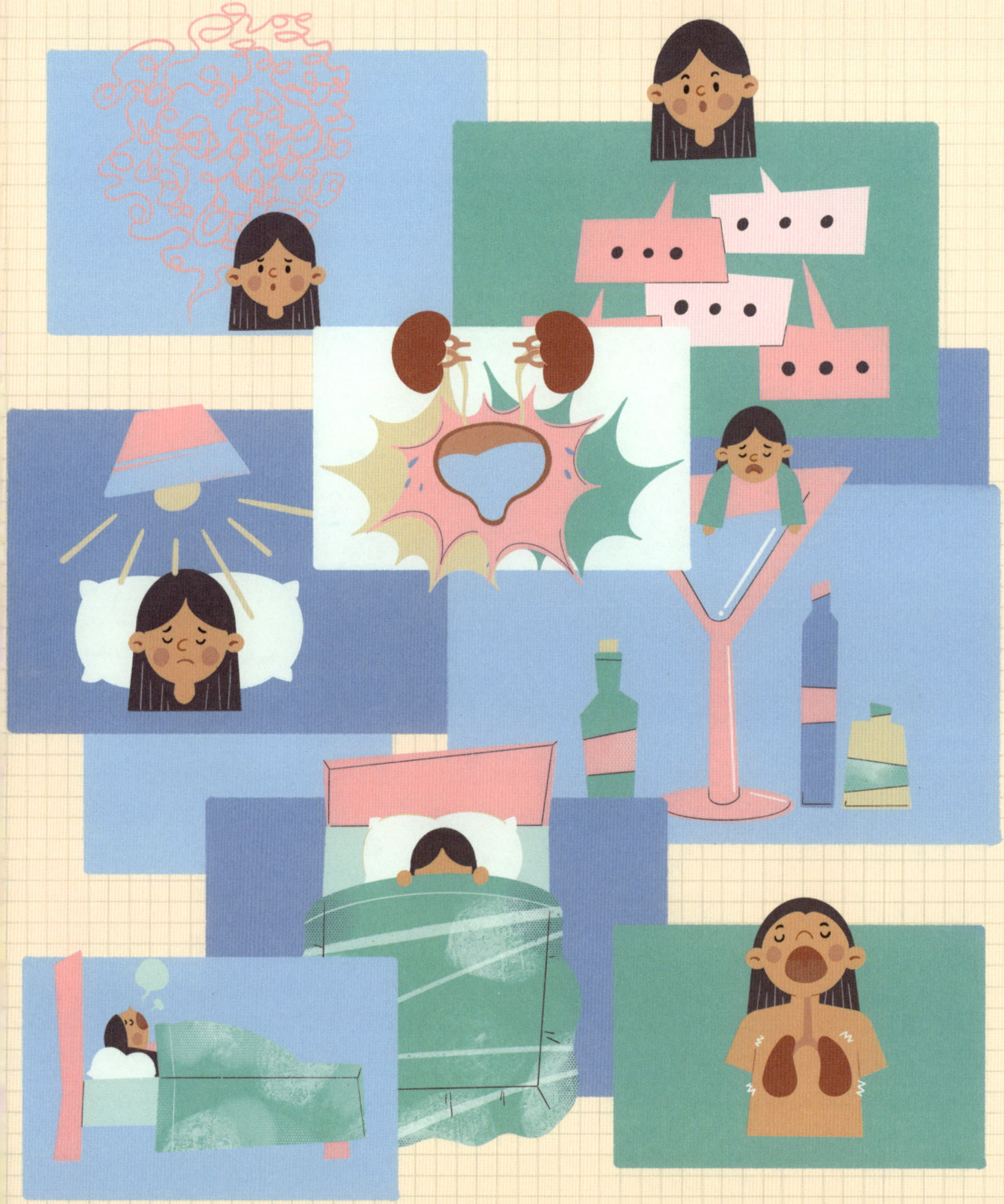

面对失眠，古人会怎么做呢？其实古人睡眠有“十忌”，赶紧跟着老祖宗学学睡觉的智慧吧！

# 一忌睡前思绪万千

宋代蔡季通《睡诀》中言“先睡心，后睡眼”，只有静心，才有助于睡眠。睡前有心事、想事情，就容易出现焦虑、紧张、兴奋等情绪，从而引起入睡困难。

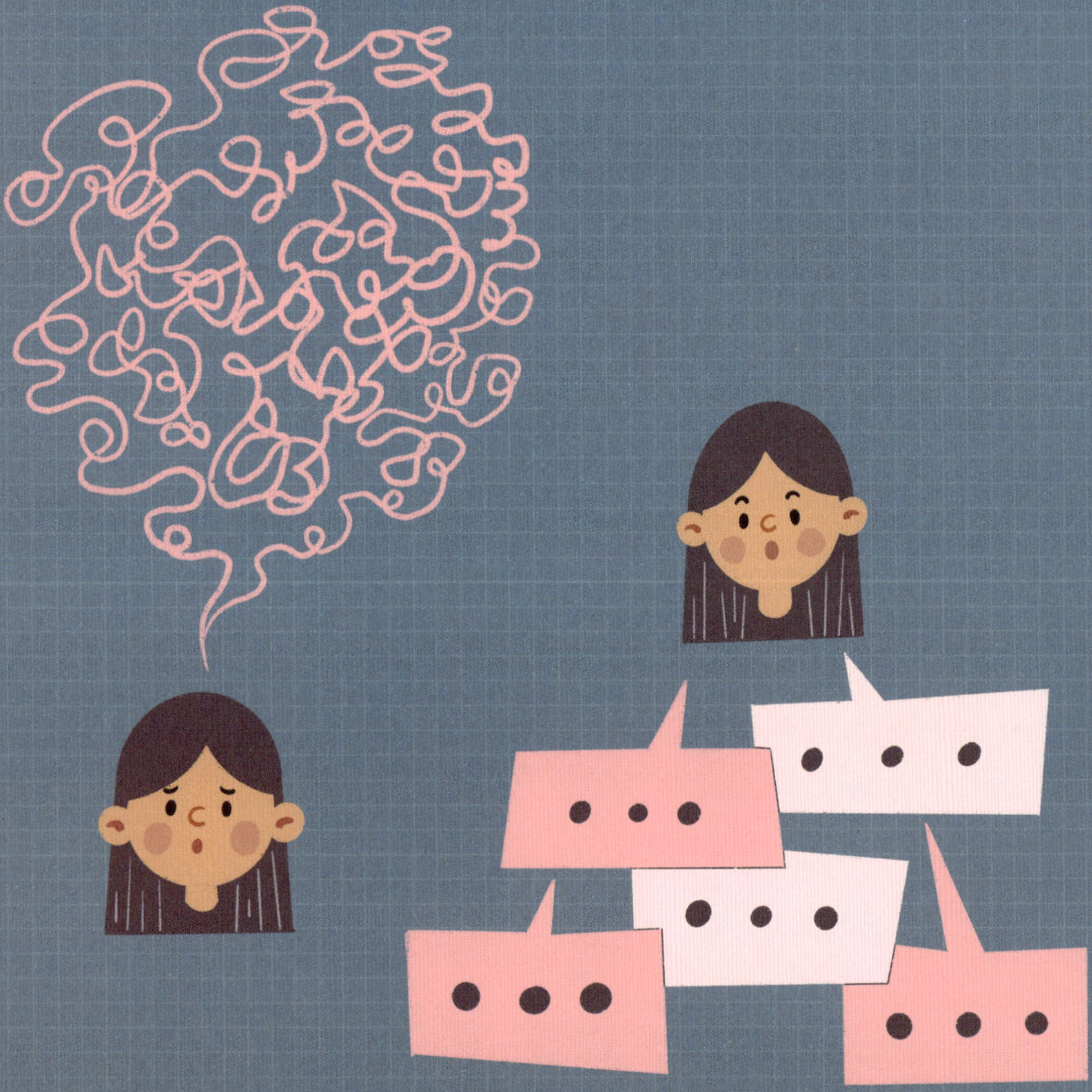

# 二忌睡前说话

古人言“食不言，寝不语”，睡前说些影响情绪的话题，是导致失眠的原因之一。特别是女性，很容易因为这些话题整夜失眠。说话声音本身也会影响休息，特别是对患有睡眠障碍的人而言。因此，睡前营造安静的睡眠环境很重要。

## 三忌睡时开灯

人体入睡按照易卦的说法，为“明夷”，即日入地，天晦暗。“明夷”这个卦，上坤下离，意为太阳落山降到大地之下，人们便睡觉。由此可见，入睡是一个引阳（对应光亮）入阴（对应黑暗）的过程。

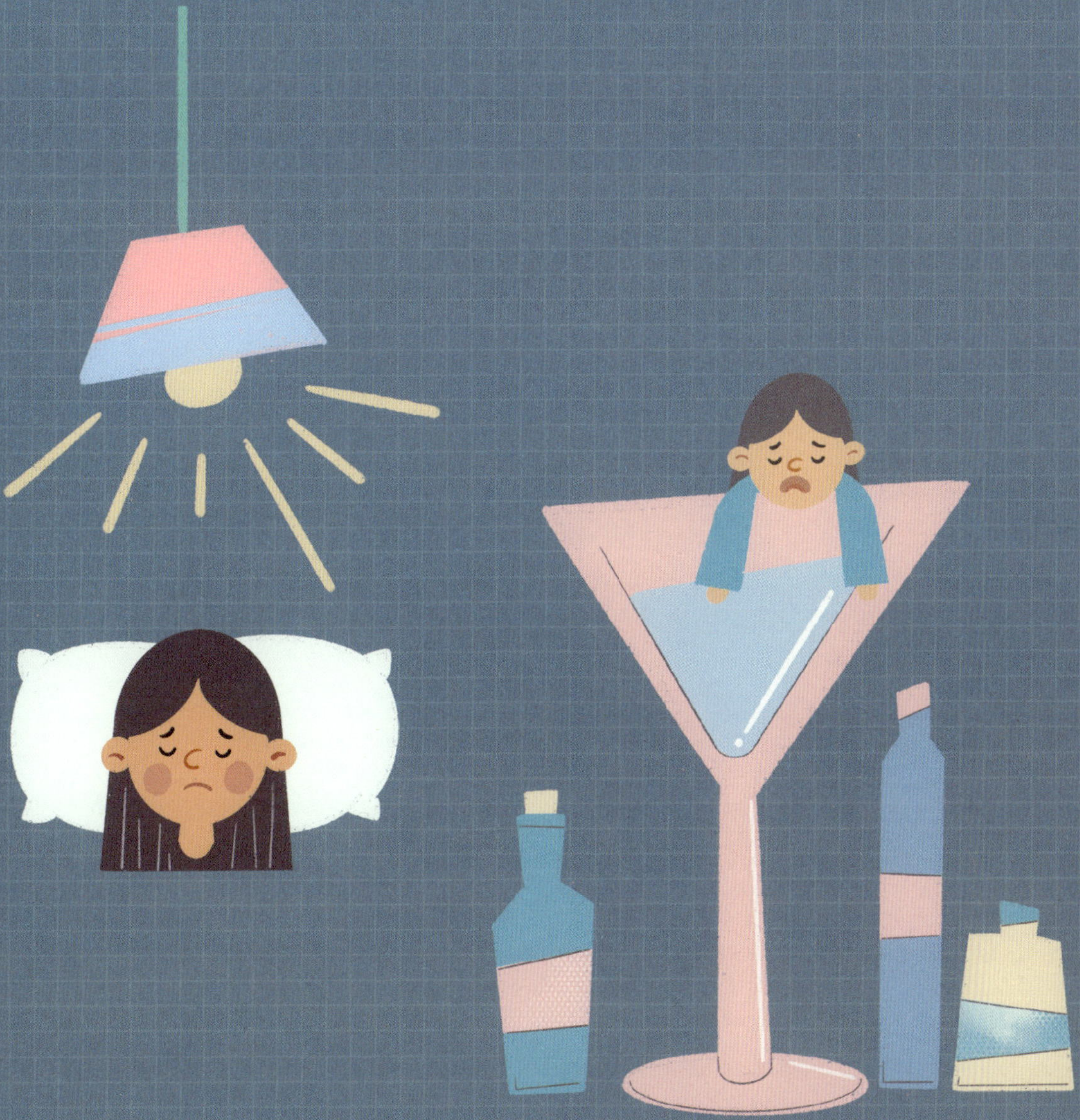

## 四忌饮酒饱食

古人认为“胃不和则卧不安”。睡眠为阴主静，如果睡前饮酒饱食，会刺激脾胃加速运转，使身体脏腑得不到休息，则难进入睡眠状态。

# 五忌蒙面睡

古人有“夜卧不覆首”的说法。睡觉时用被子蒙住头，可能引起呼吸困难，使人难以入睡。

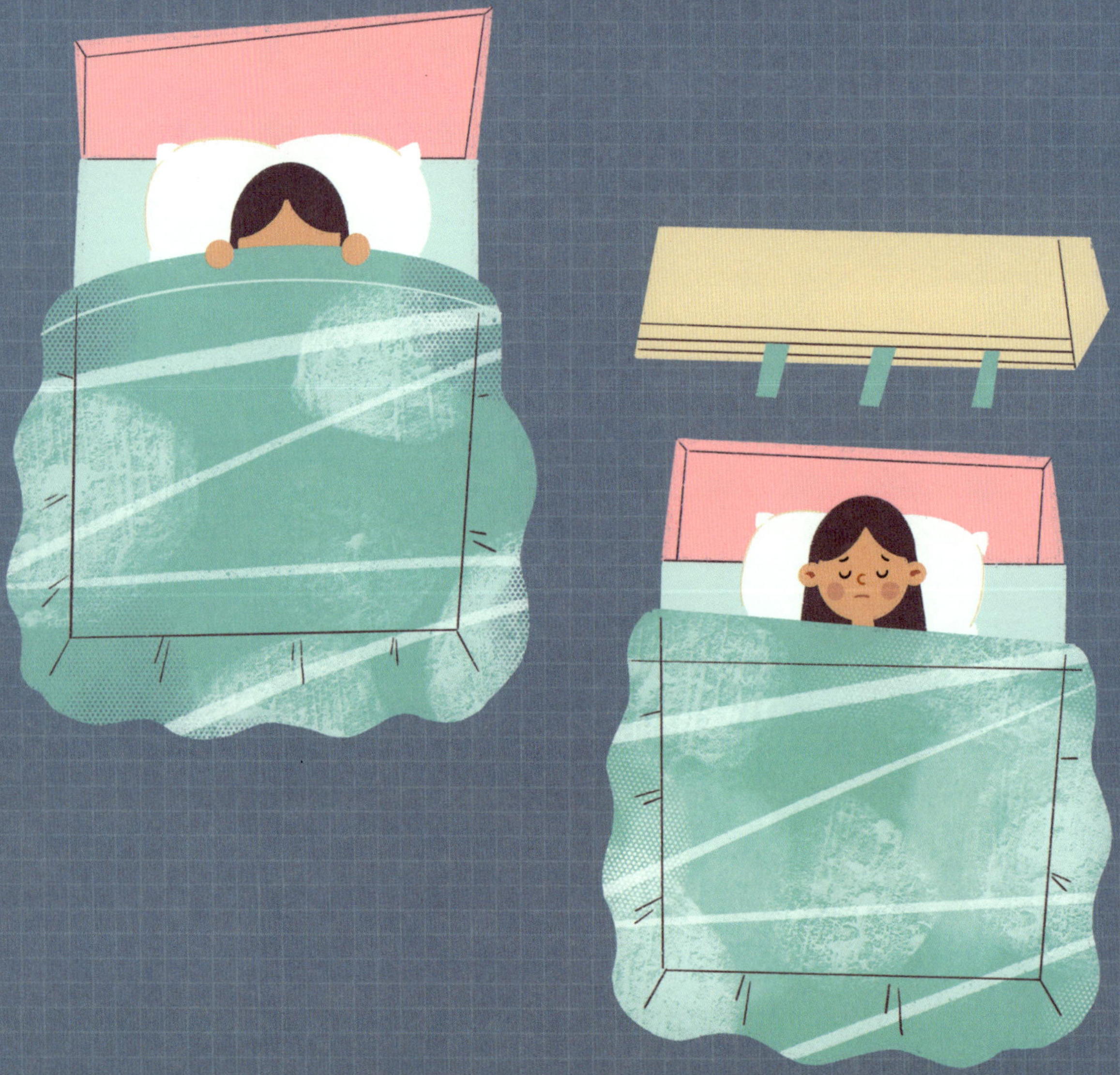

# 六忌当风而睡

《琐碎录》中说，卧处不可当风，“恐患头风，背受风则嗽，肩受风则臂疼，善调摄者，虽盛暑不可当风及坐卧露下”。睡眠时人体生理机能减弱，抵抗力较差，虚邪贼风这时候就容易乘虚而入。建议睡觉时别直吹空调或风扇，也别睡在开窗、有冷空气对流的地方。

## 七忌张口呼吸

孙思邈说："夜卧常习闭口。"这是很好的保养元气的办法。而张口呼吸不但会吸进灰尘，而且极易使气管、肺及肋部受到邪风的伤害。

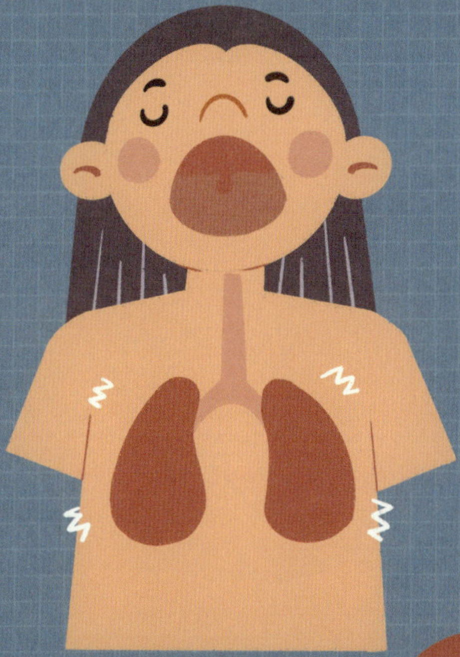

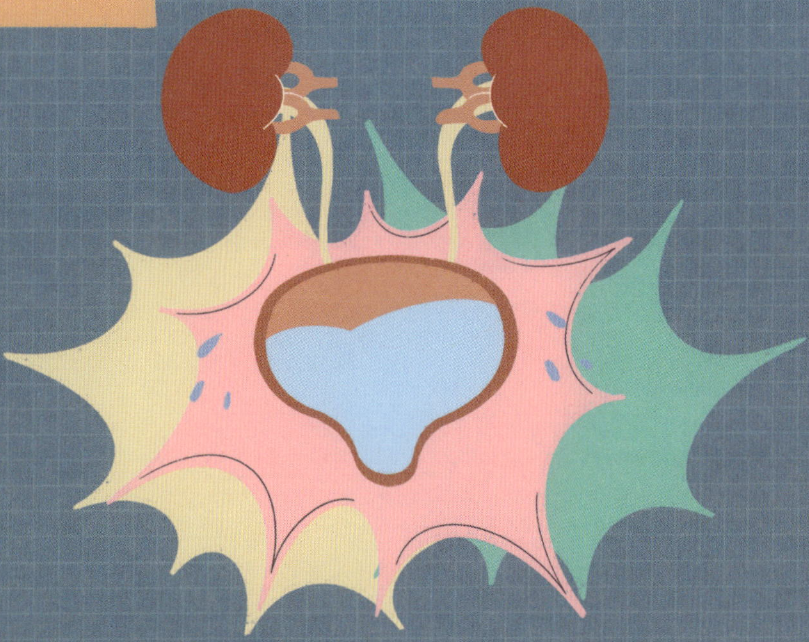

## 八忌睡中憋尿忍便

"肾司二便"，长时间憋尿忍便不仅让自己身体难受，影响睡眠，同时还会严重影响肾脏功能。

# 九忌贪睡懒觉

晚上熬夜是“耗伤阳气”，白天起不来是“封杀阳气”，因为日出阳气生，如果不早起，身体的阳气就不会生升，会导致想睡时又睡不着的状况。尤其对于有失眠问题的人，睡懒觉反而会加重失眠。要尽量按时睡觉、按时起床，保持正常的作息时间，睡眠时间长短可根据年龄、习惯和感受等自我调整。

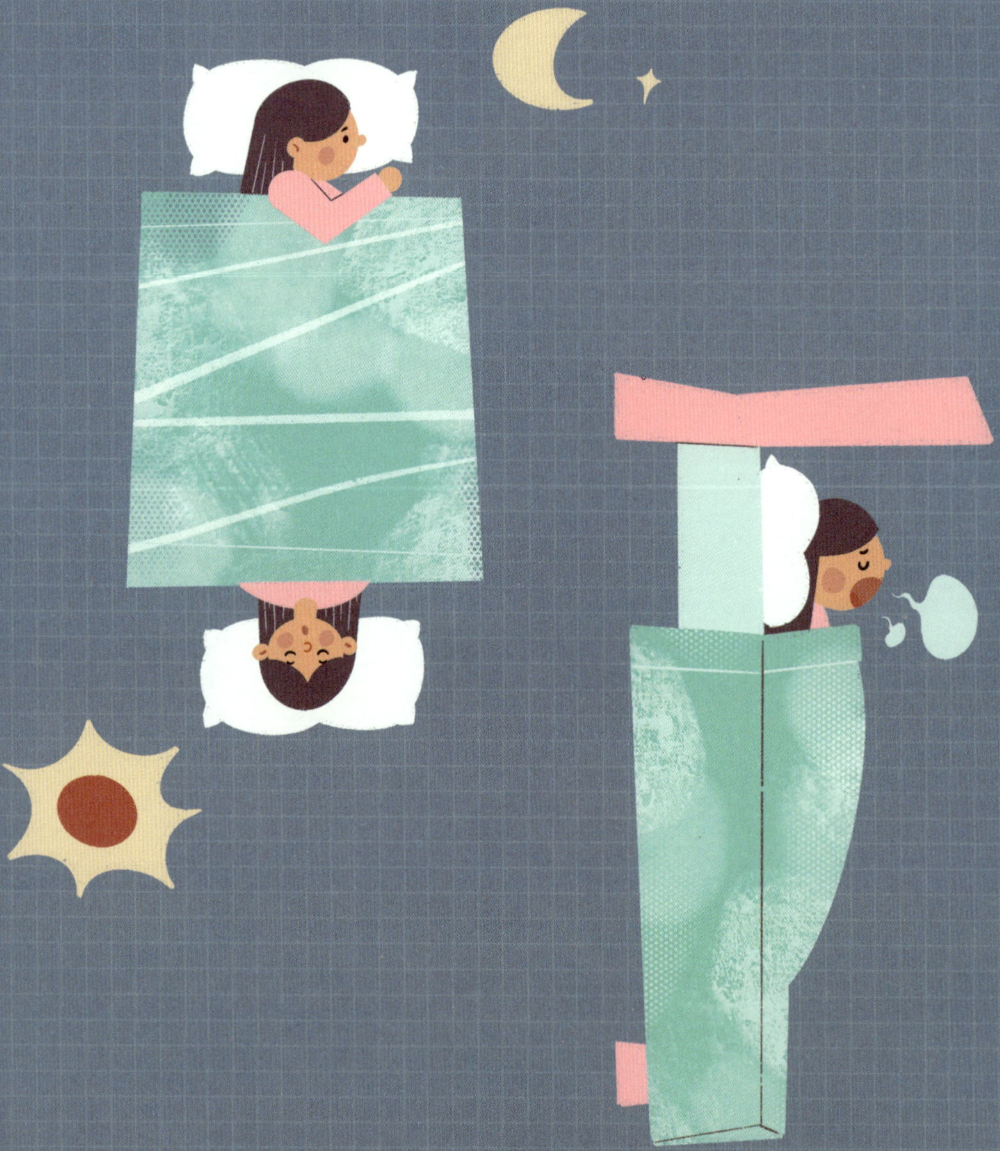

# 十忌特殊人群仰睡

对于健康的人来说，仰卧可使颈椎、腰椎及全身许多部位伸展和放松；但对于睡眠呼吸暂停综合征患者而言，仰卧会加重打呼噜症状，使呼吸暂停更严重。

# 失眠误区知多少

很多人认为“睡不着觉就是得了失眠症”，这样想可就走进了失眠误区的死胡同。下面让我们来看看关于失眠的5大误区，认真辨别自己到底有没有正确地认识失眠。

## 1. 睡不着觉就是得了失眠症

误区纠正：首先我们需要分清楚3个概念，然后才能对号入座，不要给自己乱扣“失眠症”的帽子。

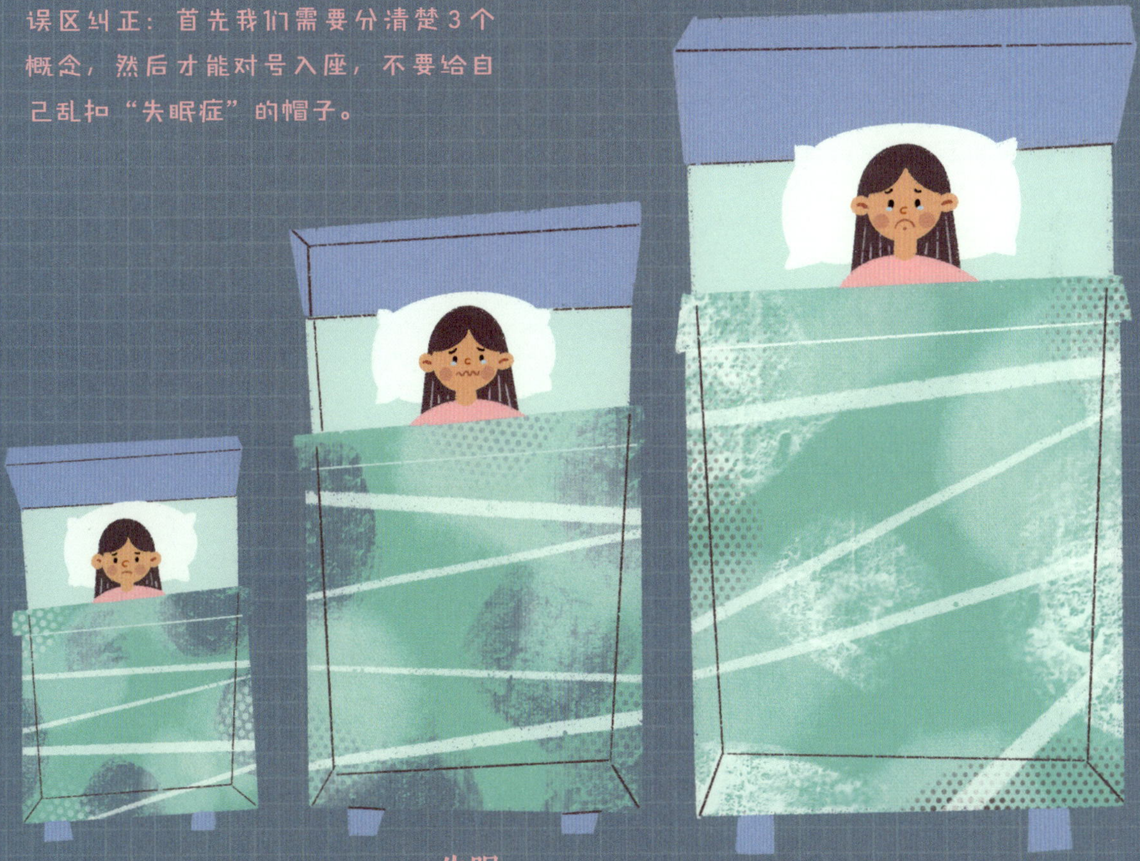

### 失眠

不是只有在生病时才会出现失眠。人们在重要节点（如考试前夕）也会有不同程度的失眠，这种情况只是一种正常的心理反应的结果。

### 失眠亚临床状态

失眠症状和严重程度已经符合失眠症的诊断标准，仅病程（时间）不符合病程诊断标准，则为失眠亚临床状态。

### 失眠症

失眠症是失眠的疾病状态。当失眠的严重程度过重或持续时间过长，与客观环境不相符，并且损害躯体、心理和社会功能时，则为失眠症。

## 2. 已经持续入睡困难超过 1 个月了，就是慢性失眠

误区纠正：失眠症的诊断需要明确病程与频率。

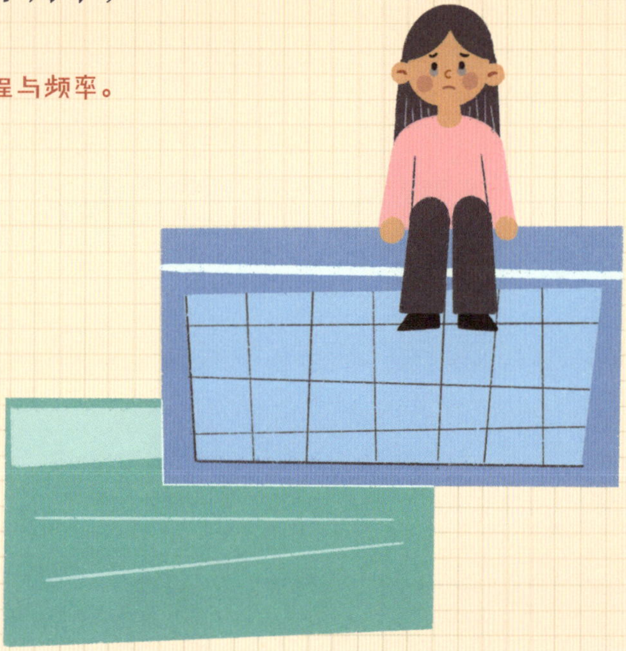

失眠症可以分为慢性失眠和短期失眠，其中慢性失眠指失眠症状和日间功能受损每周至少出现 3 次，病程至少持续 3 个月；短期失眠是指失眠症状和日间功能受损少于 3 个月，没有症状出现的频率要求。

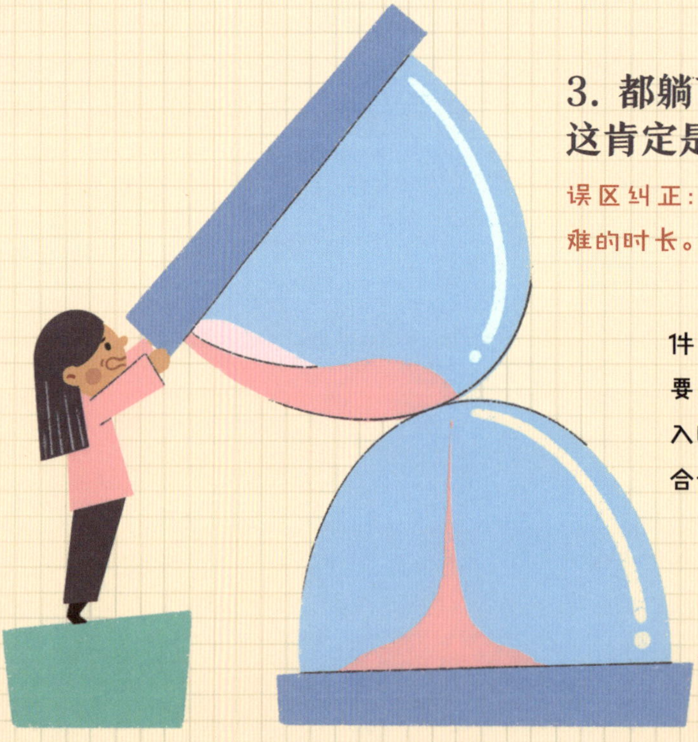

## 3. 都躺下 10 分钟了还睡不着，这肯定是失眠症

误区纠正：失眠症的诊断需要明确入睡困难的时长。

在适当的睡眠机会和睡眠条件下，一般儿童和青少年入睡需要的时间超过 20 分钟 / 中老年人入睡需要的时间超过 30 分钟才符合诊断为失眠症的条件。

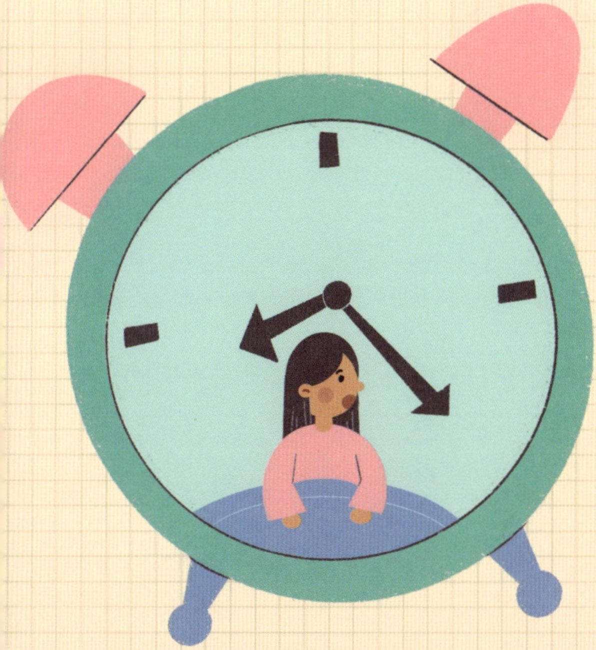

## 4. 经常早醒 / 闹钟响之前就醒了一定是失眠症

误区纠正：失眠症的诊断需要明确早醒的时长。

早醒通常指比预期的起床时间至少提前 30 分钟醒来，并引起总睡眠时间减少。早醒的判断需要考虑平时的就寝时间。

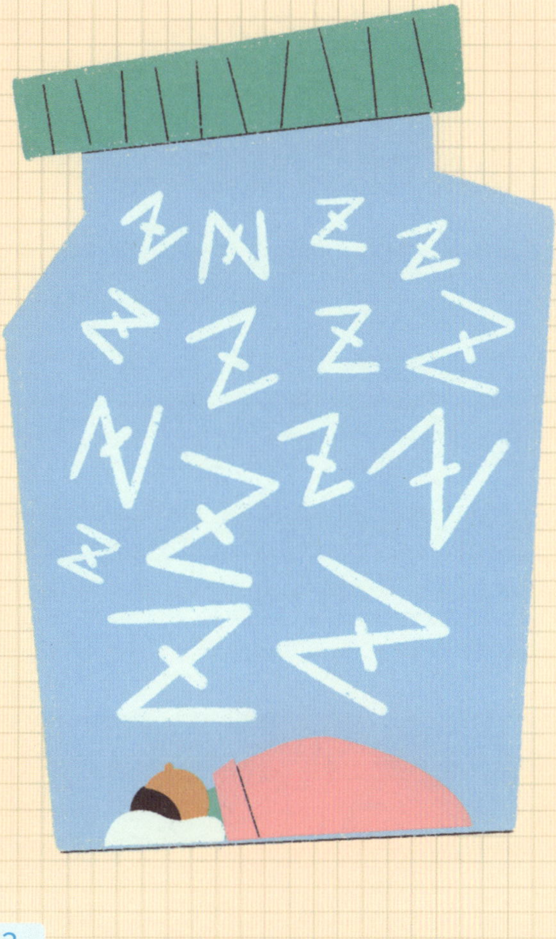

## 5. 失眠了，只要服用安眠药就能快速入睡

误区纠正：安眠药并不是即刻起效。

安眠药的选择因人而异，起效时间也大不相同，长期口服具有依赖性，还会带来副作用，一定要在医生指导下服用。

# 02

# 有些失眠小问题
# 我们可以自己搞定

# 你还在入睡困难吗？来段放松功吧

在二十世纪五六十年代，“放松功”作为南方功法的代表，与北方的“内养功”并称“南北双璧”。

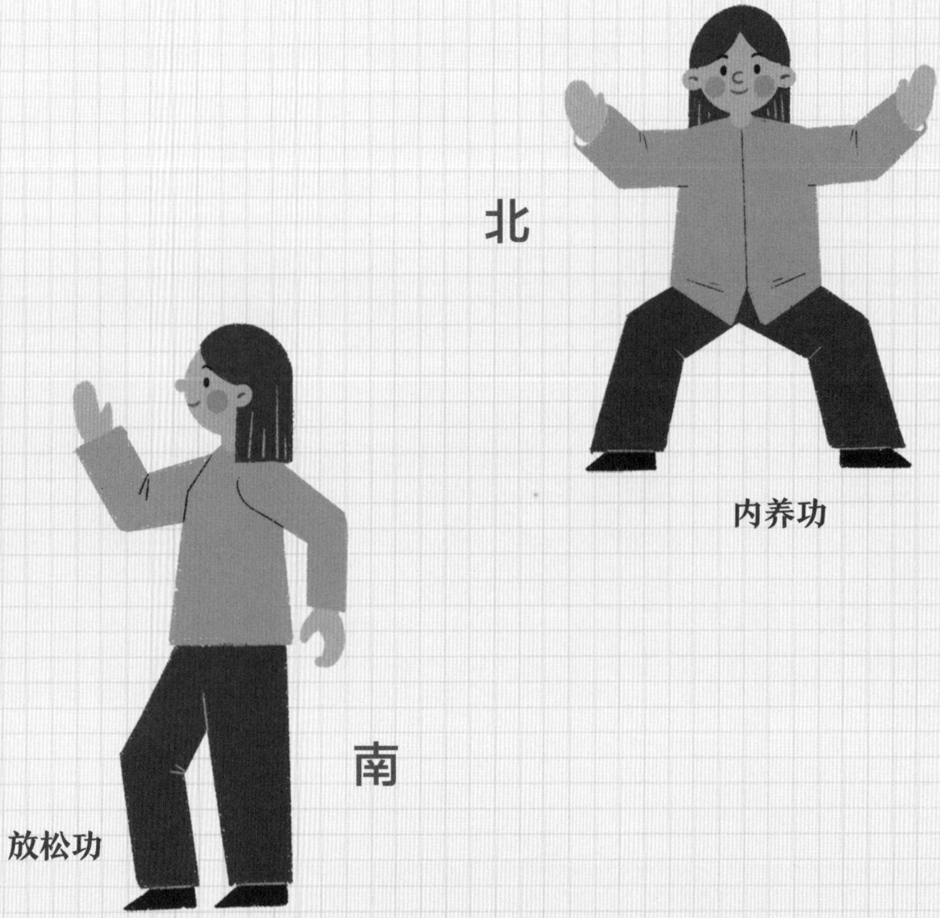


在随后的几十年里，放松功被广泛地应用于临床，并取得诸多成果，其源于中医理论，采用慢、细、匀、长的呼吸，强调精神内守，注重意导气行。该练习方法通过对身体姿势、动作、呼吸、心理的主动调节，解除紧张，消除疲劳，使身心逐渐放松，进入轻松、自然、舒适的状态。多项研究证明练习放松功可以调节人的紧张、焦虑情绪，促进身心健康。

放松功包含三线放松法、分段放松法、局部放松法、整体放松法和倒行放松法等“静功”，以及振颤放松法、拍打放松法等“动功”。在这些放松法中，三线放松法（功）是基本方法之一，简单易学，流传最广。

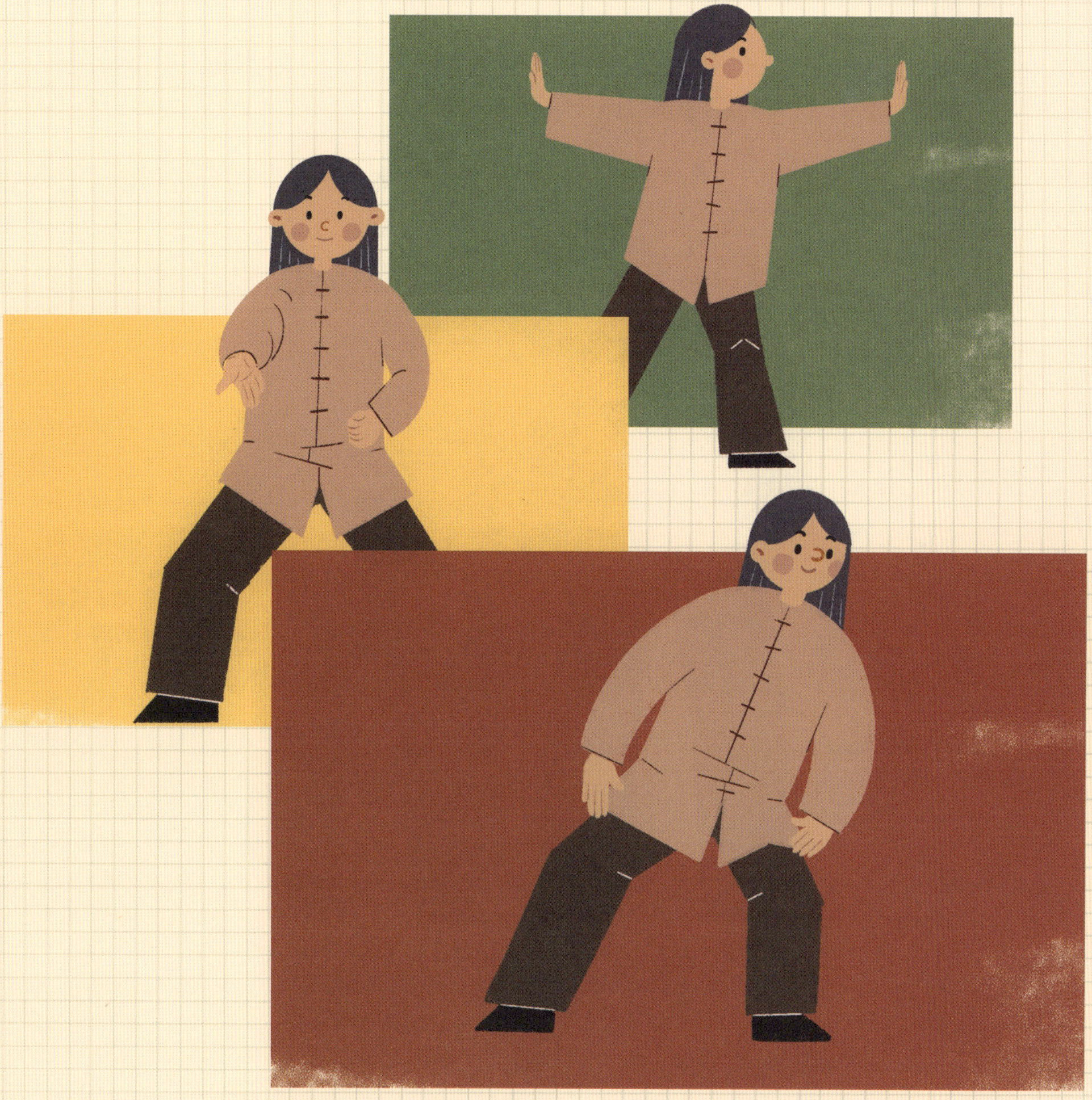

三线放松法是将身体分部位放松的一种方法，它将人体划分成侧面、前面、后面3条线，每条线又分为9个放松部位和1个止息点，练习时沿此3条线路自上而下依次进行放松。按顺序完成3条线各部位的放松与意守，作为1个循环。每次锻炼可练1个循环，也可练2～3个循环。完整练习1遍三线放松法的时间应该不少于10分钟。

# 练习要领

## 调身（站式）

自然站立，以舒适为度

轻闭双目
口微闭

头颈部正直

两臂自然下垂
松肩垂肘
双手自然放于体侧

腰部伸展

上身正直

含胸拔背

双膝微曲
膝盖不超出足尖

两脚平行
与肩同宽

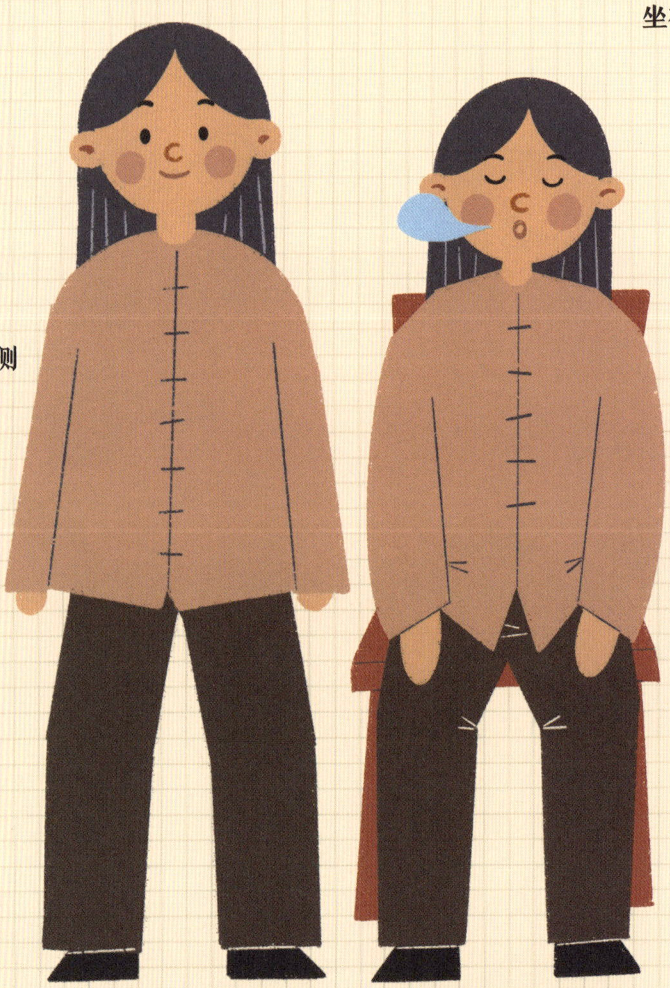

## 调身（坐式）

坐在方凳或者硬椅上

轻闭双目
口微闭

头颈部正直

上身正直
含胸拔背

大腿与上身
呈 90° 角

只坐凳子或者
椅子的前 1/3

膝关节呈 90° 角

凳子或椅子高度与
小腿长度相当

双脚分开
与肩同宽

两臂自然下垂，松肩垂肘
双手掌心向下
自然放于大腿上

## 调息

（1）采用自然呼吸或腹式呼吸。初学者对呼吸的调控不要操之过急，随着学练时间增长，放松程度加深，自然会从平常的呼吸状态逐步调整到平稳、缓慢、细长、均匀的呼吸状态。

（2）呼吸与意念要配合好，吸气时意守一个部位，呼气时默念“松”，等到该部位放松后，随着吸气将意念移到下一个部位，呼气时默念“松”，如此循环。（具体放松部位见后文“练习步骤”）

# 调心

从头部开始，意念沿着一条线路，一个部位接一个部位按顺序向下移动。练习纯熟后，可以不拘泥于每条线上的9个放松部位，而根据具体情况进行调整。放松部位的大小和范围可根据自己的体会、练功的习惯有所调整。

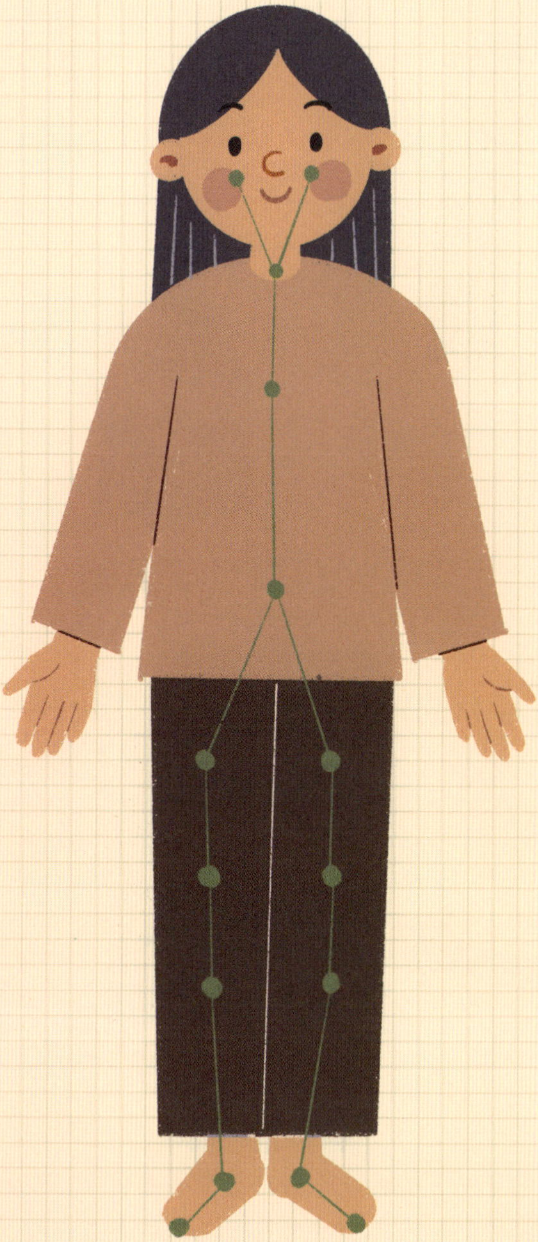

例如：放松头部两侧时

可以将头部的整个侧面作为一个整体进行放松

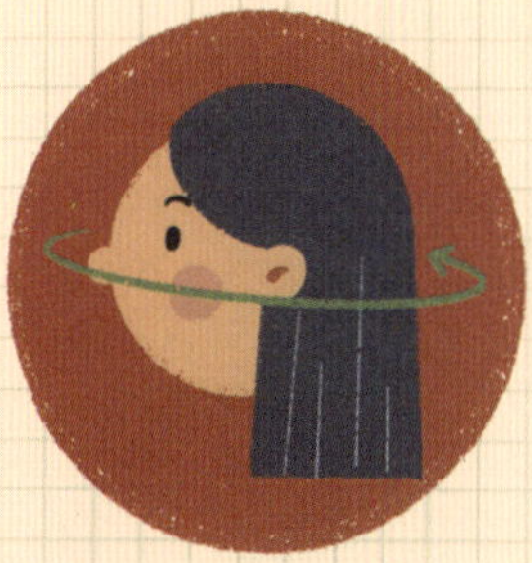

也可以笼统地像流水一样由上向下放松

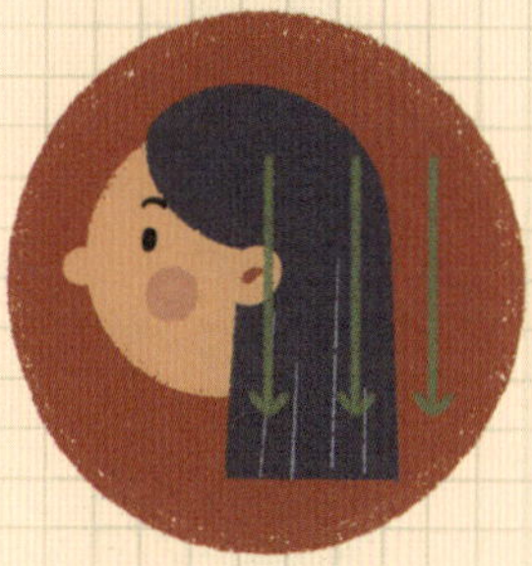

还可以更加细化，沿着头部侧面逐渐向下放松，在耳、下颌关节等部位进行重点放松

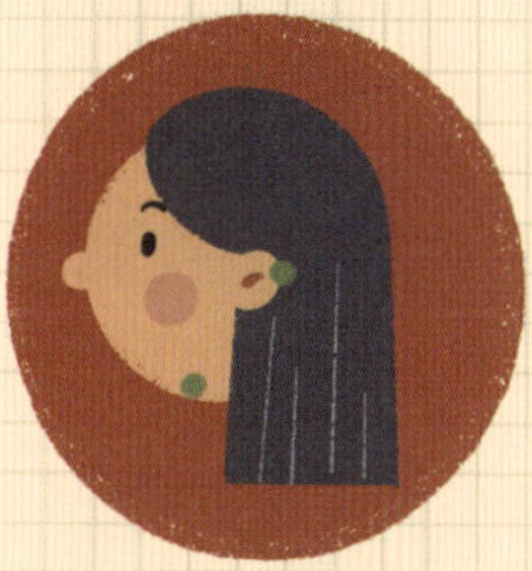

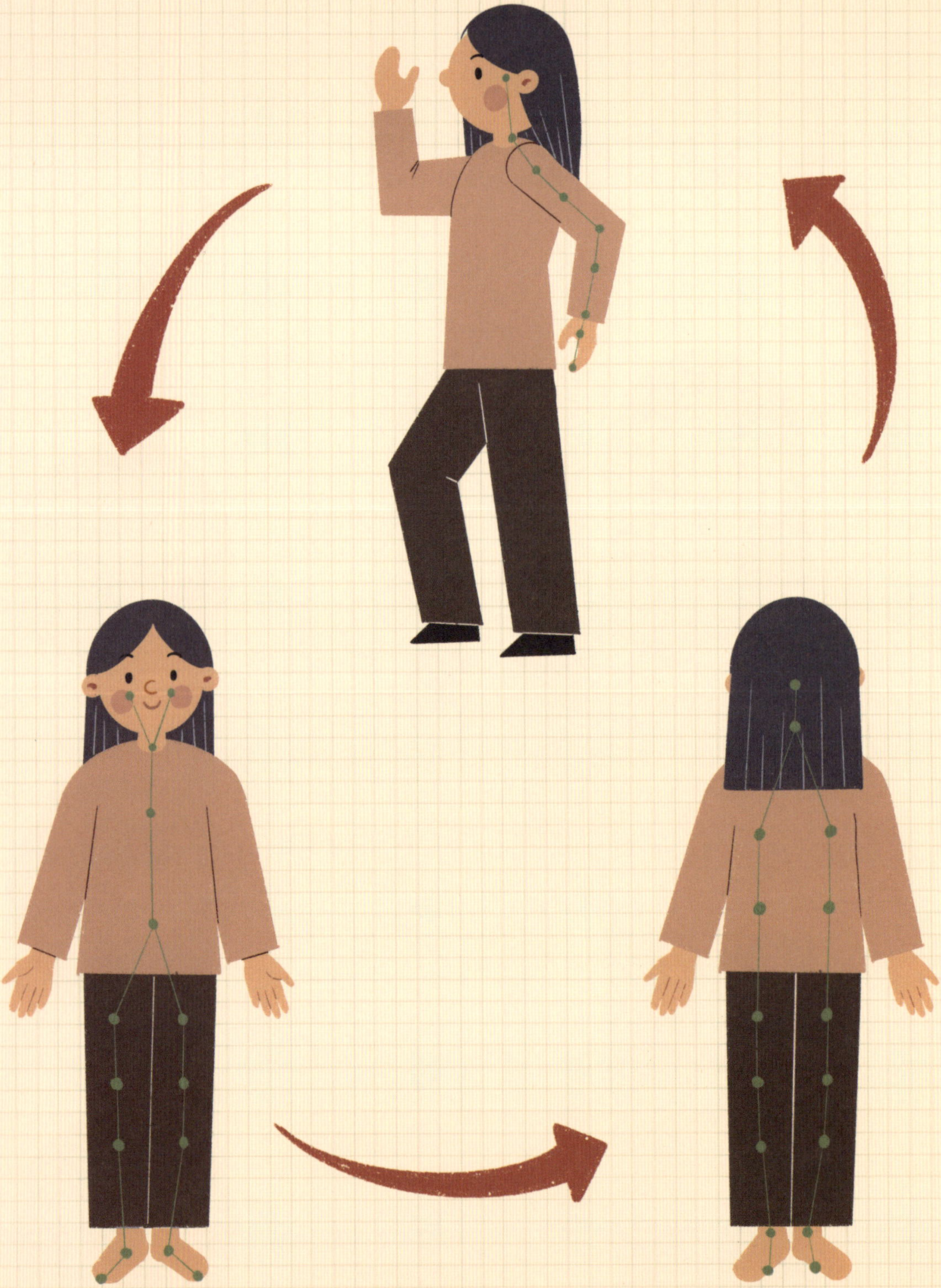

完成整条线的放松后，在止息点轻轻意守1～2分钟，然后移至下一条线，按部位依次进行放松。按顺序完成三线各部位的放松。也可以重点放松某条线，甚至某个部位。

## 练习步骤

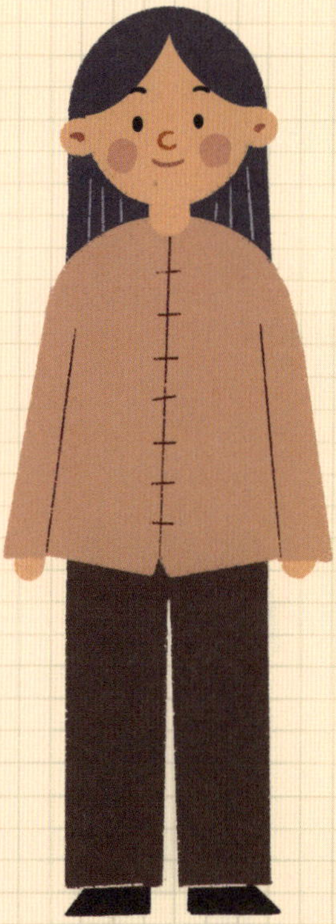

站

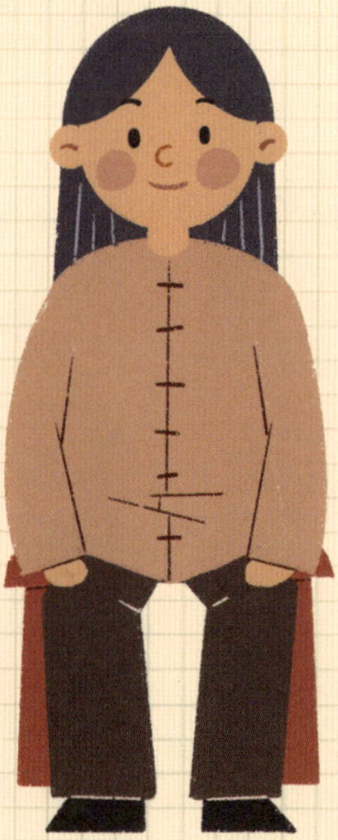

坐

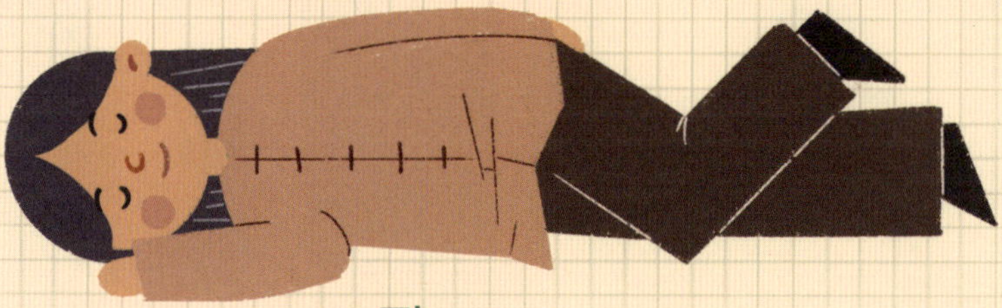

卧

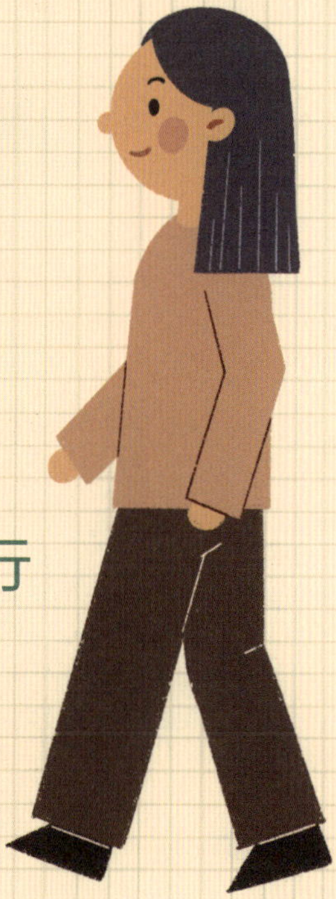

行

姿势可采用站、坐、卧、行的任意一种。

## 第一条线

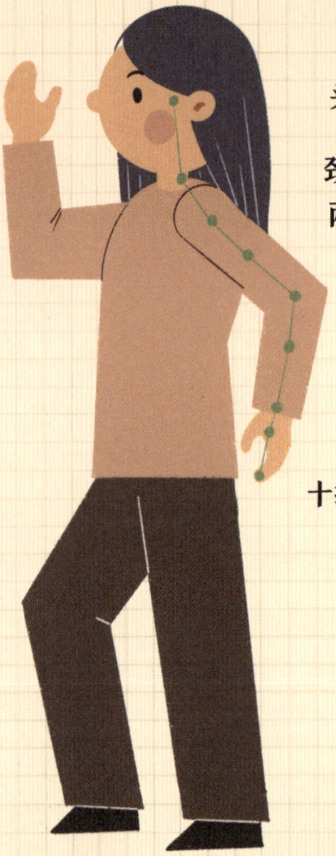


止息点：中冲穴

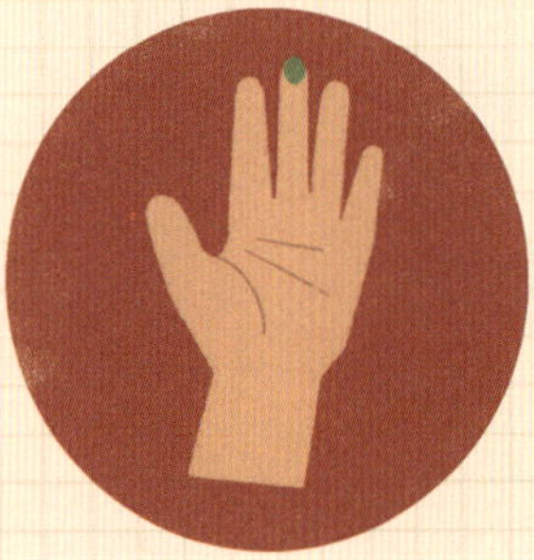

## 第二条线

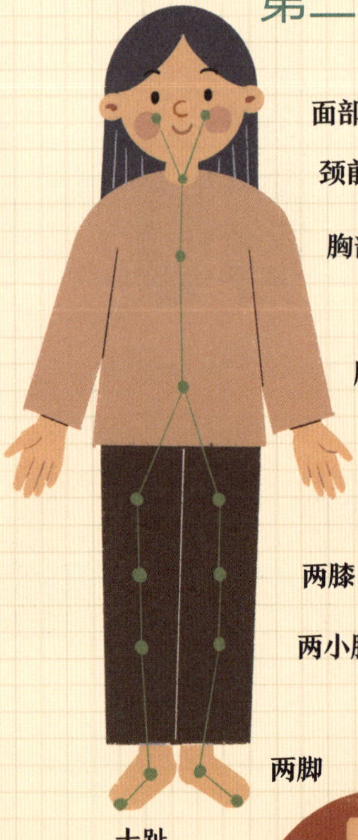


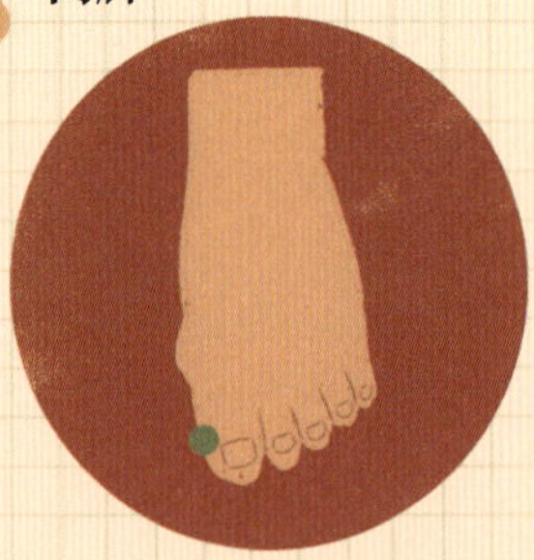

止息点：隐白穴

## 第三条线

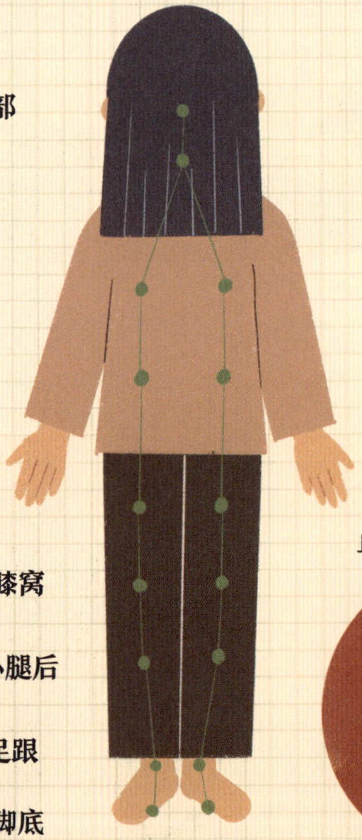


止息点：涌泉穴

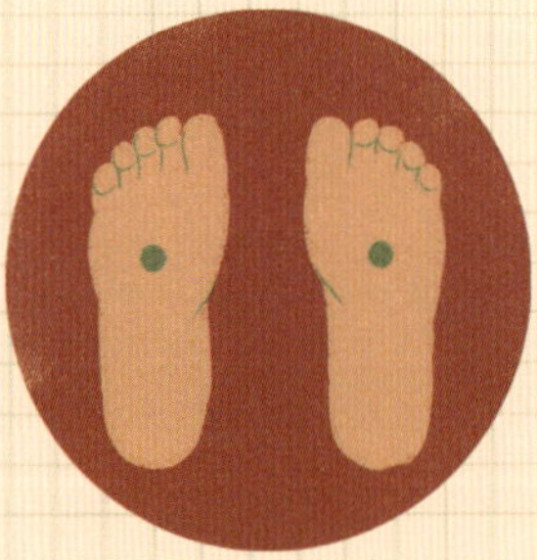

按“练习要领”中的要求依次放松各部位，3 条线上的所有部位全部放松完毕后，轻轻地意守第 4 个止息点——下丹田 3 ~ 4 分钟。基本姿势与上一节相同，但手的位置移至下丹田。男子左手在内，女子右手在内，双手轻轻按于下丹田，呼气时默念“松”。

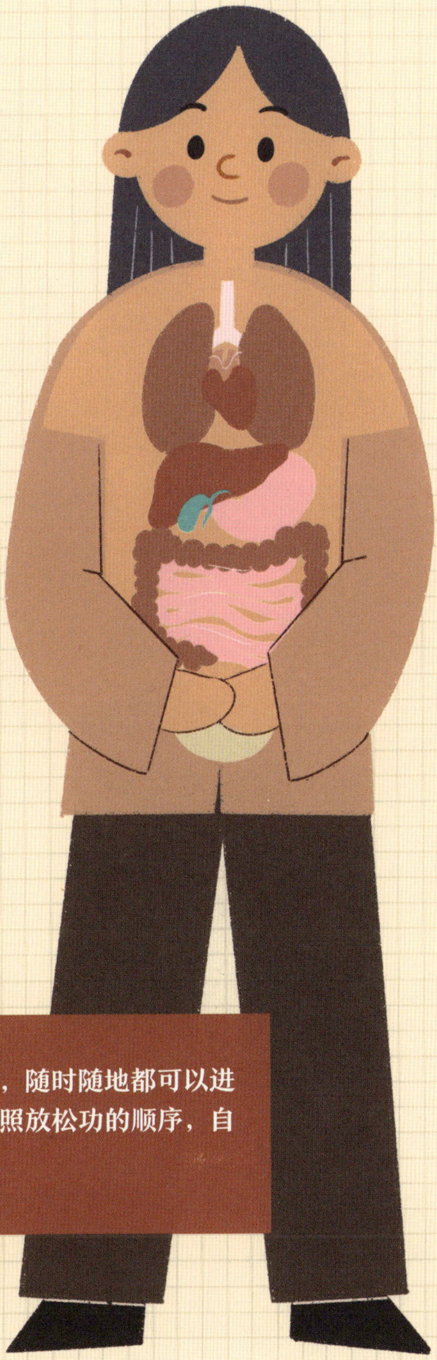

## 功理功效

### 局部效果

身体各组织器官得到放松，功能改善。如放松下颌时，口中津液会增多，有助于消化；放松眼部时，泪腺分泌增加，眼睛滋润等。

### 整体效果

身体是一个大系统，脏腑器官都相当于子系统，通过放松训练，各子系统功能得到改善，大系统的功能也会得到提升，常表现为精力充沛，免疫力提高，高血压、失眠、抑郁、焦虑等病症缓解等。

注：当放松功练习熟练后，随时随地都可以进行锻炼，不伴随音乐，按照放松功的顺序，自我放松即可。

# 没错，八段锦也能治疗失眠

练习八段锦，除了锻炼肌肉关节外，还可以使全身的肌肉骨骼放松，改善中枢神经系统状态，特别是使交感神经系统紧张性下降，因而可以使内在的焦虑情绪得到改善。练习八段锦同时配合呼吸，还可以促进血液循环、增加摄氧量、改善器官功能、缓和情绪，可以使大脑皮层细胞得到充分休息，改善焦虑失眠。

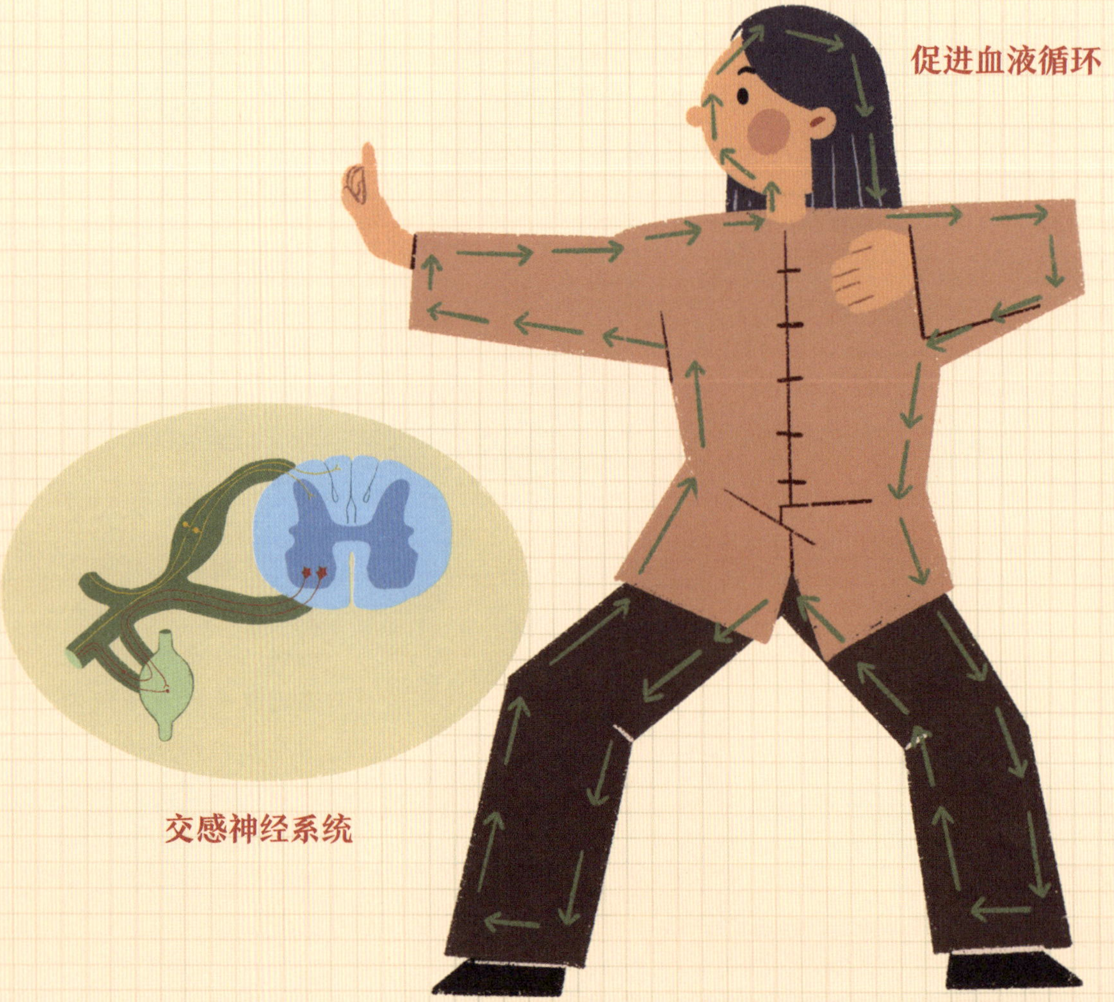


我们曾把八段锦运用在临床门诊：有多位长期失眠、有肠胃功能障碍的患者，通过中药、针灸，以及回家后配合练习八段锦，病症都得到了相当满意的改善。一位入睡困难20多年的患者，经中医门诊治疗，回家勤练八段锦，不到1个月时间后，躺在床上没多久即可入睡。

那么如何才能正确练习八段锦呢？

## 起势

练功先练腿，左脚开立，与肩同宽，微微下蹲。两掌呈半圆抱于腹前。

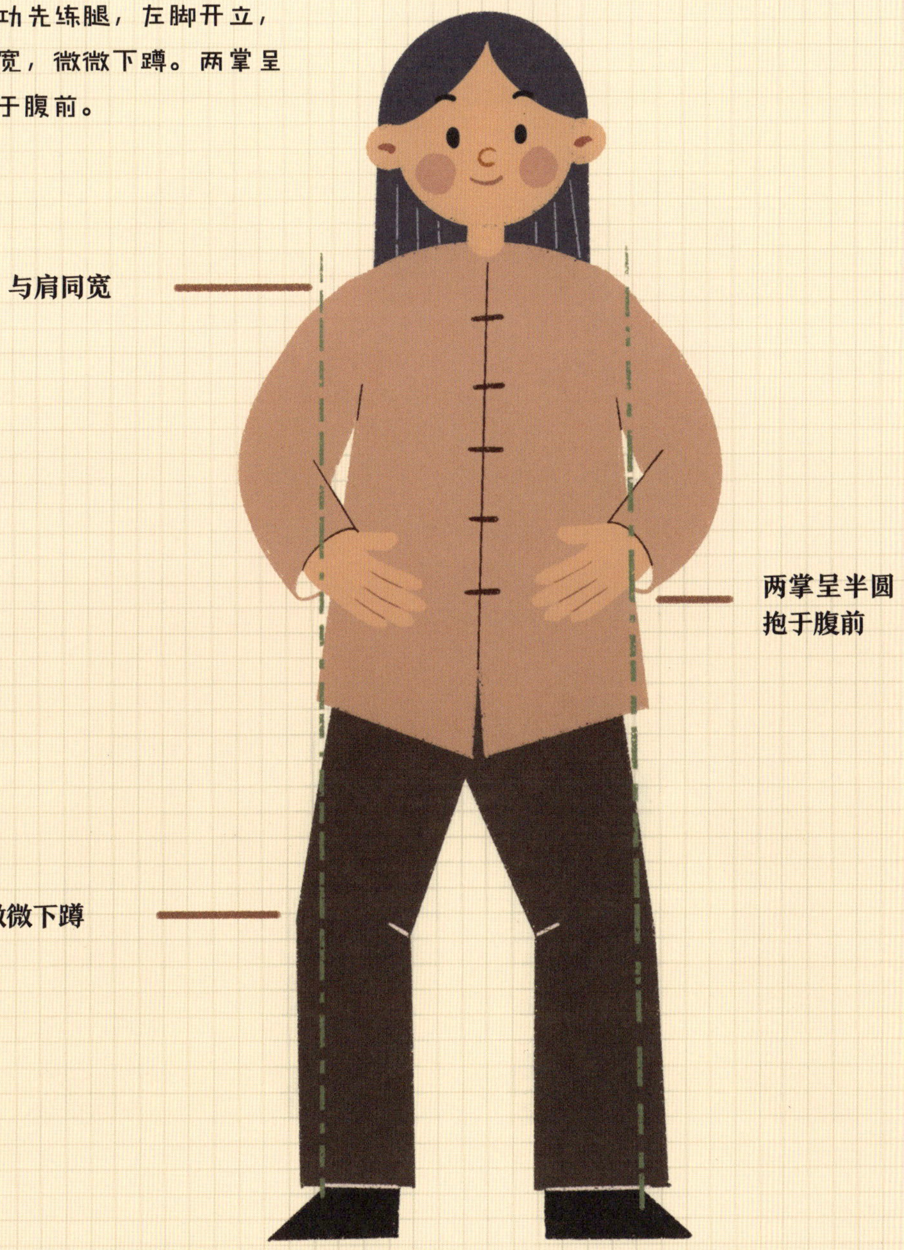


## 调息

呼吸几次，使身心平顺。国家体育总局版八段锦每个招式复原基本是这个站桩姿势。

# 第一式
# 两手托天理三焦

## 做法

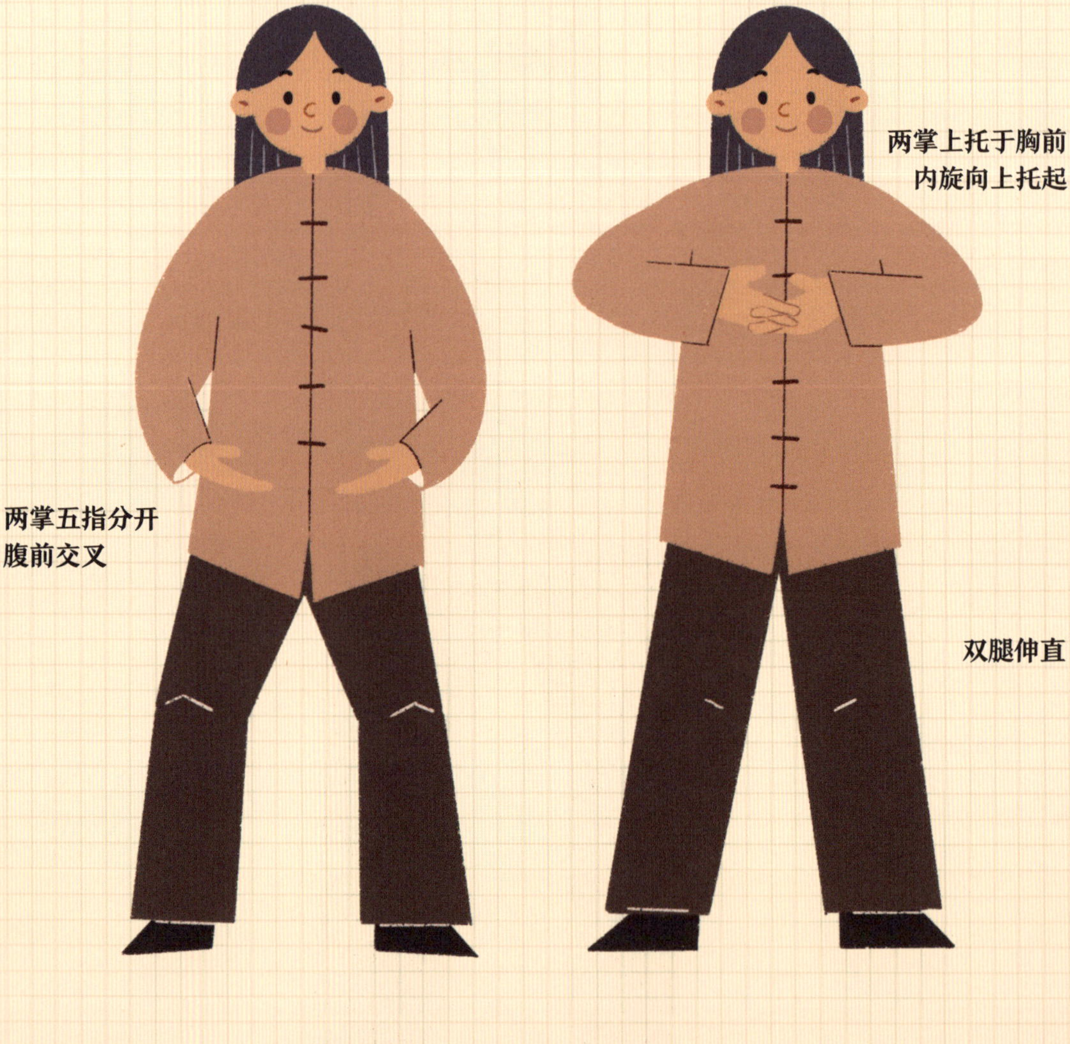


## 做功要点

一定要掌根用力上撑，配合着百会上领，身体气机就能上升。同时手臂上托，基本平行于耳朵位置，使后背形成夹脊的动作，就是做到位了。

这样一上一下为 1 次，共做 6 次。

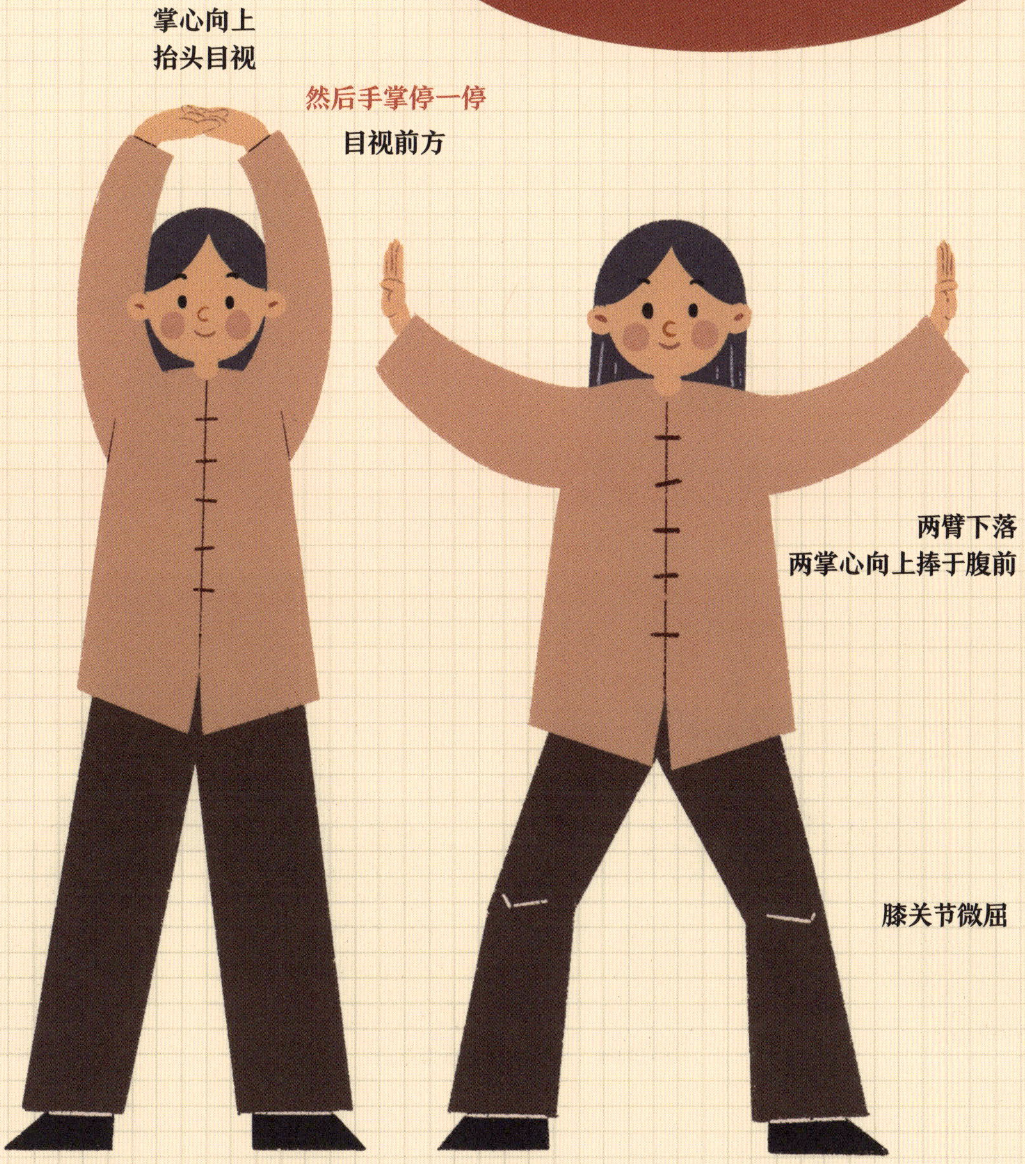
掌心向上
抬头目视
然后手掌停一停
目视前方
两臂下落
两掌心向上捧于腹前
膝关节微屈

“两手托天”是往上提拉胸腹、拔伸腰背，这样五脏六腑都被提拉起来了，三焦通畅，可以祛除雨水天气带来的寒湿浊气。同时夹脊的动作也刺激到了肩井穴和后背的膏肓穴，整条督脉都会感觉热乎乎的，因为阳气被瞬间提起来了。

# 第二式
# 左右开弓似射雕

## 做法

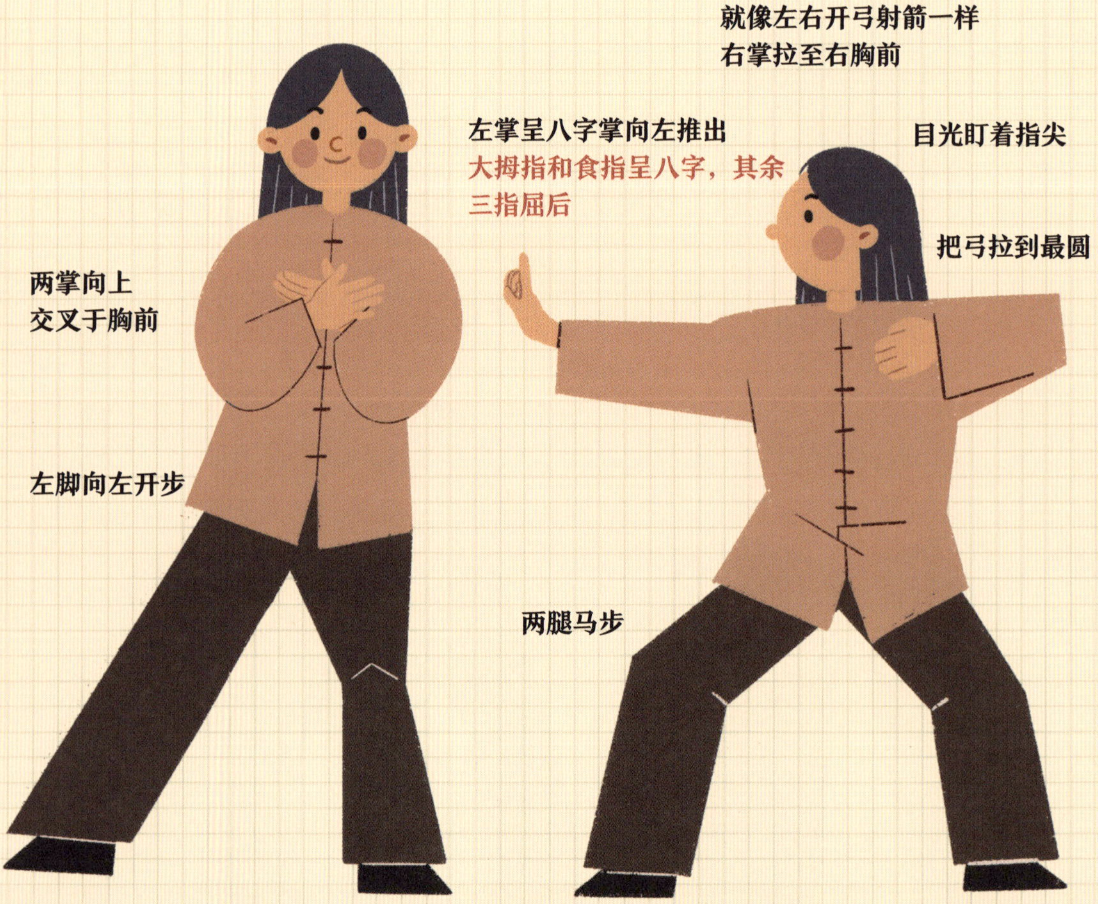

两掌向上
交叉于胸前
左脚向左开步
左掌呈八字掌向左推出
大拇指和食指呈八字，其余三指屈后
就像左右开弓射箭一样
右掌拉至右胸前
目光盯着指尖
把弓拉到最圆
两腿马步


注：八段锦的动作绘制均为镜像方向。

然后反方向来 1 次，左右交替，共做 3 次。

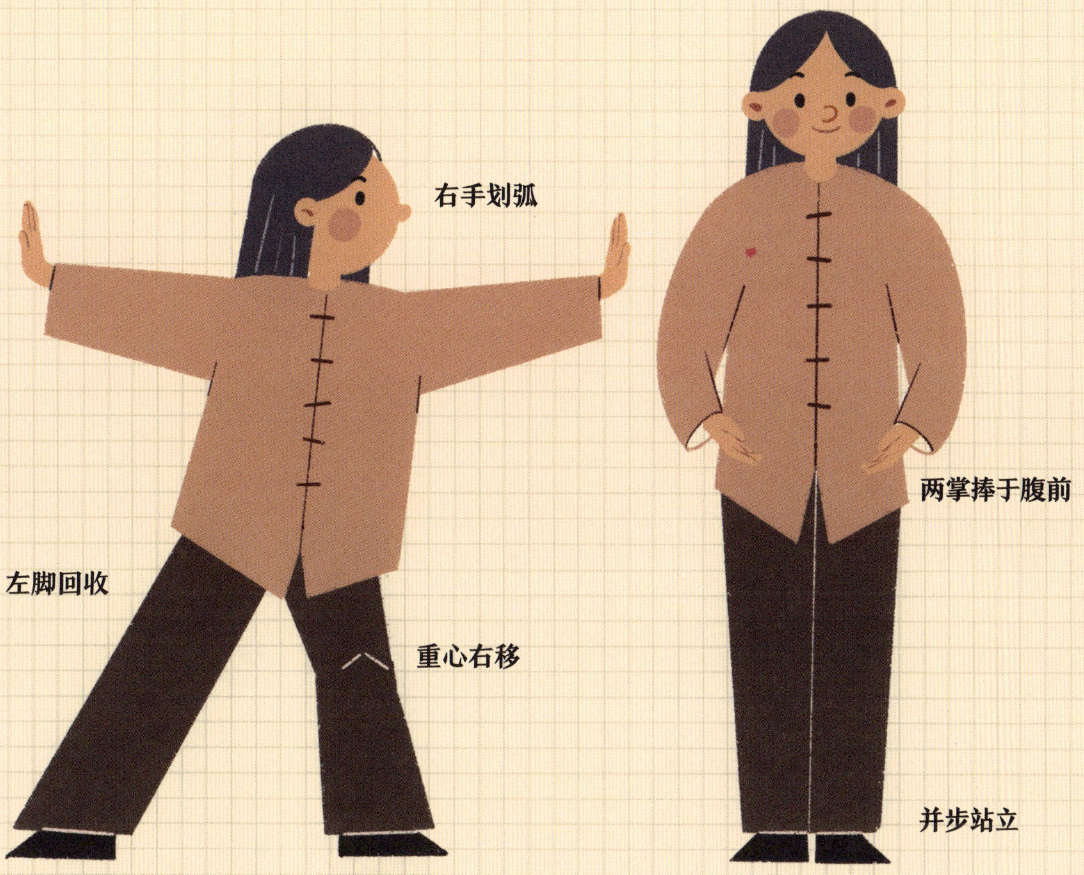
右手划弧
左脚回收
重心右移
两掌捧于腹前
并步站立

## 做功要点

左右开弓不仅能宣开整个僵硬的肩背，也抻拉了循行于肩颈和整条手臂的大肠经，拉到最圆的时候食指指尖会微微发麻，刺激到手阳明大肠经的起穴商阳穴。这个功法对于便秘腹胀的人很有用。

# 第三式
# 调理脾胃须单举

## 做法

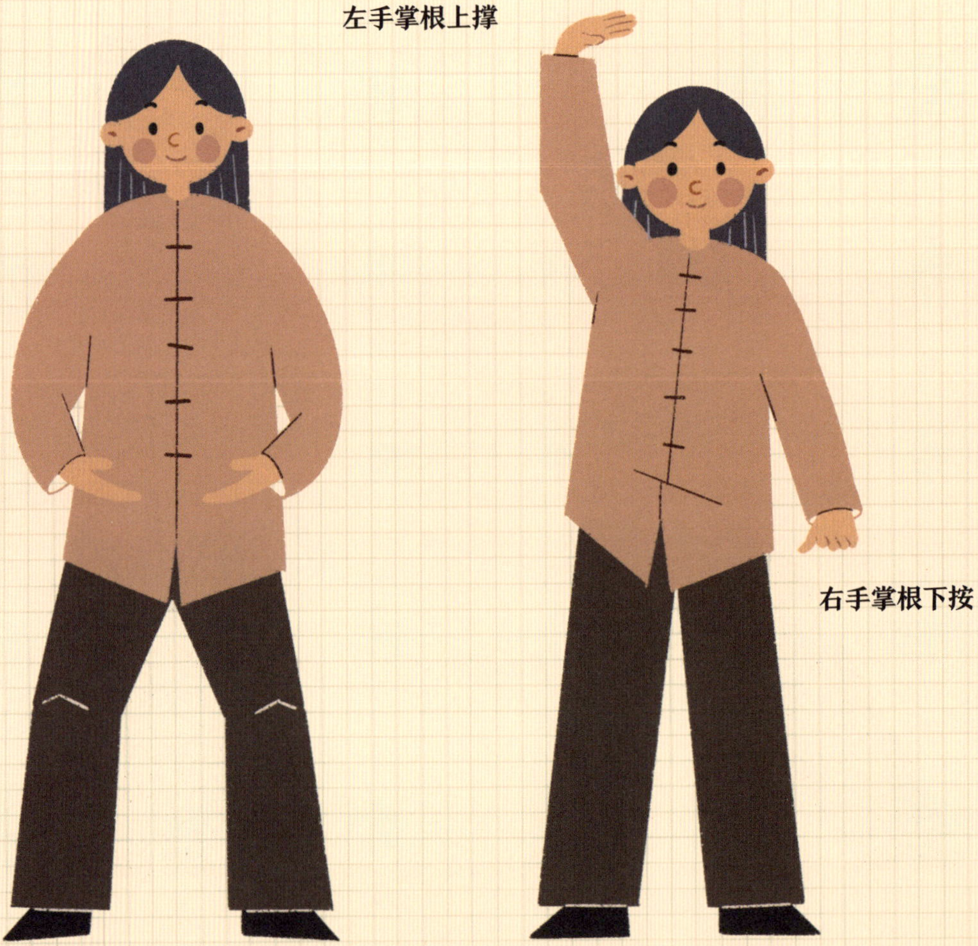

一左一右为 1 次，共做 3 次。

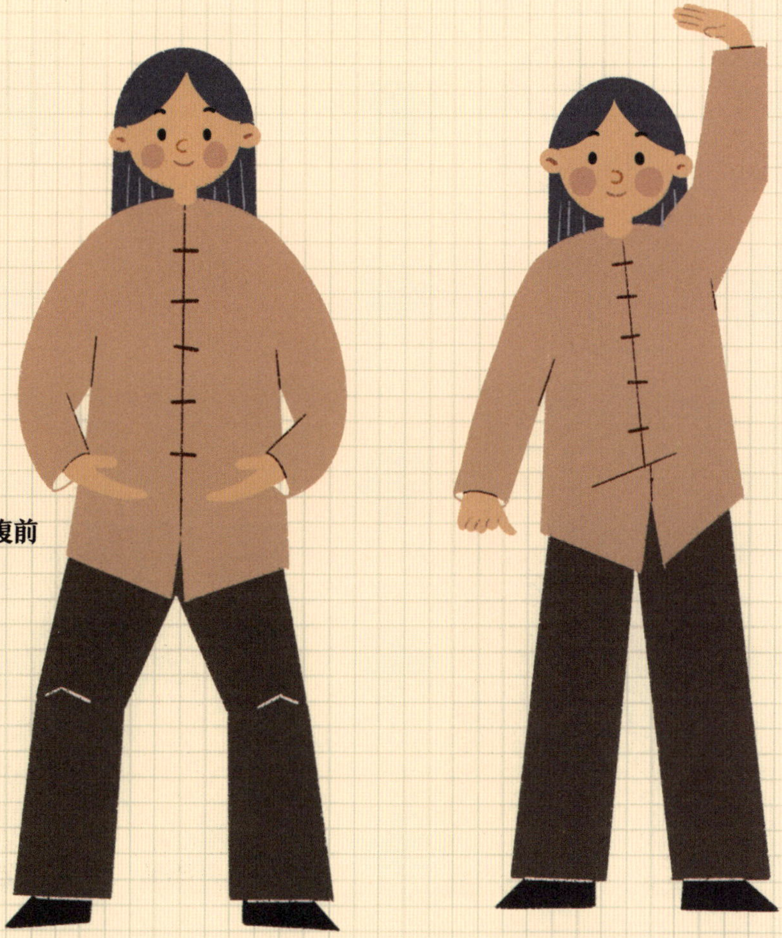

然后左臂下落于腹前

## 做功要点

撑天按地的时候力在掌根，充分抻拉到大肠经。

# 第四式
# 五劳七伤往后瞧

## 做法

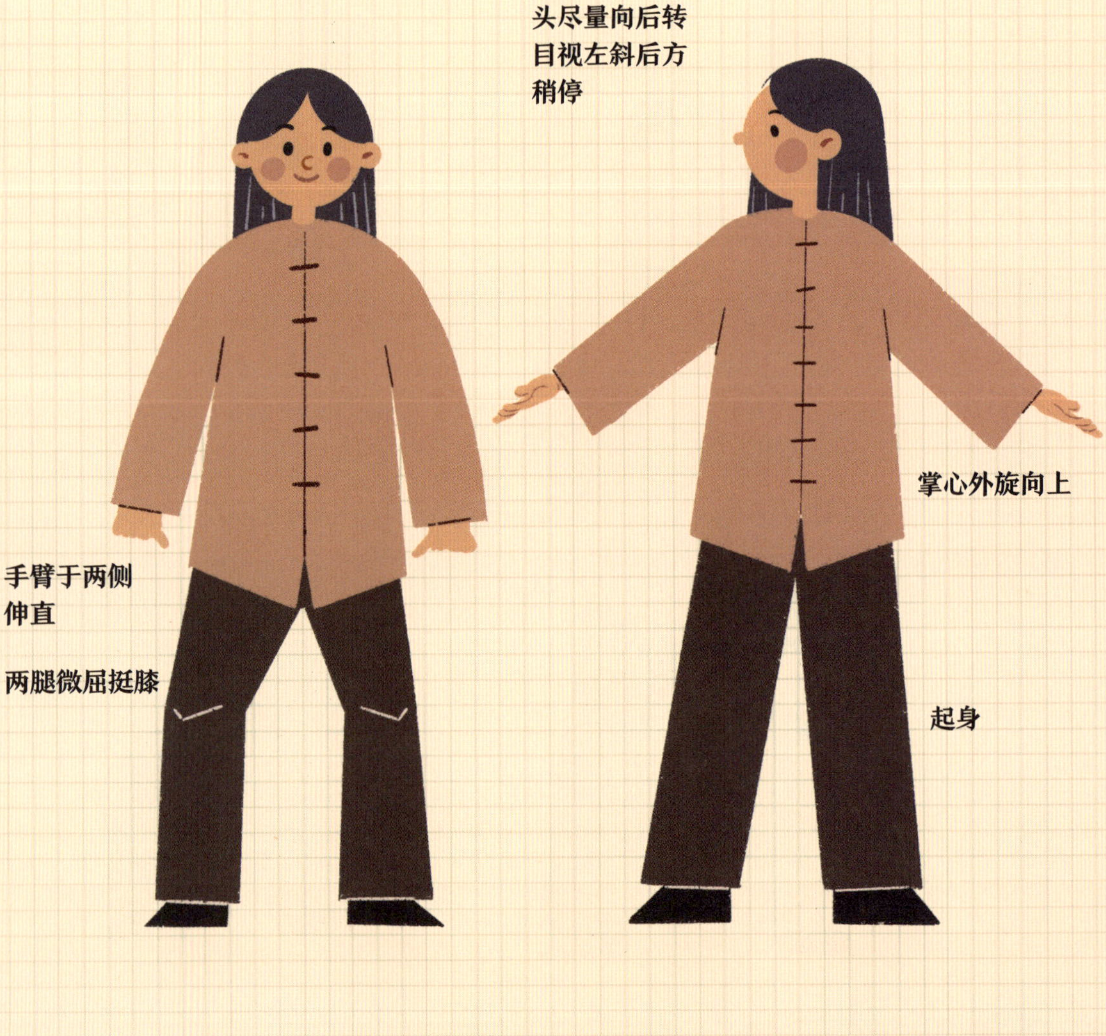

一左一右为 1 次，共做 3 次。

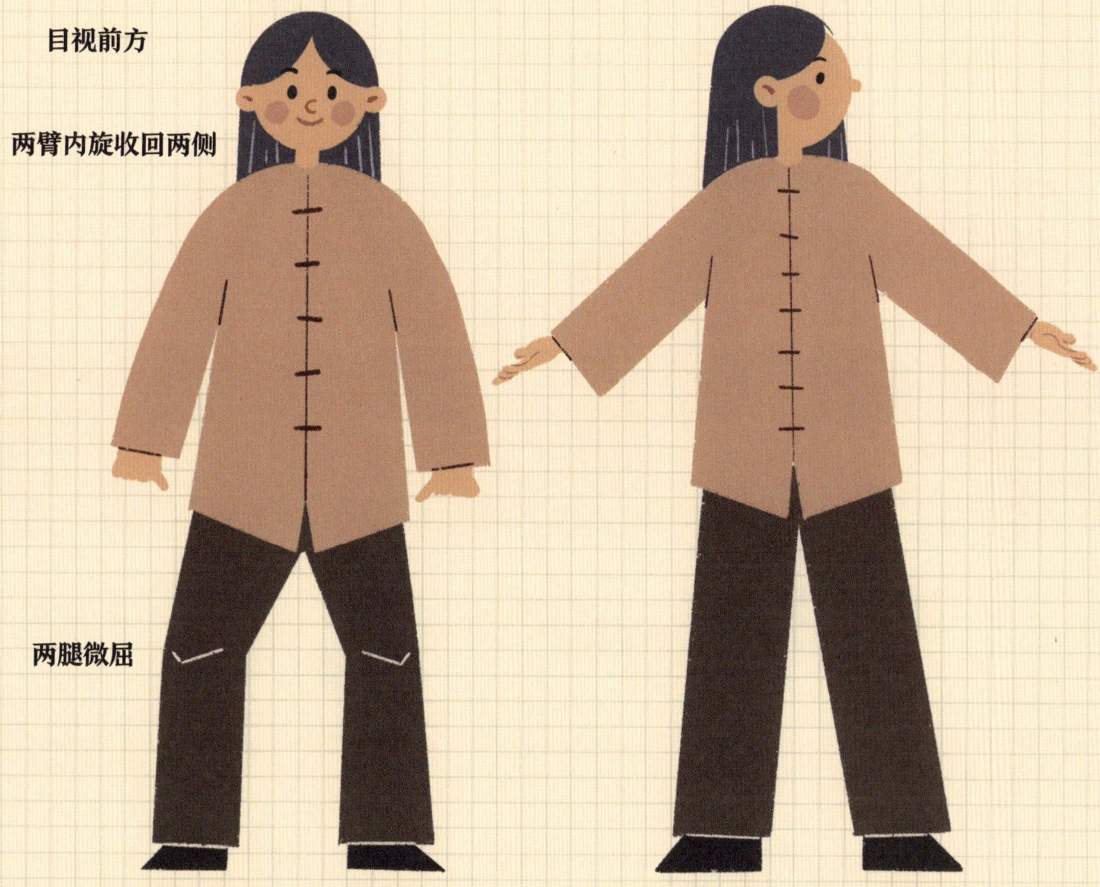


## 做功要点

身体向后扭转时，配合呼吸关注自己的劲力由脚踝关节到膝关节、髋关节、腰椎、胸椎、颈椎，最后屏息打开肩肘关节。

# 第五式
# 摇头摆尾去心火

## 做法

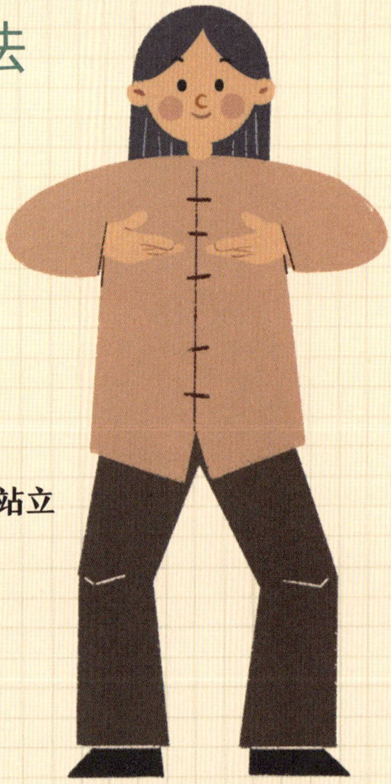

右脚开步站立
两腿微屈

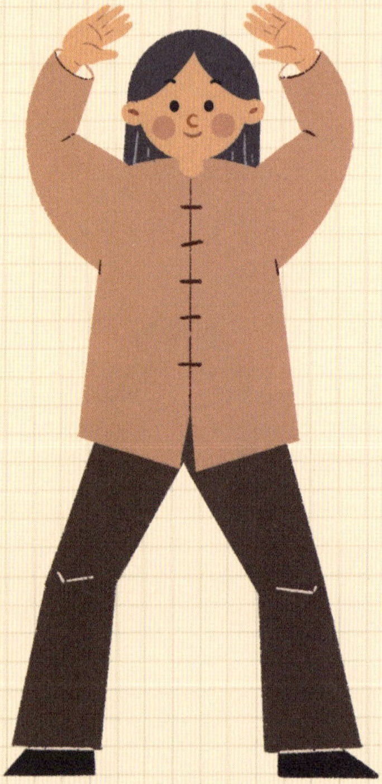

两掌经两侧上举

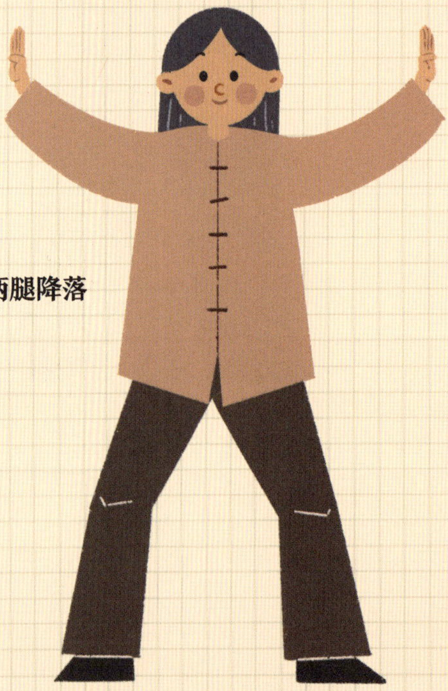

两臂向两腿降落

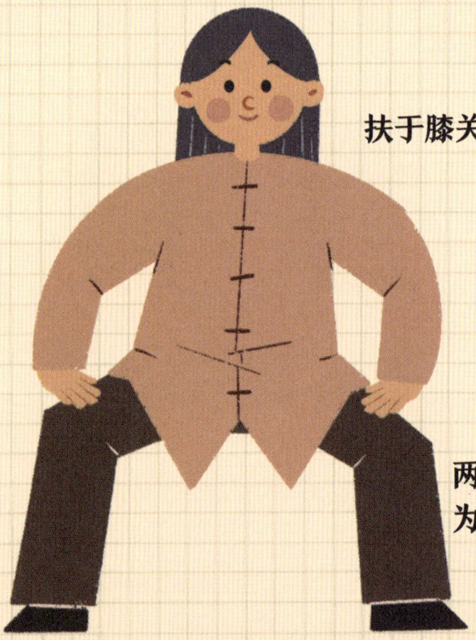

扶于膝关节上方

两腿半蹲
为马步

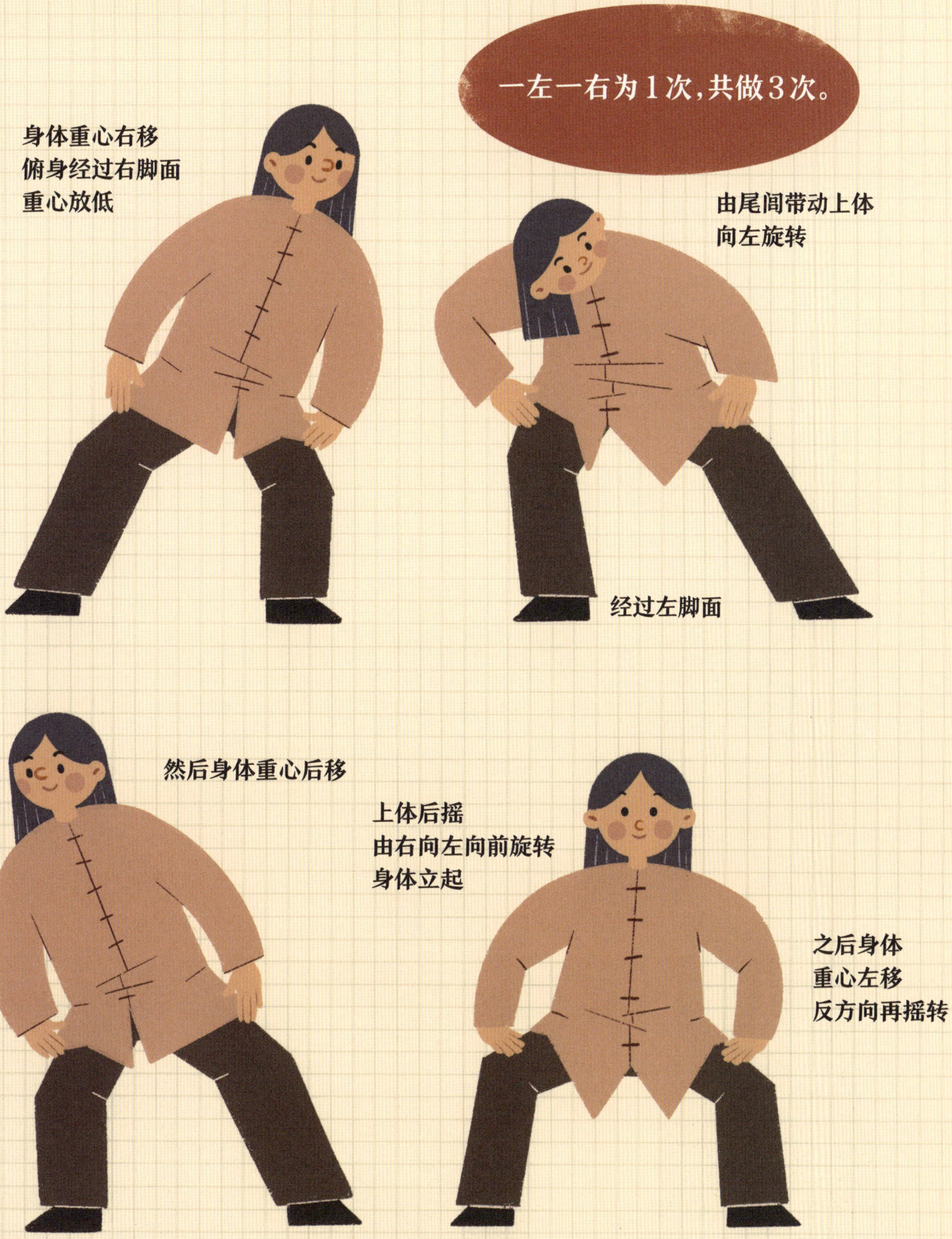


## 做功要点

尽量不要打折扣做，身体摇转时使脖颈和尾闾尽量对拉伸长，速度柔和缓慢连贯。脖子全程不要硬着，下颌不刻意内收或扬起，使颈部肌肉尽量地放松伸长。如果费力就左右各做2次，以后再慢慢增加次数。

经常上火而口腔溃疡、喉咙肿痛、爆痘的人多有虚火，头面飘虚火，而中下焦常年寒湿。常做这个动作，可以把上飘的虚火抻回丹田，温暖肾水。

# 第六式
# 两手攀足固肾腰

## 做法

两腿挺膝站立
两臂向前向上举起
掌心向前
目视前方

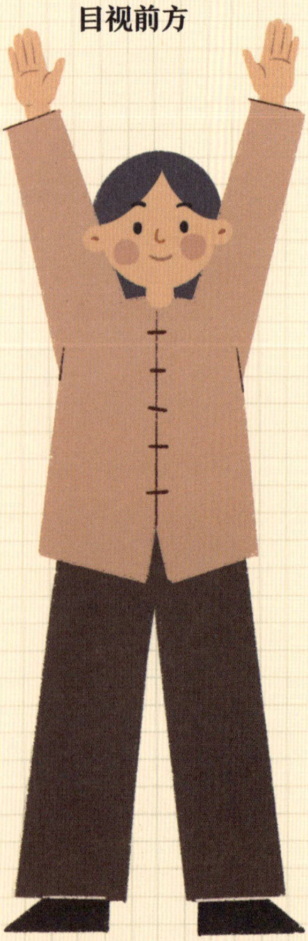

两臂屈肘
两掌心向下
按至胸前

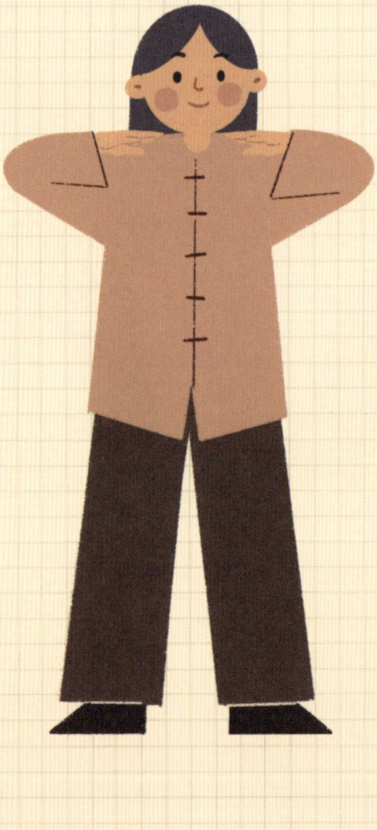

两掌反穿至背后
沿着脊背向下摩运至臀部
同时上体前屈

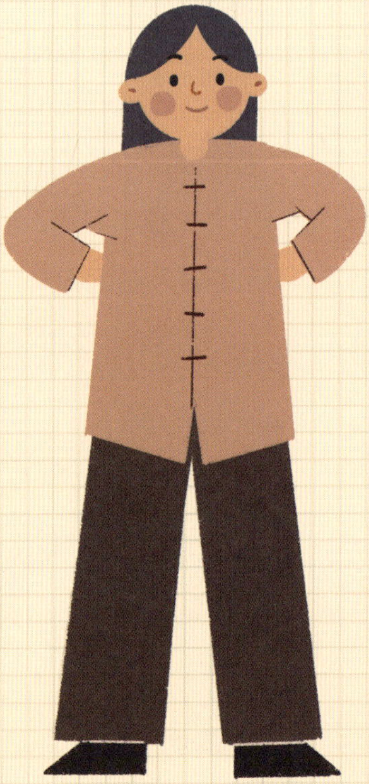

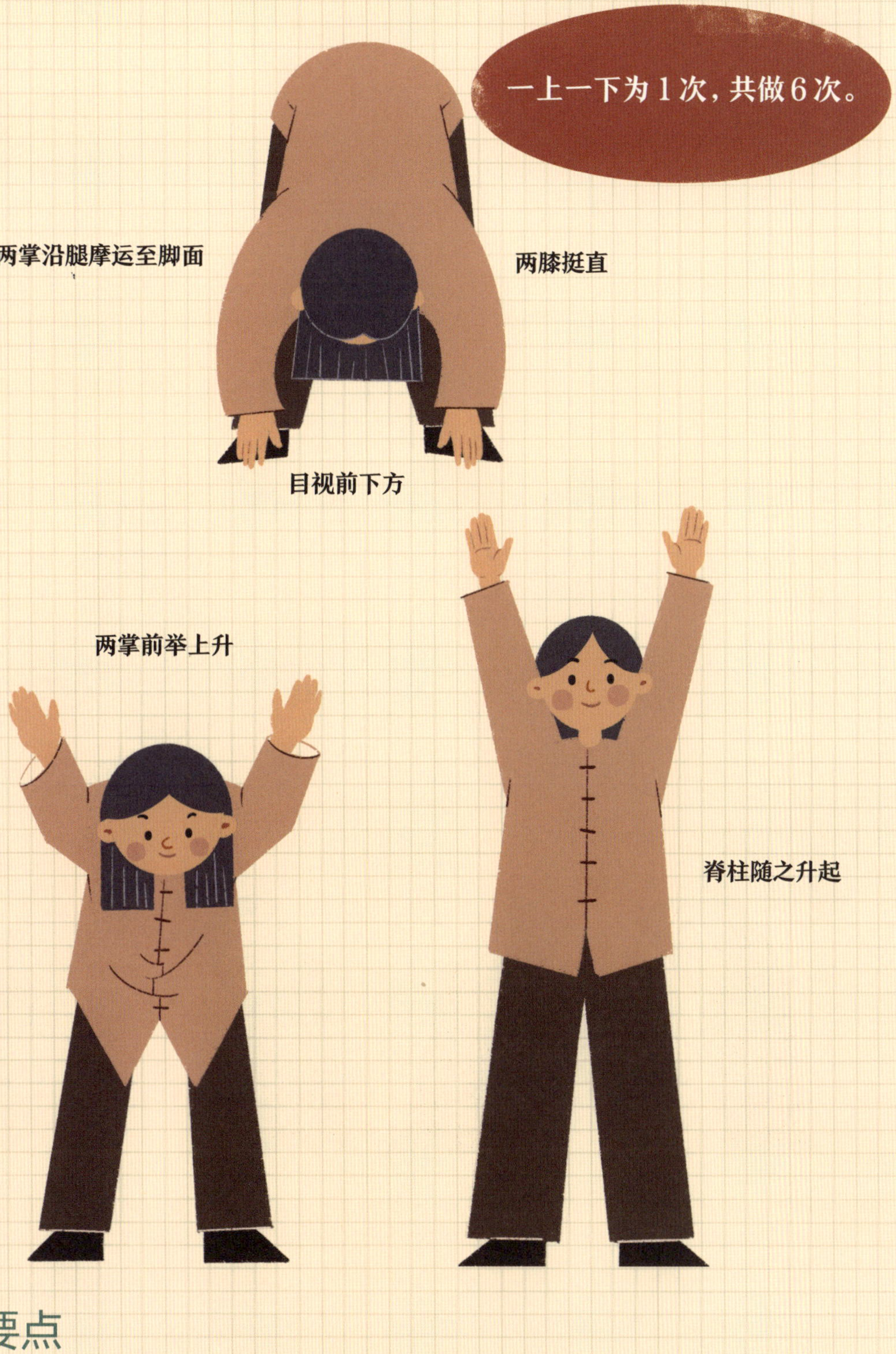
一上一下为1次，共做6次。
两掌沿腿摩运至脚面
两膝挺直
目视前下方
两掌前举上升
脊柱随之升起

## 做功要点

双手按摩腰背下肢后方时要稍微用力，此时你温煦按摩到的是足太阳膀胱经，想要鼓舞一身阳气就必须调动起这条经络。

向上挺身时需以臂带身一节节起来，这样才会充分抻拉到前后任督两脉，使阴阳都得到滋养。

# 第七式
# 攒拳怒目增气力

## 做法

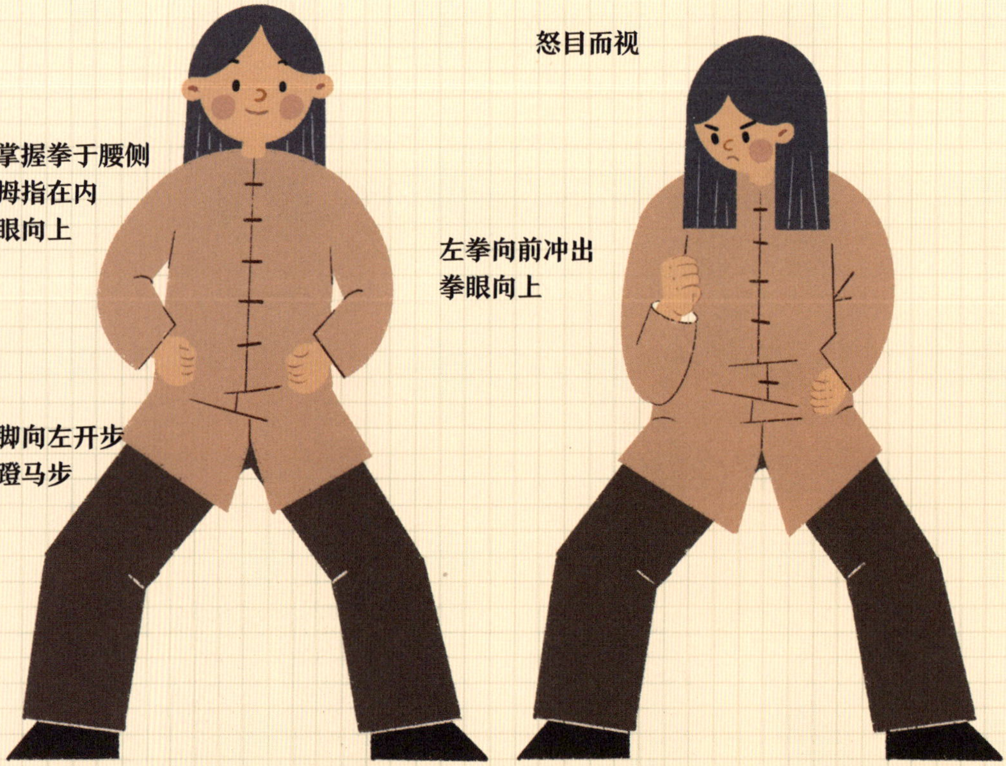

两掌握拳于腰侧
大拇指在内
拳眼向上
左脚向左开步
脚蹬马步
怒目而视
左拳向前冲出
拳眼向上
脚趾抓地

一左一右为1次，共做3次。

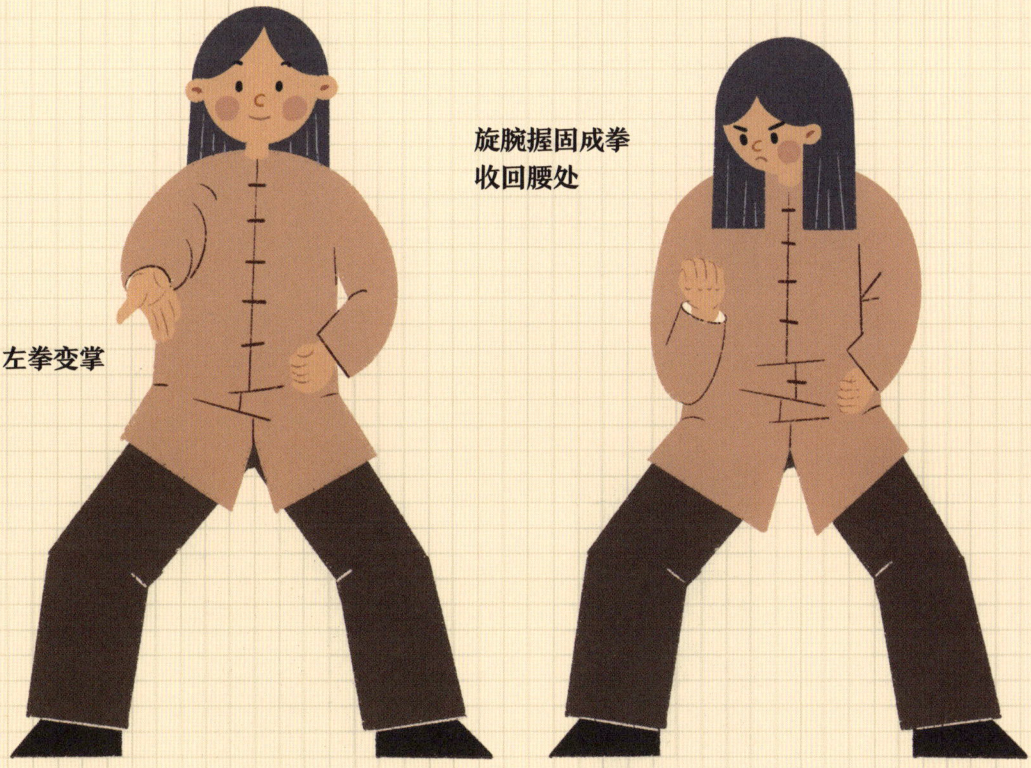


## 做功要点

这个功法细节挺多，比如脚趾抓地、握固冲拳、怒目圆睁的方法，能使肝气畅达，末梢气血周流，全身上下都有劲儿。

# 第八式
# 背后七颠百病消

## 做法

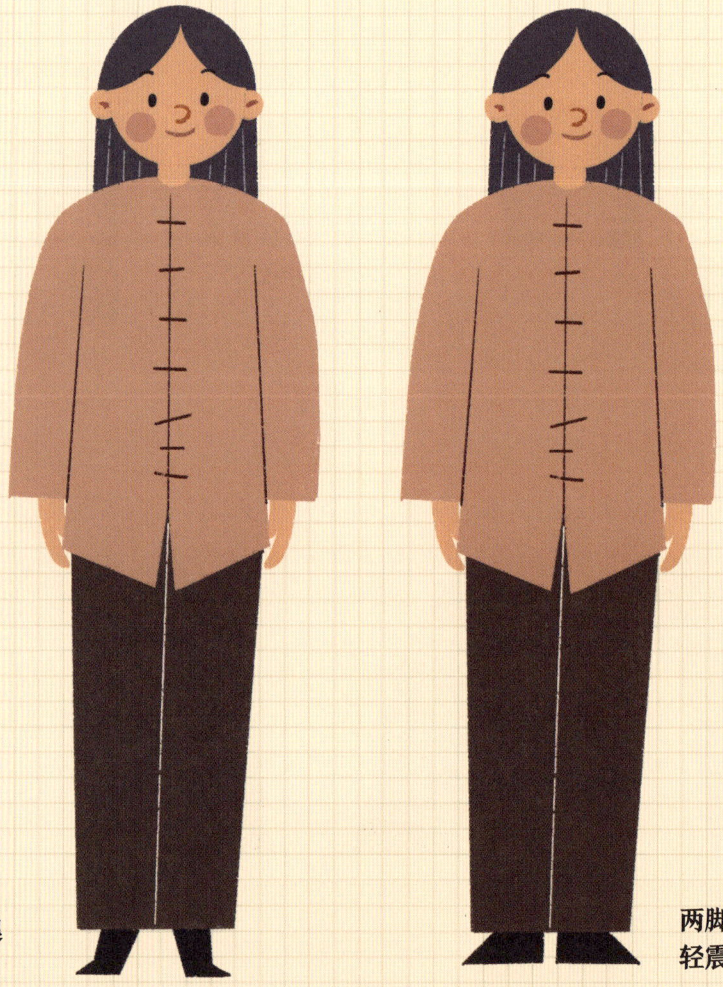
头上顶
稍停
目视前方
两脚跟提起
两脚跟下落
轻震地面

一起一落为1次，共做7次。

提醒：初学的人动作还不熟练时，只要配合自然顺畅呼吸就好。不要刻意呼吸、大呼大吸，尽量不憋气，用腹式呼吸。随着动作打开和熟练，在动作里“找”呼吸，身体更能受用。

八段锦收式归拢在这了：

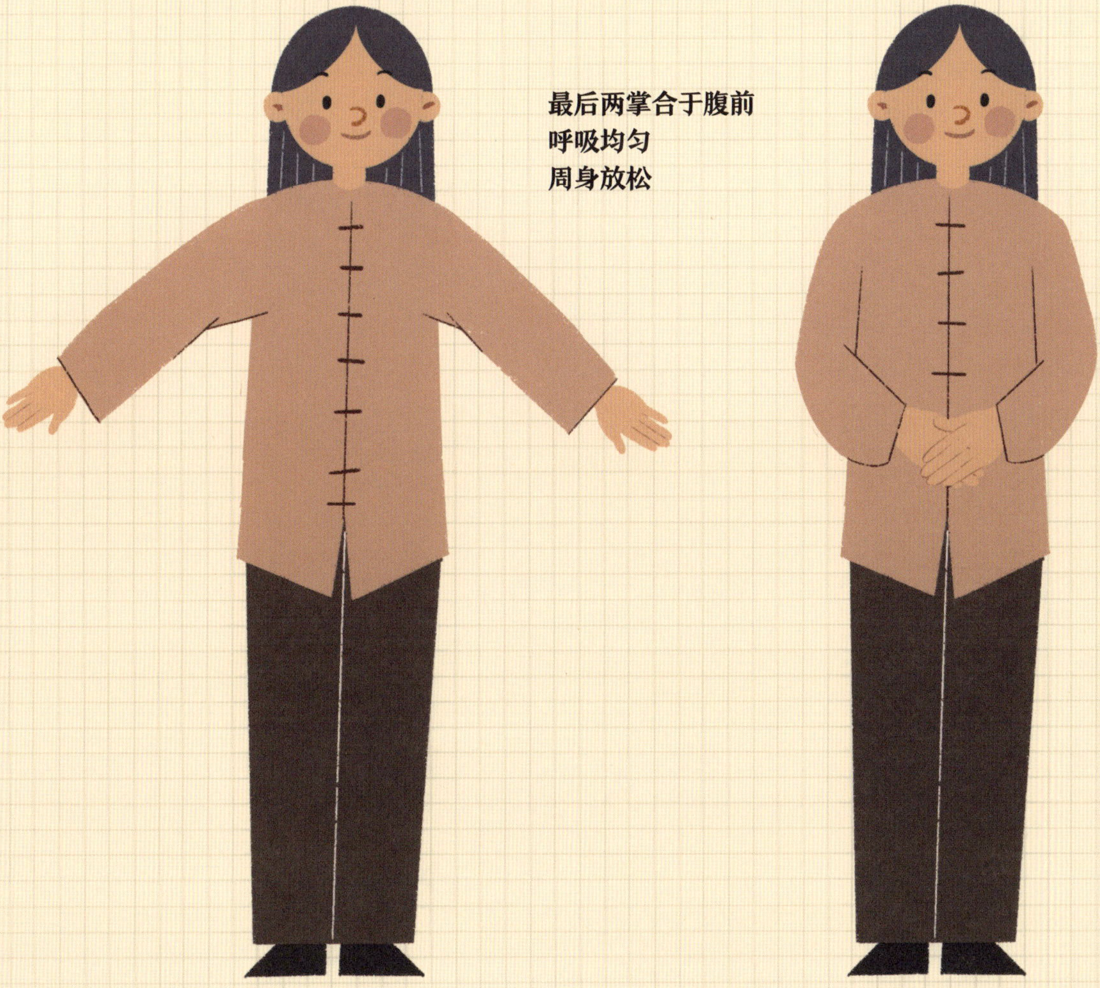


## 做功要点

脚跟起落，练人体平衡，起的时候要如平地拔起，脚趾抓地，提肛收腹，让六腑气机处于紧张状态。下落的时候，震动脊柱和督脉。

“背后七颠”是八段锦的收功，相当于引气归元，做完整套功法之后，重新梳理身体气机，避免出现散乱。

# 小小穴位大大助眠

早在2000多年以前的中国，我们的祖先就已经知道人体皮肤上有着许多特殊的感觉点。公元前5—前1世纪成书的著名医典《黄帝内经》就已指出“气穴所发，各有处名”，并记载了约160个穴位名称。

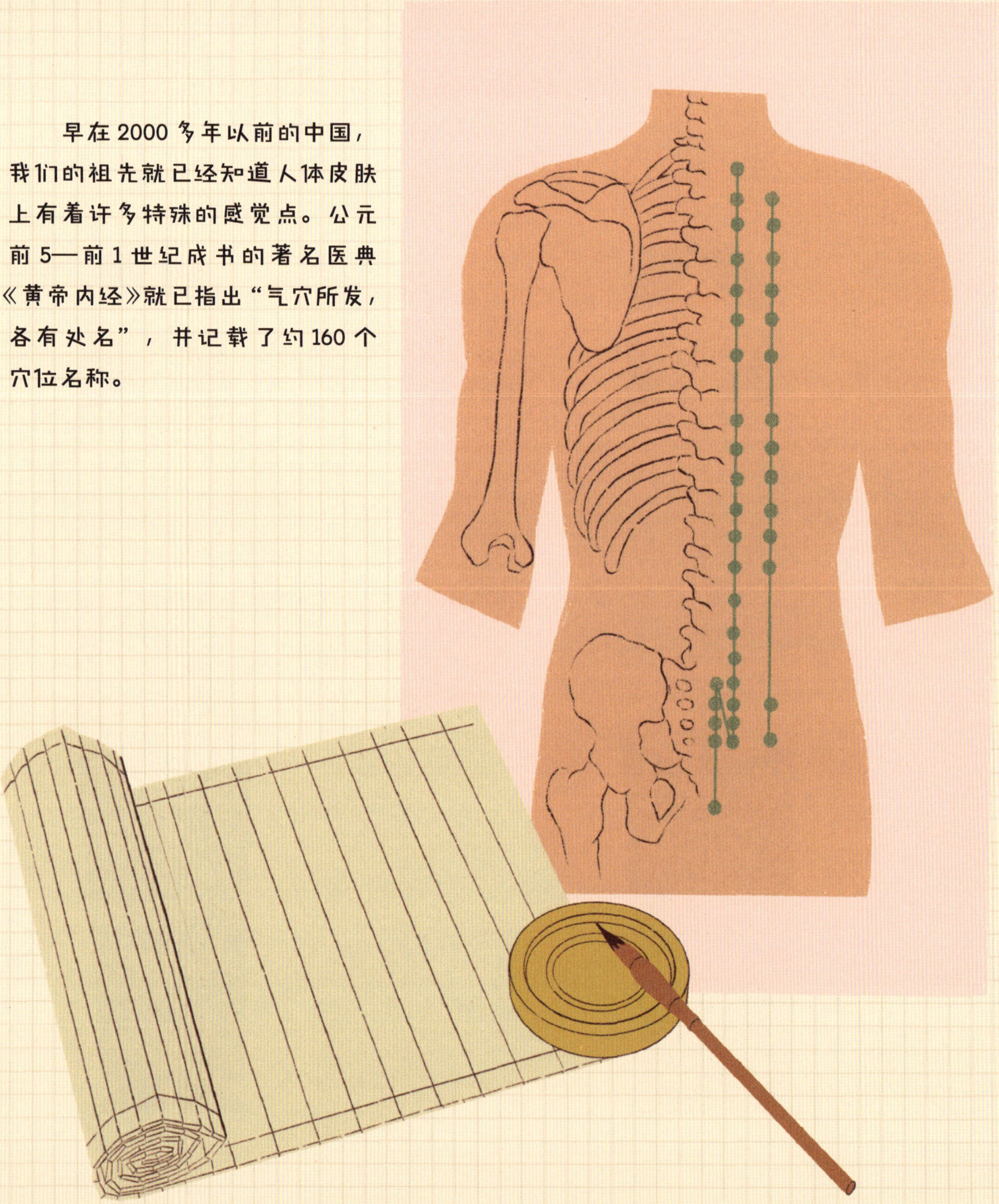

穴位主要指人体经络线上特殊的点区部位，中医可以通过针刺或者推拿、点按、艾灸等方式刺激相应的经络点治疗疾病，部分穴位并不在经络上，但对其的刺激亦可产生疗效。人身的穴位占面积很小，但点对穴位却对身体大有裨益。下面就给大家介绍几个助眠的穴位。

## 安眠穴

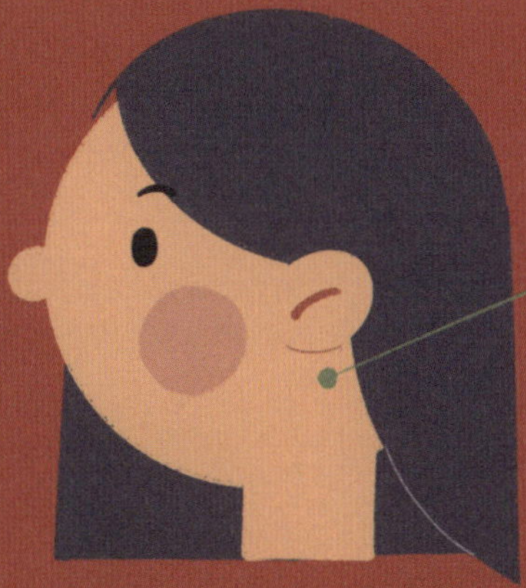


在进行按摩的时候，最简单直接的方法便是握紧拳头，对安眠穴进行敲击，每次轻轻敲100下左右便可以。或者以双手拇指的指面对安眠穴进行按摩，而其余的四指则轻轻地扶住头部，起到支撑的作用。在进行按摩的时候，手部的力度一定要轻柔，并且还可以结合呼吸，按压穴位时，放松心情，深吸一口气，然后缓缓地吐出。

## 然谷穴

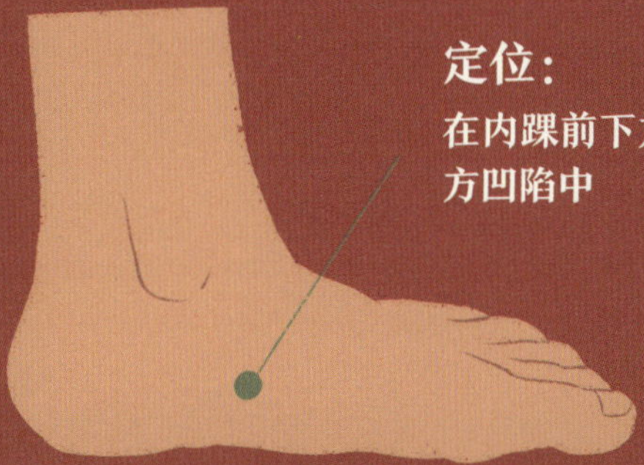


然谷穴是调理失眠的一个重要穴位，此穴位在足部内侧，约脚窝中间的位置。如果你是由于心火较大，在晚上总会莫名其妙地乱想一通，心烦意乱，进而导致失眠，那么对然谷穴进行按摩，便能很好地达到缓解失眠的效果。按摩的时候，首先找准然谷穴的位置，然后对其进行轻柔按压，以此穴位有酸胀的感觉为准。每次按摩的时间保持在3分钟左右便可以了，按摩完之后，你会发现烦躁的情绪得到了有效纾解，可以起到很好的促进睡眠的作用。

## 神门穴

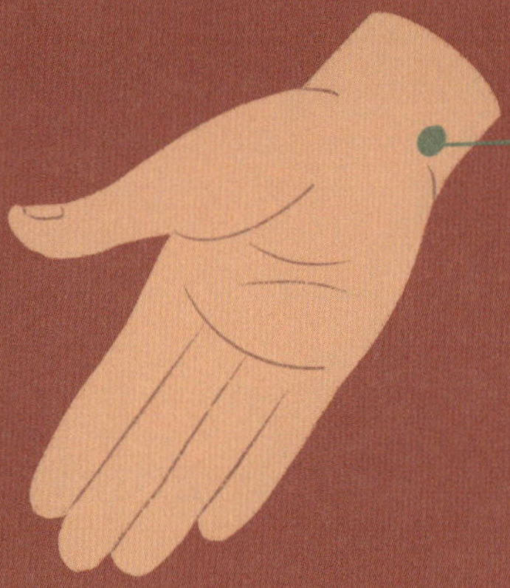

**定位：**

**位于腕部，腕掌侧横纹尺侧端，尺侧腕屈肌腱的桡侧凹陷处**

神门穴是手少阴心经的原穴，乃心经原气留止的部位。经常按压神门穴，可调理心经的气血，以维持心脏的正常运行，防止心慌、盗汗、心痛、健忘、咽痛等心经系统疾病的发生。日常保健自我按摩时，可以用单手的拇指去按揉另一只手的神门穴，按摩的力度要适中，穴位按之有酸胀感即可，用力不宜过猛。

## 三阴交穴

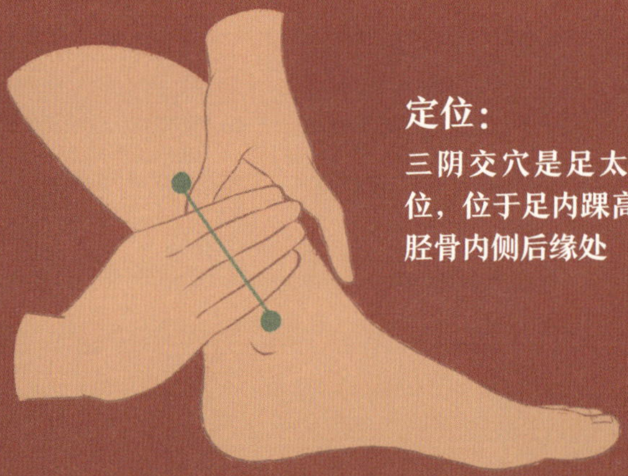

**定位：**

三阴交穴是足太阴脾经的穴位，位于足内踝高点上 3 寸，胫骨内侧后缘处

三阴交乃足三阴经（肝、脾、肾经）的交会穴，故能通调肝、脾、肾之经气，达到健脾、养肝、益肾的作用。精血得以统摄于脾，受藏于肝，内养于肾，心气下交，则神志安宁。

除了按摩以上穴位之外，拍打经络助眠也是一个不错的选择，如拍击头顶的经络：舒缓情志，在床上端坐或仰卧，双眼微微眯起，精神放松，手指自然并拢，掌指关节微屈，用单手手掌在头顶有节律地拍击 10 次左右。只要坚持去做，相信很快就会摆脱失眠的困扰。

# 耳朵上贴豆豆还能治失眠

不知道你有没有注意过，很多患者从中医科出来，一只耳朵上就多了几块小胶布，里面似乎还各有一个圆形的小豆豆。这神秘的东西是什么呢？让我们一探究竟。

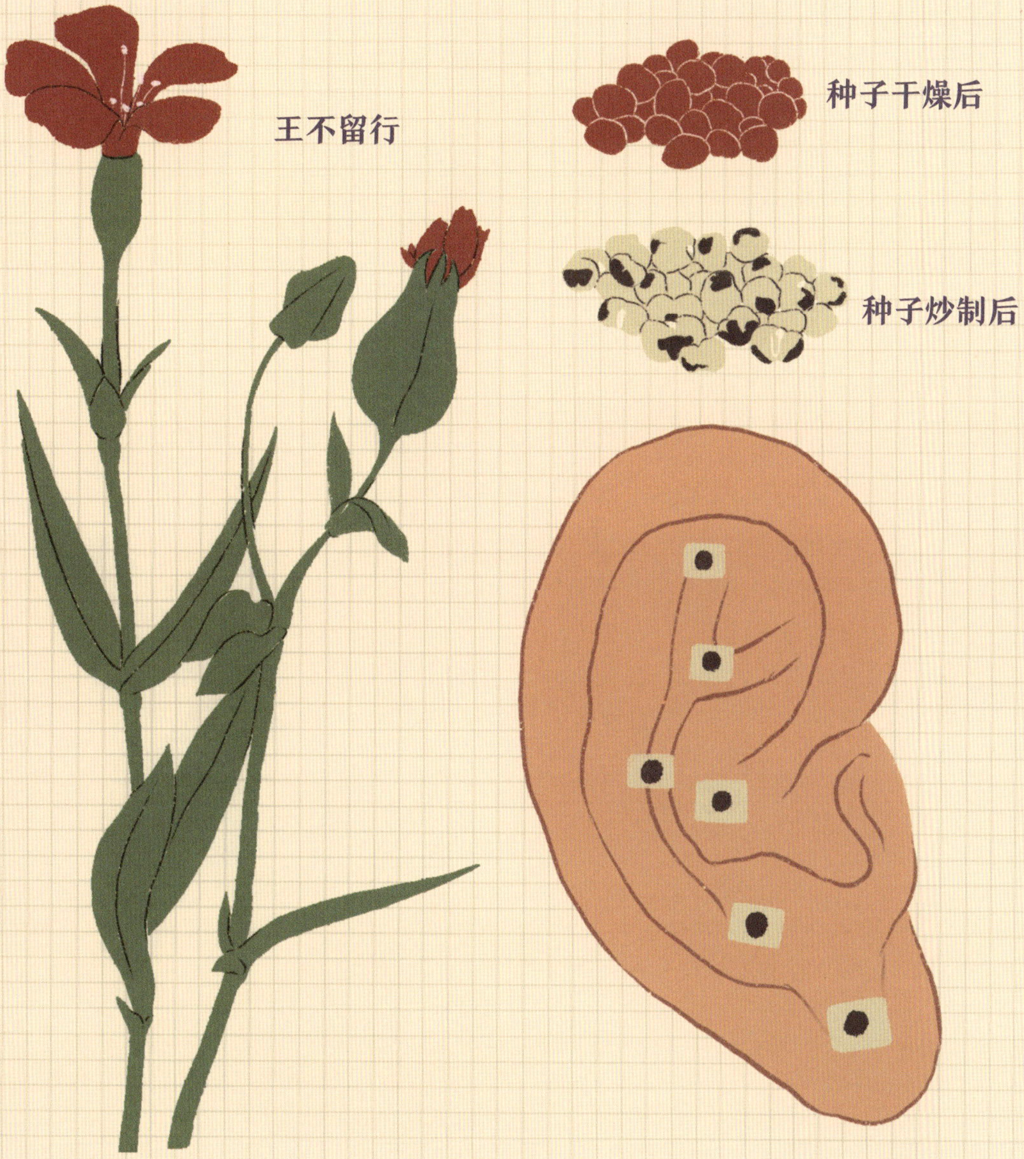


原来这些小豆豆就是耳穴疗法里用到的王不留行的种子。《黄帝内经·灵枢》中记载："耳者，宗脉之所聚也。"耳穴起源于中国，早在马王堆3号汉墓出土的帛书中就有"耳脉"的记载。祖国医学认为人体的五脏六腑在耳朵上均可以找到相应的位置，当人体机能失调，发生疾病时，会在耳朵的对应位置出现相关反应，刺激这些反应点，加以适当按揉，就可以达到治病的效果。

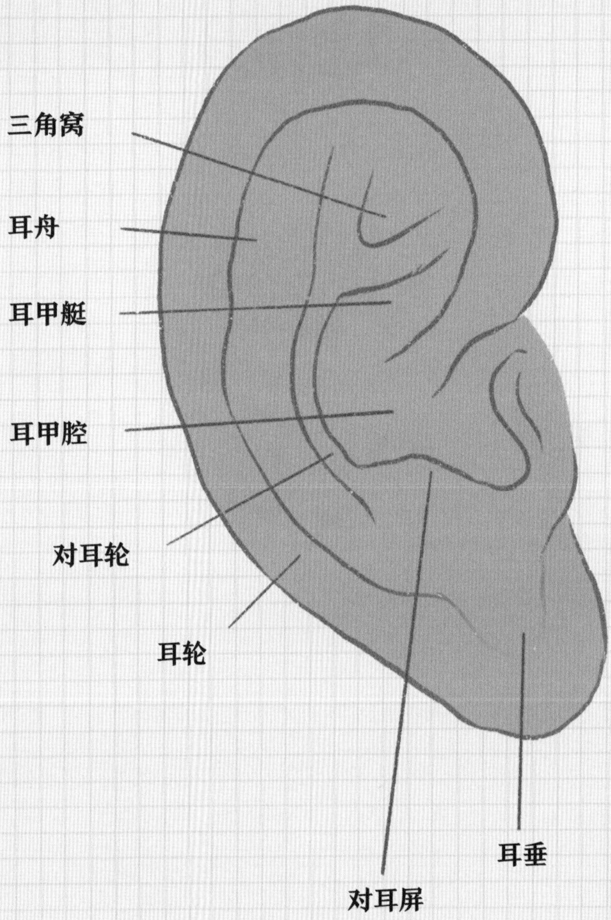


17 世纪我国针灸技术传入法国，后来被当地 Nogier 博士吸纳，并在压痛法基础上提出耳穴分布大致如一个倒置的胎儿。

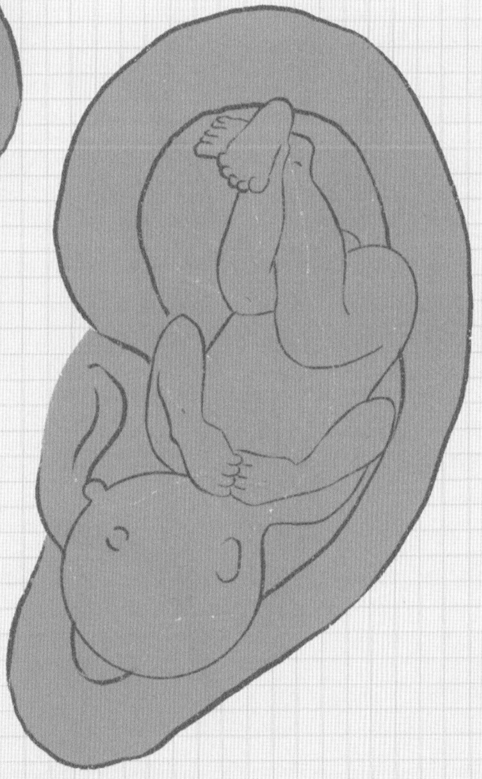

对耳轮上脚的位置相当于人体的下肢，对耳轮下脚的位置相当于人体的臀部，耳舟的位置相当于人体的上肢，耳甲的位置相当于内脏，耳轮脚的位置相当于膈肌，其上的耳甲艇与腹部相对应，其下的耳甲腔与胸部相对应，对耳屏的位置相当于人体的头和脑部，耳垂的位置相当于人体的头面部。此后耳针进一步传入德国及其他国家，引起世界学术界的关注。

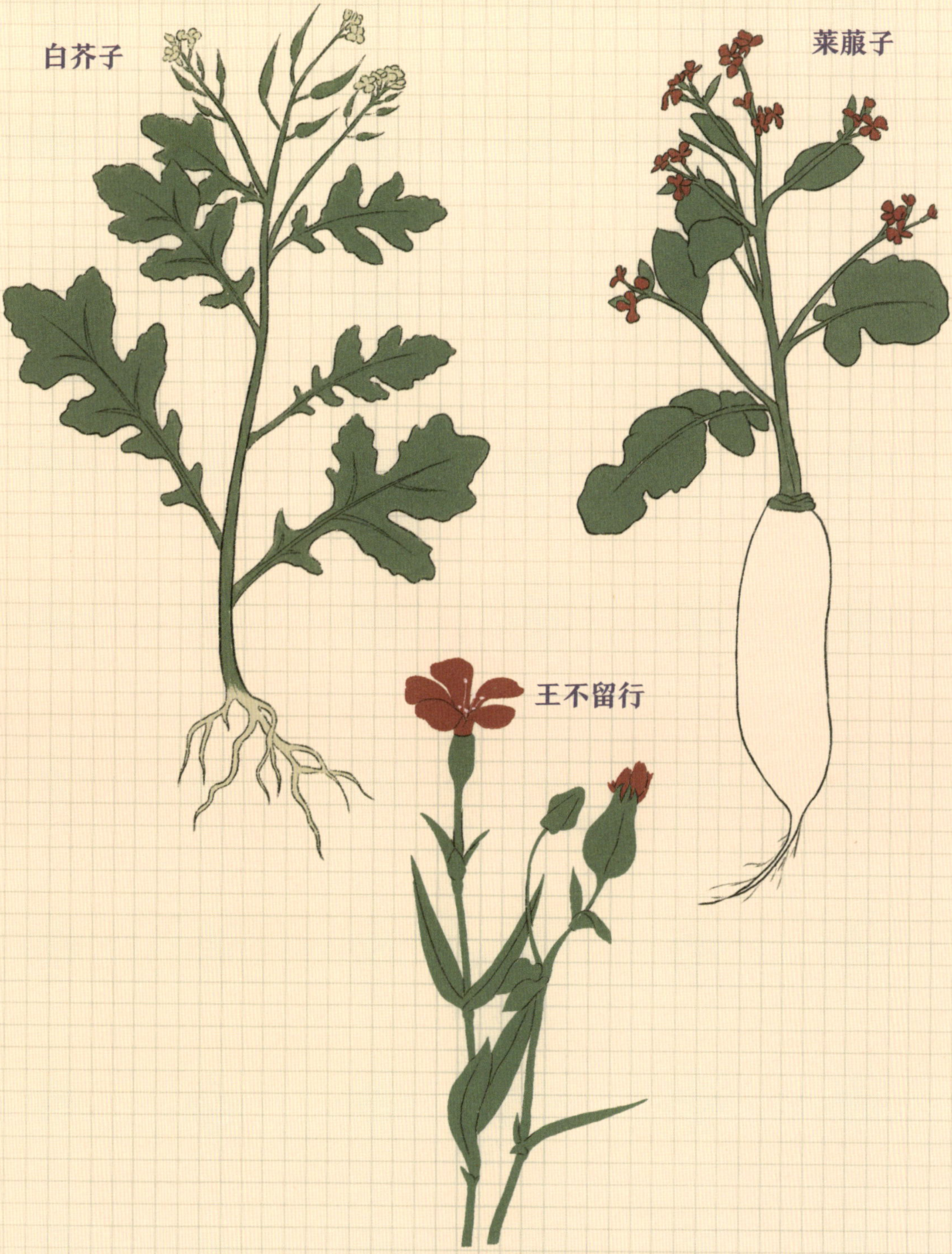


耳穴压豆疗法简称“压丸法”，是指用硬而光滑的药物种子或药丸等物，如王不留行、莱菔子、白芥子或磁珠等贴压耳穴，以缓解病痛、治疗疾病的一种方法。耳穴治疗操作非常简单，将带有中药籽的贴片压在耳朵相应穴位，放置3～5天后更换（不影响洗头、洗澡），在这期间仅需患者每日自行按揉穴位5～7次，每次2分钟左右即可。待病情好转或需巩固疗效时可延长至7天更换1次（一般10次为1个疗程）。

失眠的耳穴治疗常取神门、心、皮质下、肝等耳穴穴位，通过点按和刺激相关穴位，调整各脏腑功能。除了平时的点按外，睡前10分钟再加强点按1次，将耳穴部位按红按热，能有效地促使人体进入休息状态。

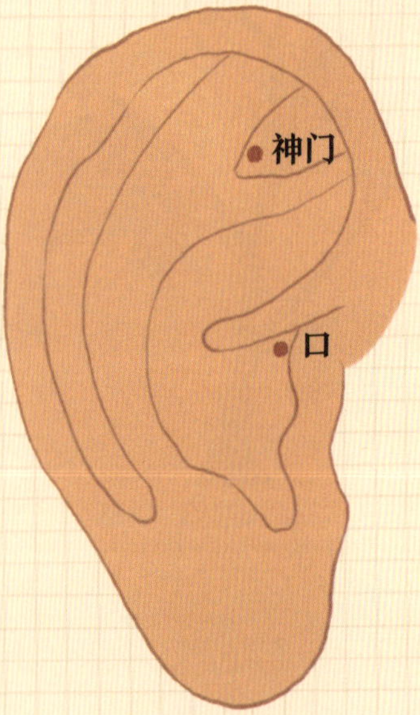


睡不着

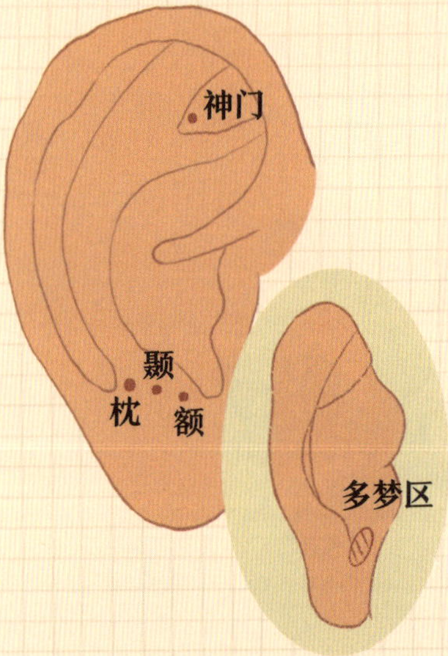


睡不实、焦虑、头胀

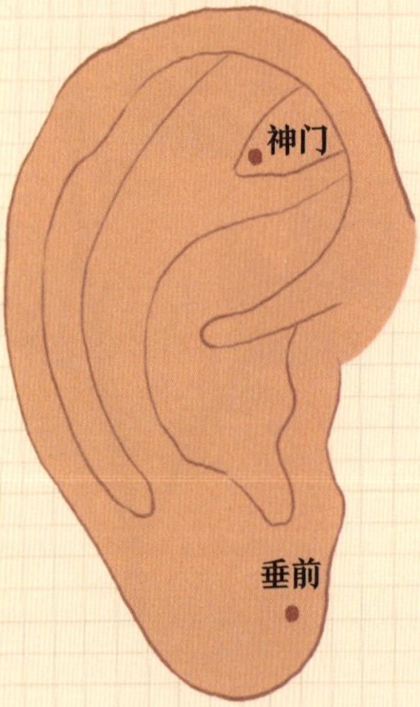


早醒

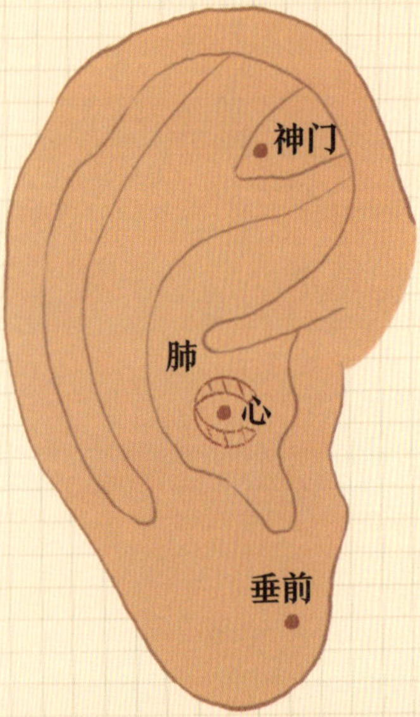


早醒，有心血管和肺部问题

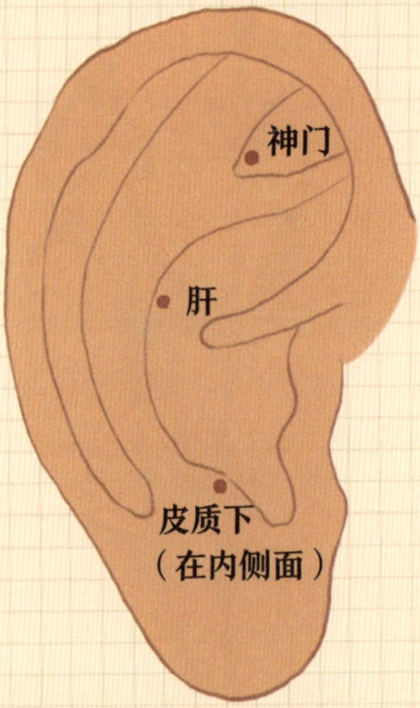


噩梦不断

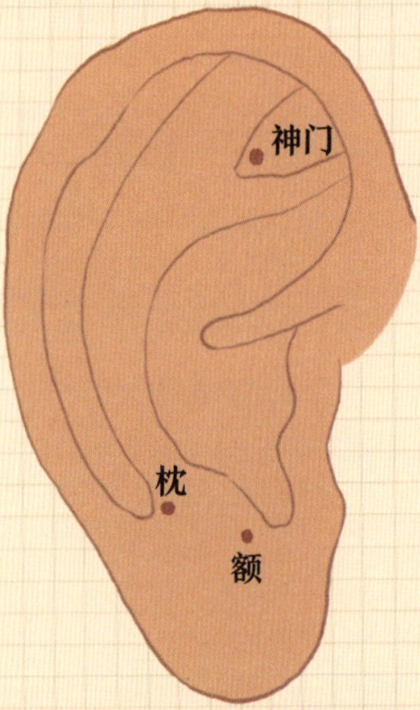


作息不规律

每天按揉这些穴位，可以帮助改善失眠，有失眠情况的朋友不妨尝试一下。此外，在睡前要避免情绪过于激动，不要喝咖啡或茶等提神类饮料，如果失眠严重，建议到医院进一步治疗。

# 优质睡眠吃出来

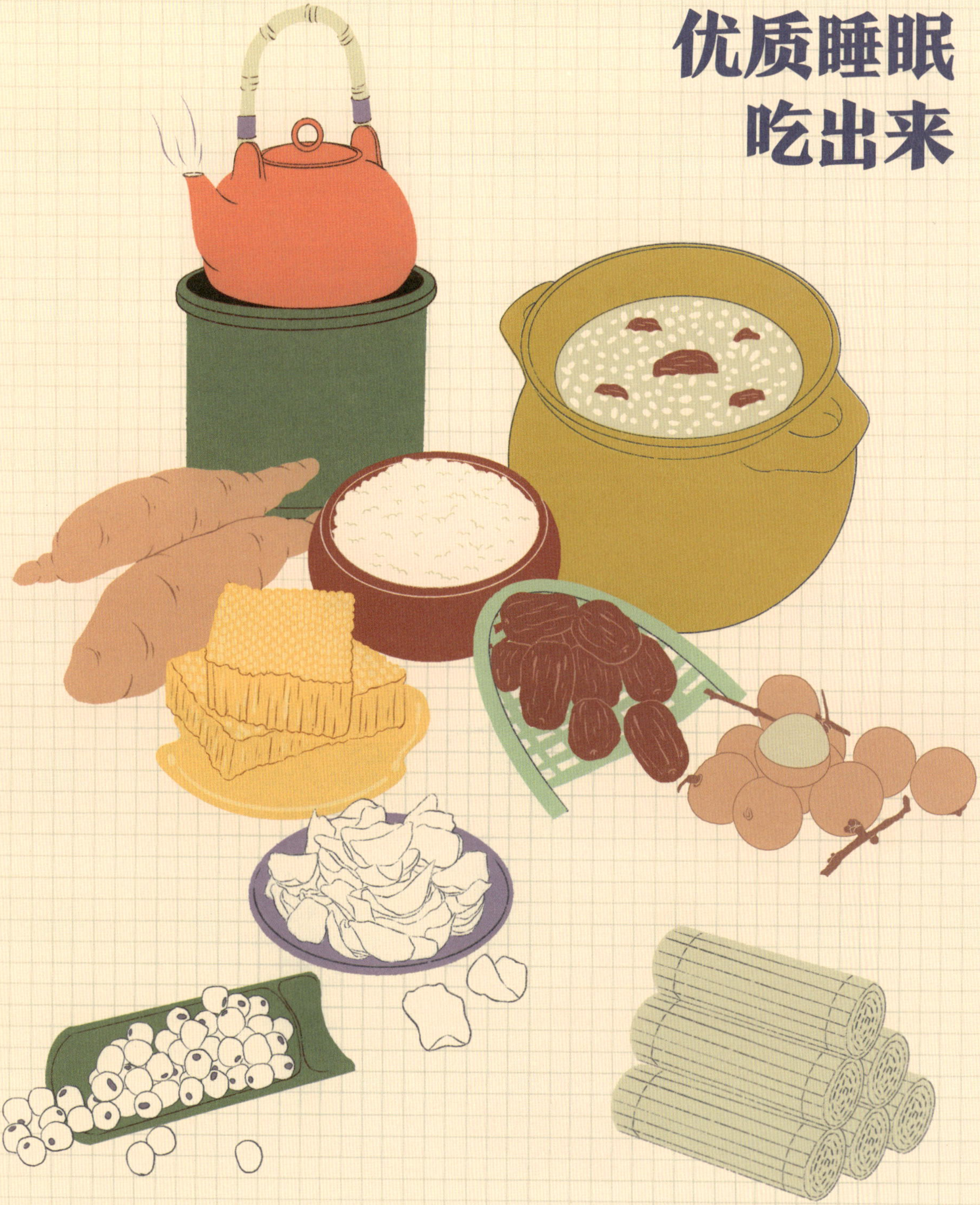

失眠在中医属不寐病范畴，《黄帝内经》提出了阴阳失交是失眠的总病机。或由劳逸失调致心神失养，或由饮食不节致痰食扰心，或由情志失畅致气机郁滞，或由起居失宜致心神难安，从而引起阴阳失交、阳不入阴，最终导致失眠。促进睡眠恢复，药膳是重要的方法之一，日常的食疗可以发挥安神助眠的功效 。

# 酸枣仁煮茶
# 宁心柔肝安眠

## 做法

每日晚餐后取酸枣仁粉 15 g，以水煮沸，放至适宜温度后代茶频饮。

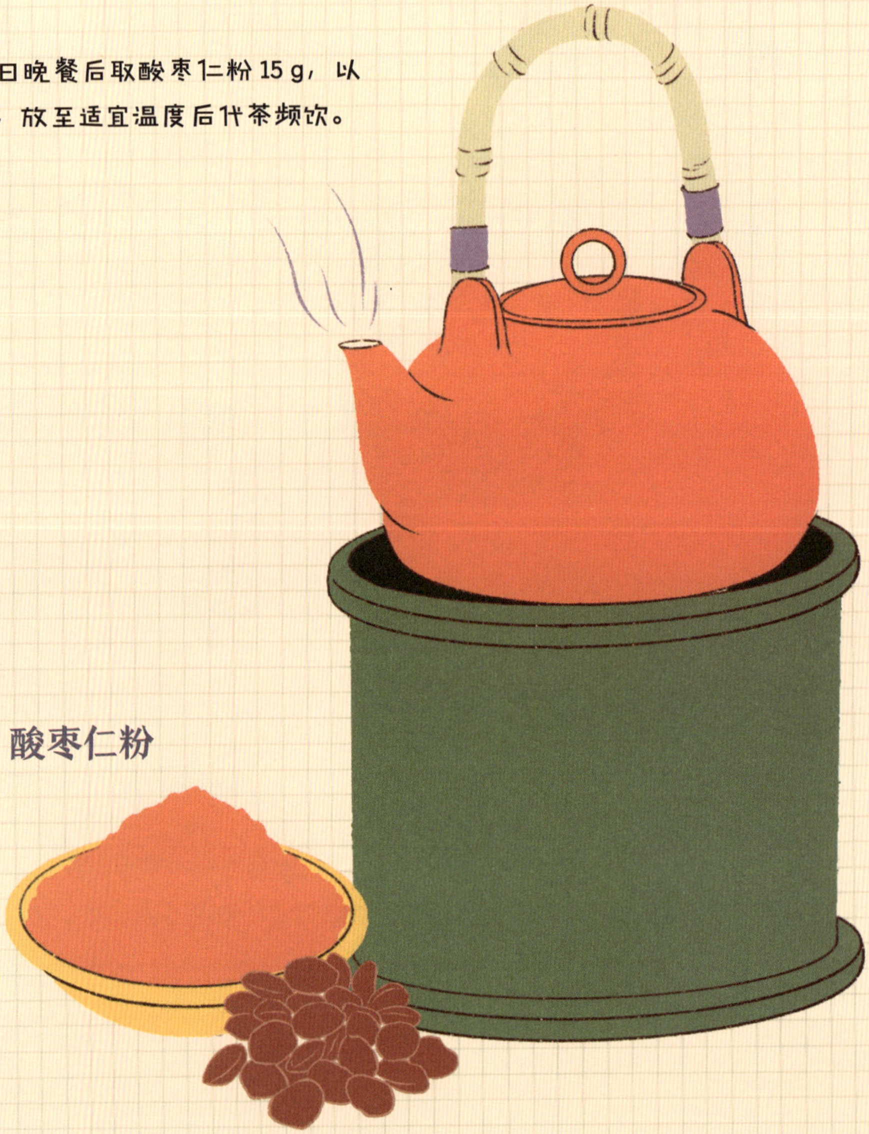


酸枣仁

## 功效

味甘、酸，性平，归肝、胆、心经，具养心补肝、宁心安神、敛汗、生津之效，对心肝阴虚之失眠尤为适宜，症见心烦失眠，惊悸多汗，头目眩晕，妇女月经前后咽干口燥、两肋胀闷、急躁易怒，舌红，脉弦细等

# 百合地黄瘦肉汤
# 润肺清心助眠

注意事项：脾虚湿滞、腹满便溏者不宜使用。

## 做法

将瘦肉、生地黄洗净，切成小块。锅中加入适量清水，放入瘦肉块、干百合、生地黄，用旺火煮沸后，改用文火煲至肉烂，放入精盐调好口味即可。

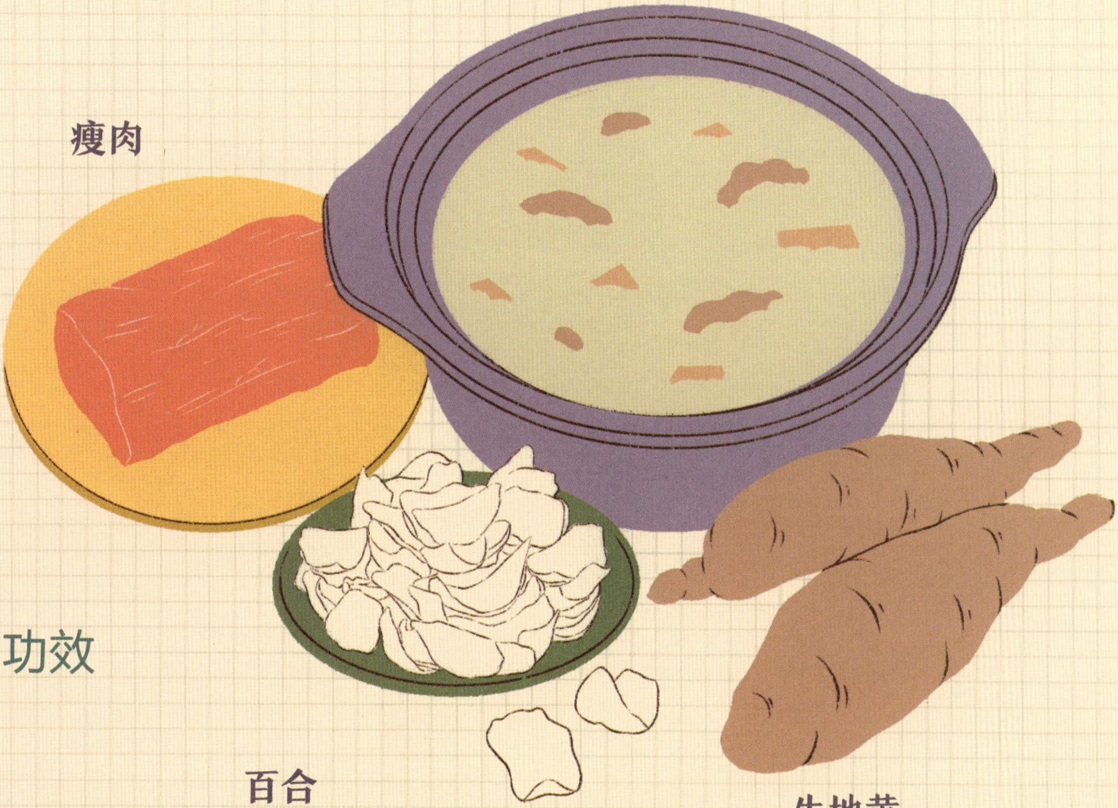


## 功效

**百合**

味甘，性寒，归心、肺经，具养阴润肺、清心安神之效

**生地黄**

味甘，性寒，归心、肝、肾经，具清热凉血、养阴生津之效

二者合用润肺清心，凉血清热，适合心肺阴虚之失眠，症见热病后余热未清，虚烦惊悸，精神恍惚，失眠多梦，饮食行为失调，常觉口苦，小便短赤，舌红少苔，脉细数等。

# 小麦粳米大枣粥
# 健脾益气安神

注意事项：枣性黏腻，易助湿生热，故湿盛、食积、痰热者不宜多服。

## 做法

将小麦、粳米淘净，加入适量清水，与大枣同煮成粥。

## 功效

### 粳米

味甘，性平，归脾、肺经，具补气生津、健脾止泻之效

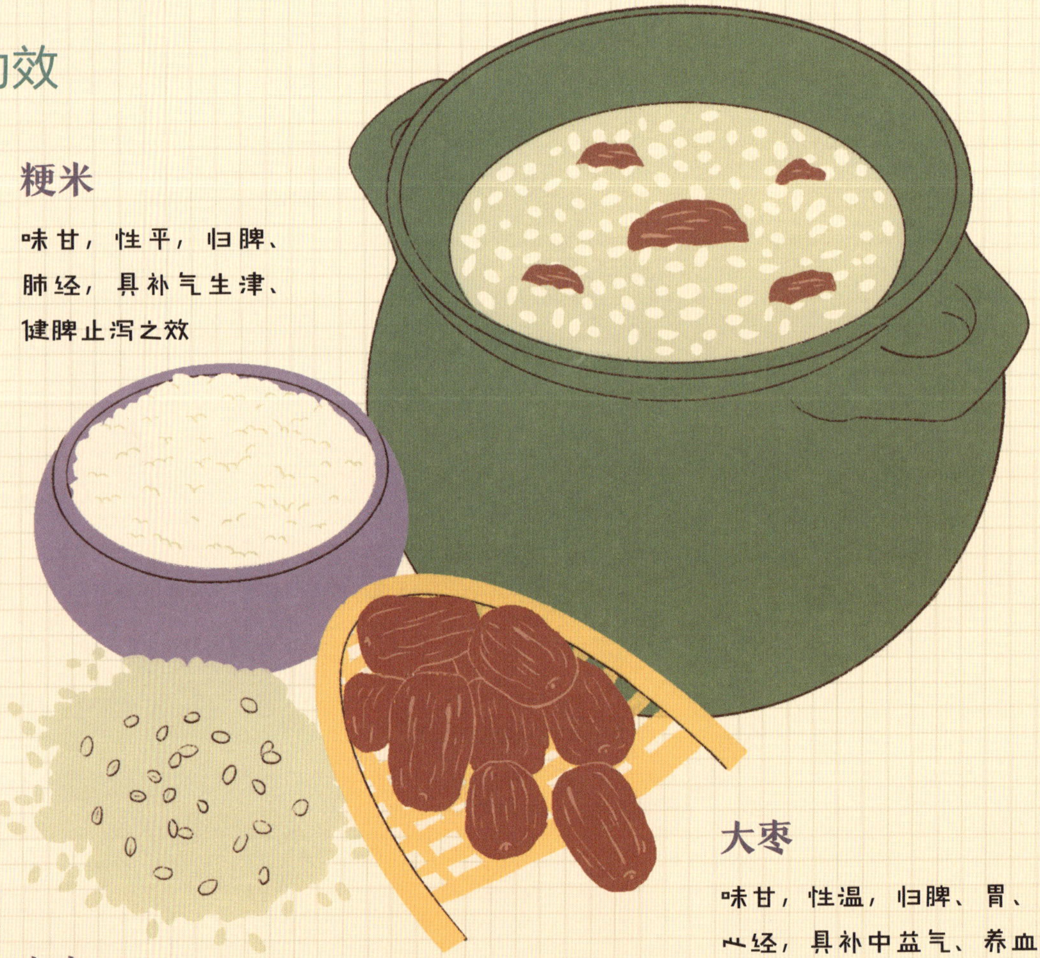

### 大枣

味甘，性温，归脾、胃、心经，具补中益气、养血安神之效

### 小麦

味甘，性微寒，归心经，具养心除烦之效

三者合用可健脾益气、养血安神，适用于心脾两虚之失眠，症见心悸怔忡，失眠多梦，眩晕健忘，面色萎黄，食欲不振，腹胀便溏，神倦乏力，妇女月经量少色淡，舌质淡嫩，脉细弱等。

生活中可以帮助我们调节睡眠的食物有很多，如：

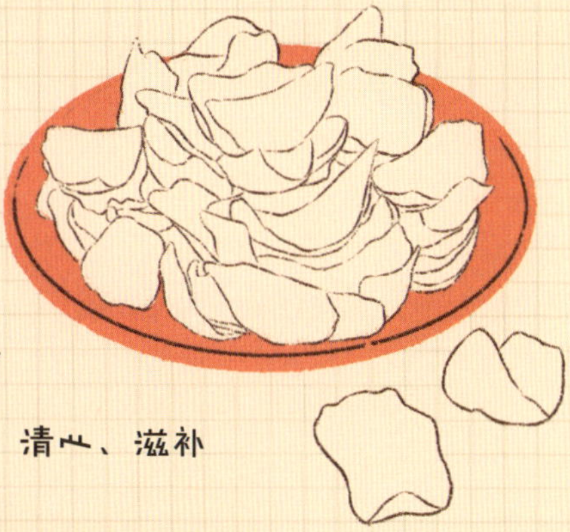

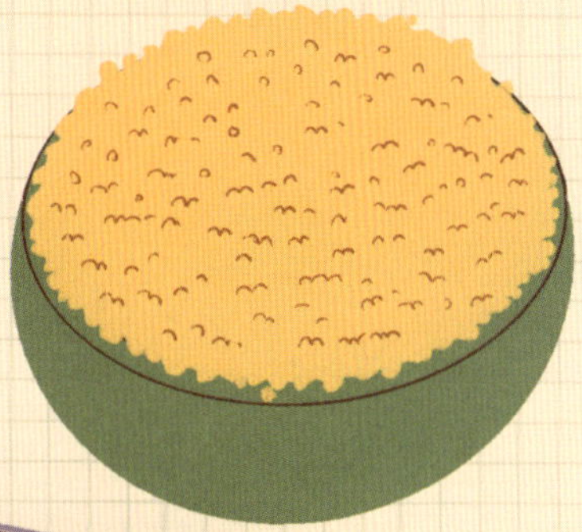

## 小米

助眠的色氨酸含量极高，可健脾和胃、安眠

## 百合

润肺、清心、滋补

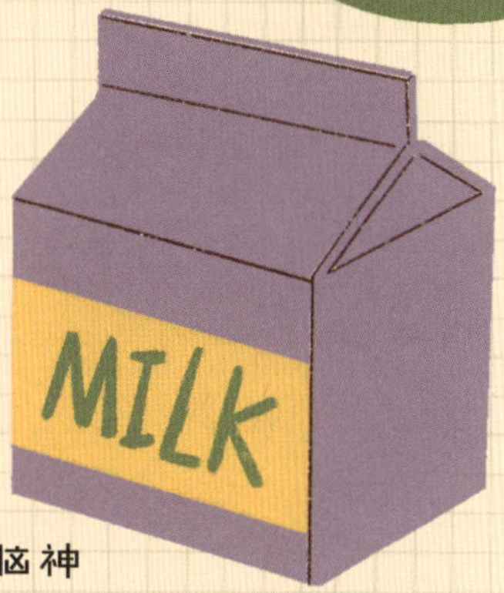


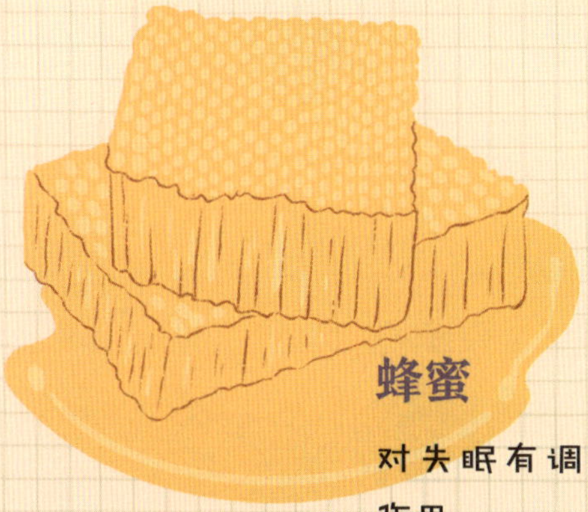

## 牛奶

有抑制大脑神经兴奋的作用

## 蜂蜜

对失眠有调节作用

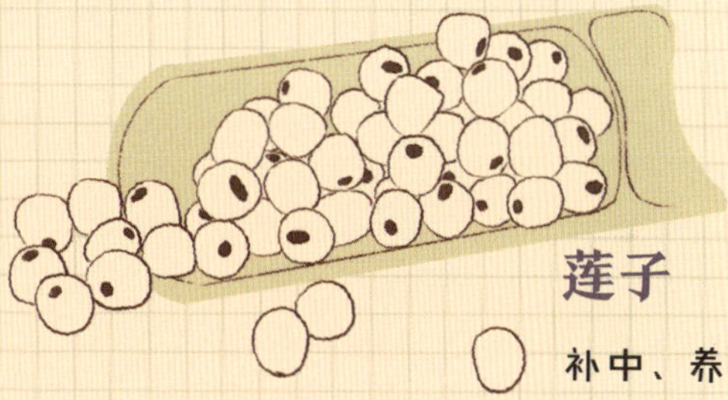

## 莲子

补中、养心安神、止泻，可用于夜寐多梦者

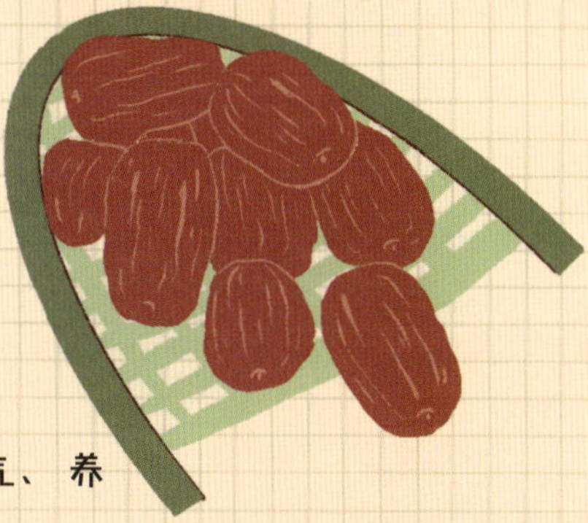

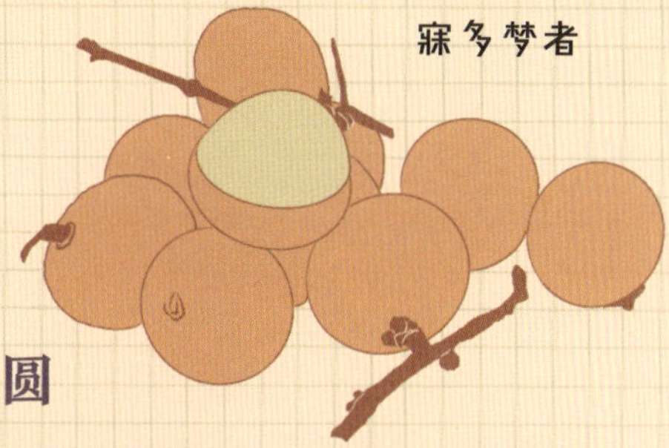

## 大枣

补中益气、养血安神

## 桂圆

益心脾、补气血，可用于心脾虚损、气血不足所致的失眠、健忘、惊悸、眩晕等

## 小麦

养心安神、厚肠益脾、利尿和血、除烦止渴

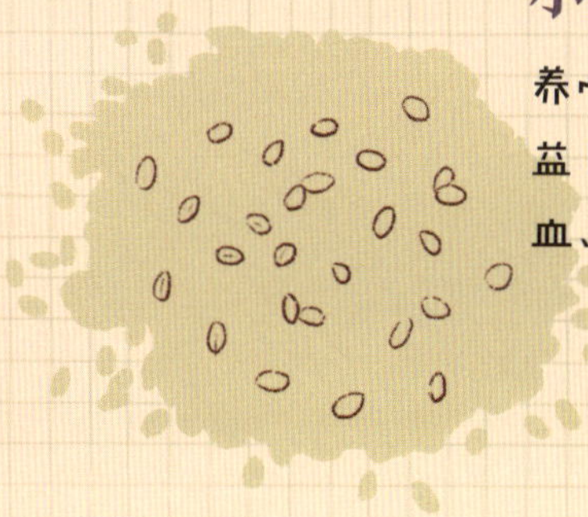

此外，深绿色蔬菜、香菇、栗子、南瓜、苦瓜、杏仁、柑橘类水果等亦有镇定助眠的效果。

除此之外，调理失眠也有一定的忌口，主要是要关注以下几个方面：

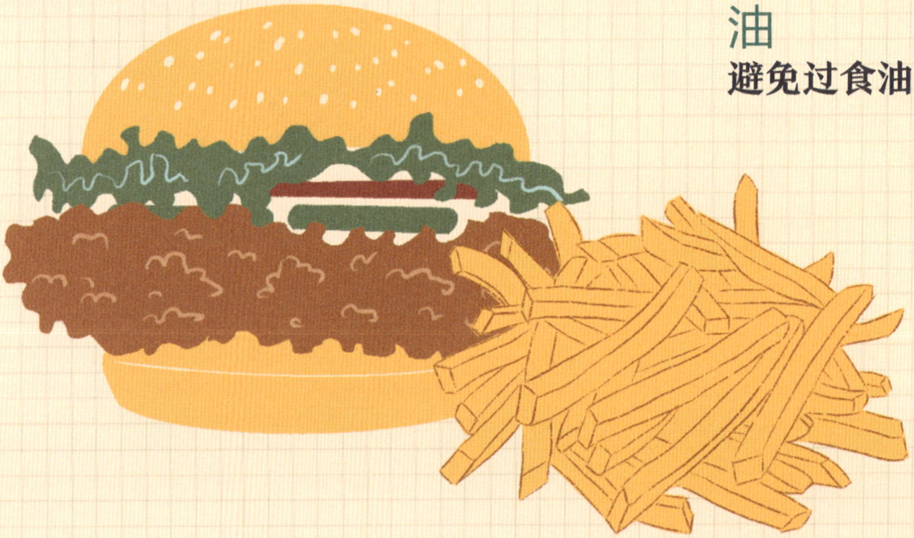

## 油

**避免过食油腻**

## 辣

**避免辛辣刺激**

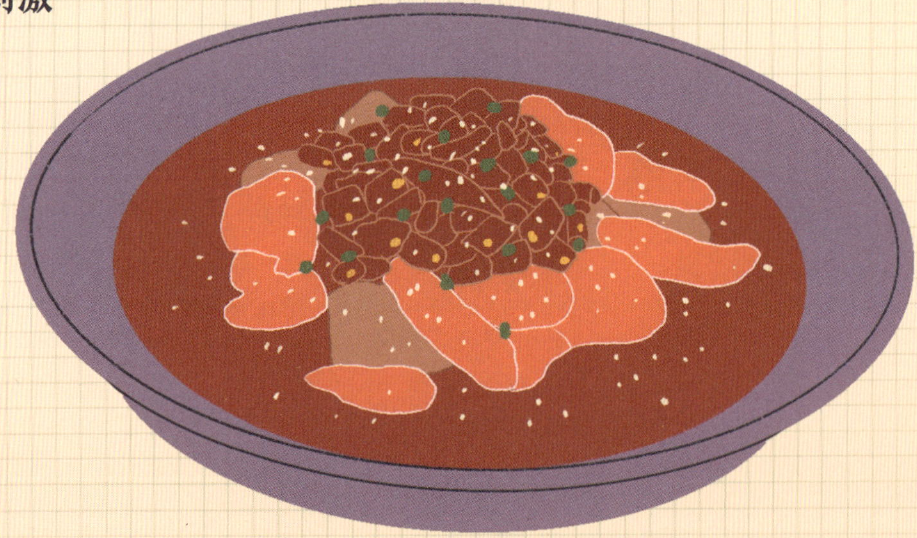

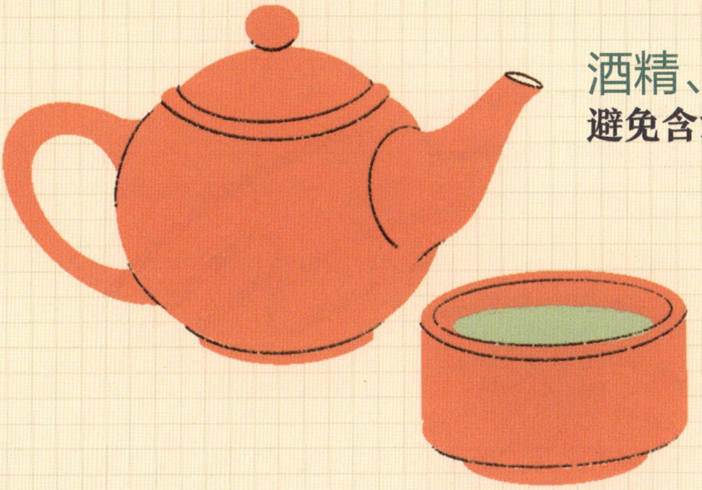

## 酒精、咖啡因

**避免含酒精或咖啡因的饮料**

## 主食

**睡前不要吃太多饱腹感强的食物，如红薯、豆类、玉米等**

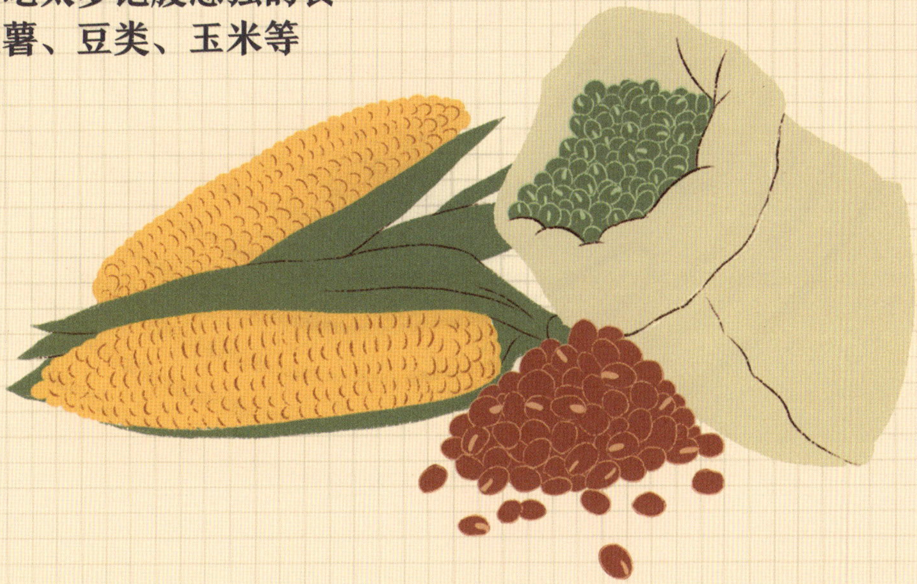

食疗虽然见效缓慢，但不会导致耐药性，用食物的特性调节人体的脏腑功能，可长期服用。

# 睡前一支香，安睡一整晚

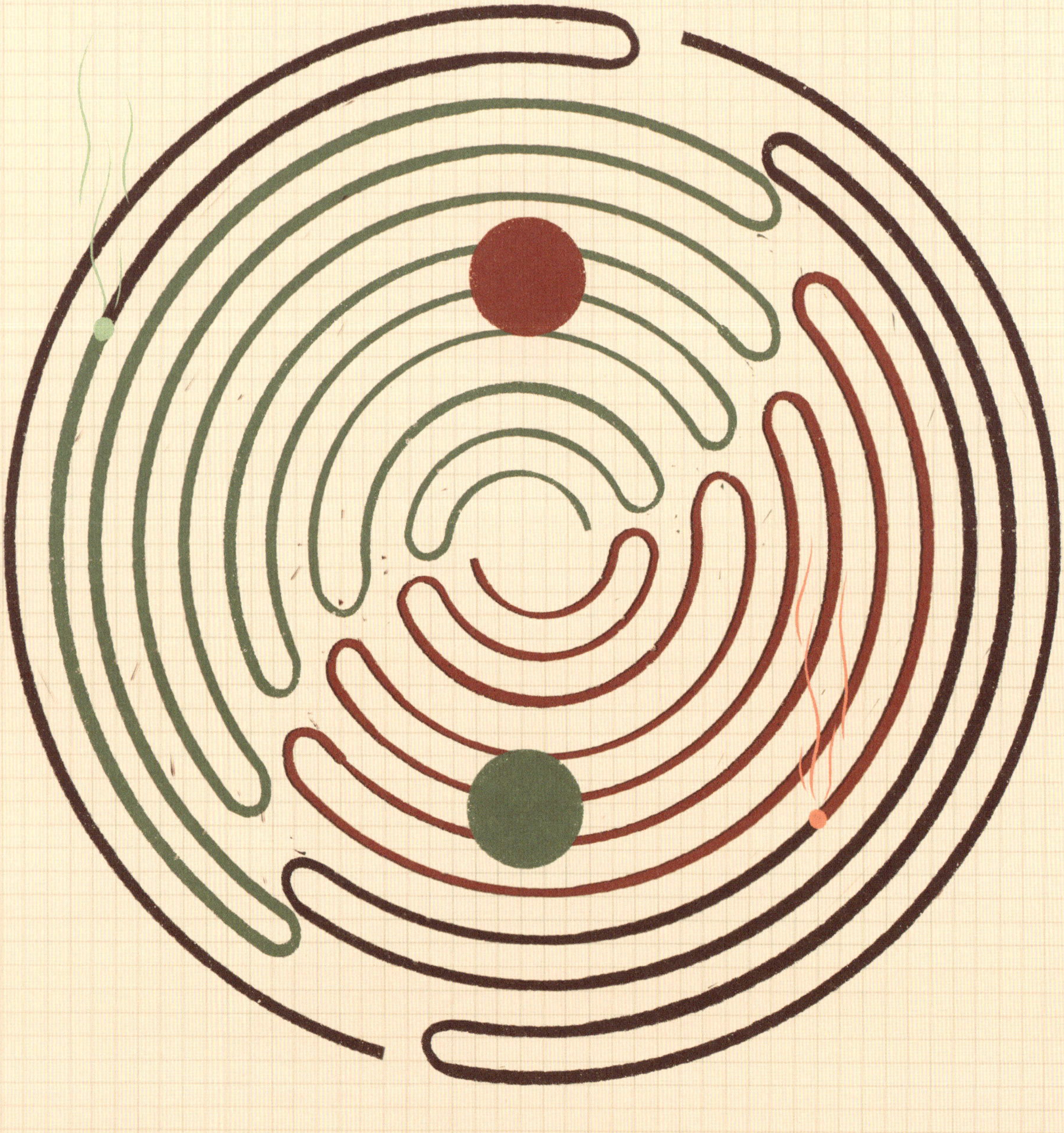

中医香疗是优秀的文化资源。古人很早就认识到芳香药物在防病治病、养生保健等方面的作用，中国传统医学实践中也对芳香疗法有较深入的探索和应用，并形成了一种文化传统。这种文化传统将自然科学和人文艺术融合，以丰富和美化人们的生活，达到祛秽致洁、安和身心、调和情志、防病治病的功效。

芳香疗法广义上是指应用芳香药物，通过嗅觉器官嗅闻或皮肤吸收而起到预防和治疗疾病作用的方法，属于外治法。芳香药物的外用方法常见的有：嗅鼻法、燃香法、香佩法、香身法、环境香气法等。

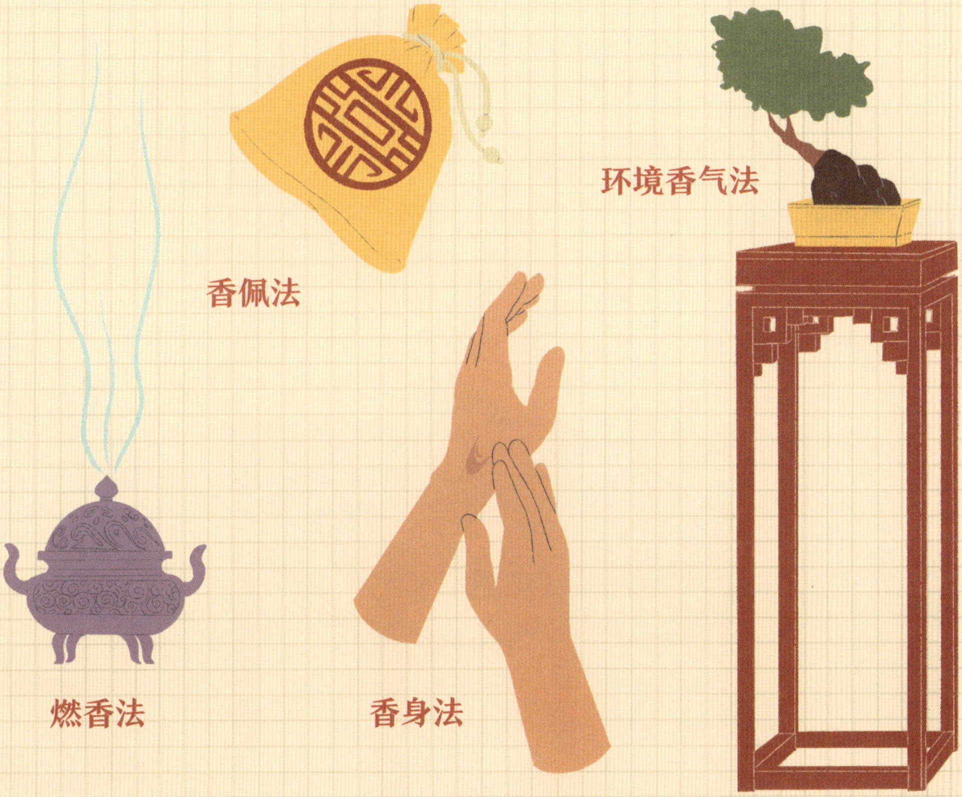


而《香乘》中记载的香料亦可入药，具有治疗疾病的作用，如：

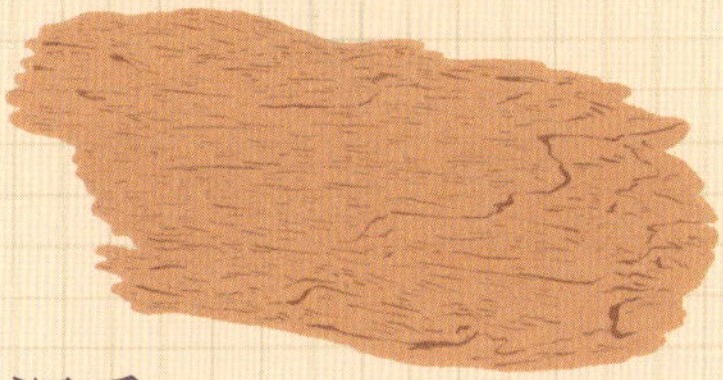

## 沉香

行气止痛、温中止呕、纳气平喘

## 安息香

开窍醒神、行气活血、止痛

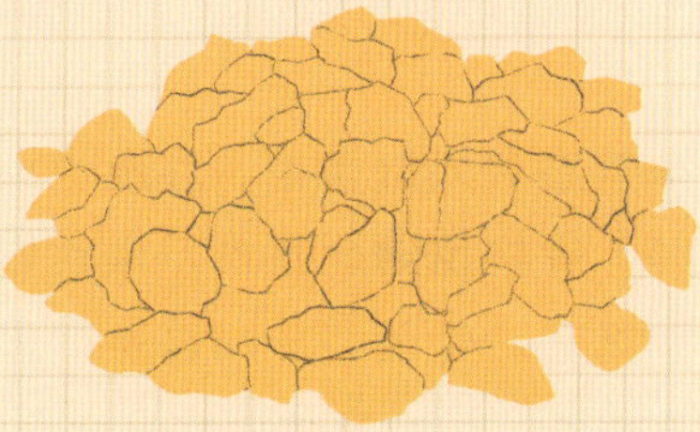

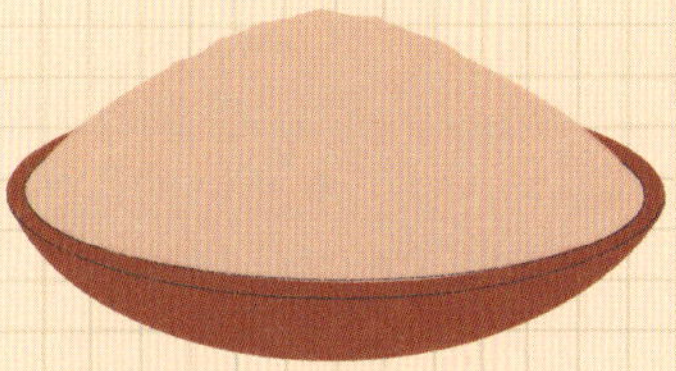

## 龙脑香

可治疗闭证神昏、目赤肿痛等

《甄嬛传》中提到的“鹅梨帐中香”就是古人用来助眠的神器。相传，此香为南唐后主李煜夫人周娥皇所制，代表了夫妻二人的绵长情谊。它最早在冯贽的《南部烟花记·帐中香》里被提及：“江南李主帐中香法，以鹅梨蒸沉香用之。”鹅梨是一种香味强烈的梨，把10只鹅梨研成梨汁，与1两沉香末混合在一起，然后把这混合原料放在银容器里，再将容器放入甑内，坐在水锅上，在火上反复蒸，直蒸到梨汁收干为止。

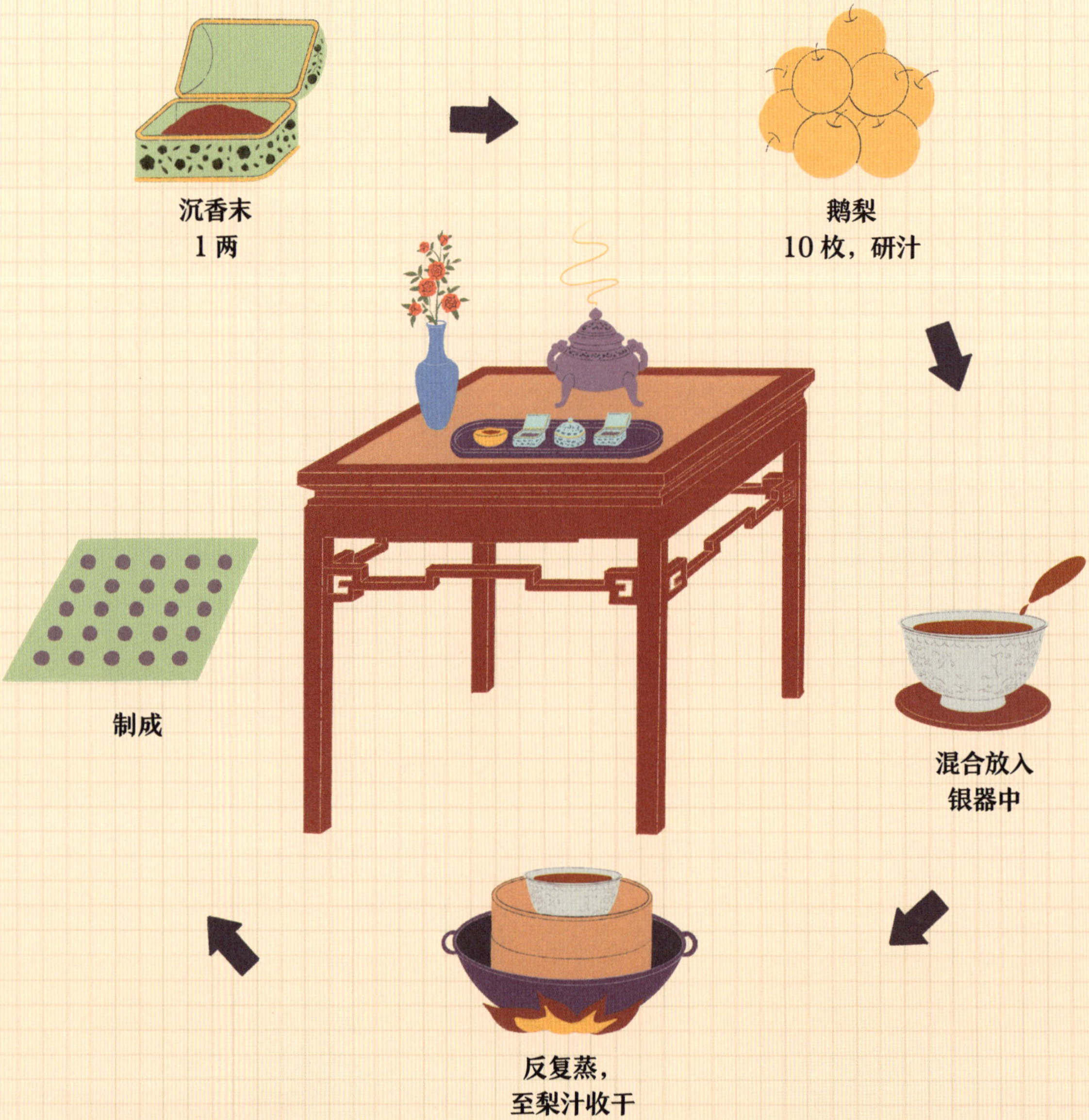

沉香末
1两
鹅梨
10枚，研汁
混合放入
银器中
反复蒸，
至梨汁收干
制成


鹅梨帐中香，让梨汁清而甜的芳香融入沉香中。在燃香的过程中，香气通过口鼻进入人体，能够起到宁静镇定心神、安抚情绪的作用，以达到提高睡眠质量的目的。睡前点燃小小一根线香，气味淡雅悠长，带着梨汁的自然甜香，一呼一吸之间，调息养气，闻之可舒缓心情，香气久久萦绕，更可安神助眠、减轻压力。

除了鹅梨帐中香，还有很多药香具有安神助眠的作用。安神香一般为具有安神功效的香料的统称，如檀香、沉香、丁香等，或指由多种香料混合制成的有安神功效的香。

## 沉香

温而不燥，行而不泄，疏经络化郁结，温养脏腑，理气、顺气，可以静心宁神，舒缓紧张的神经，使人放松身心

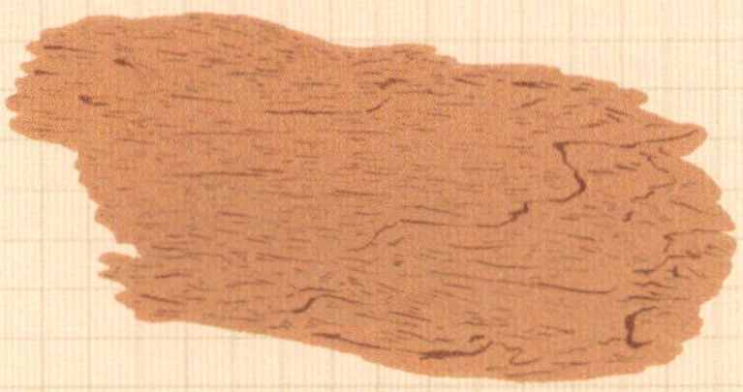

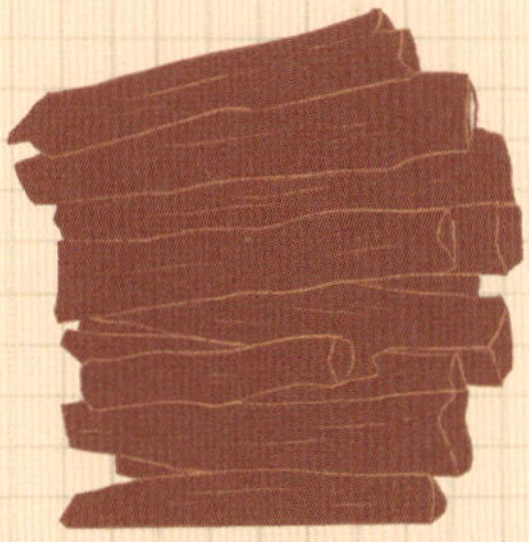

## 檀香

有行气解郁、养心安神的作用

在睡前1～2小时点燃，檀香和沉香的气味有利于平稳情绪、调节精神，帮助入眠。

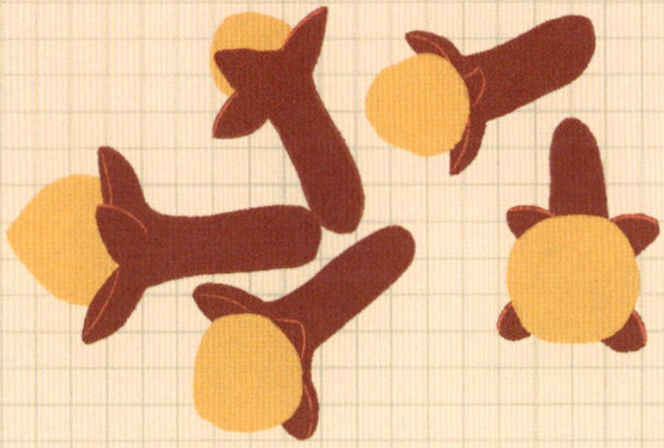

## 丁香

含有植物精油，挥发后可以清新空气

## 白芷

清心除烦

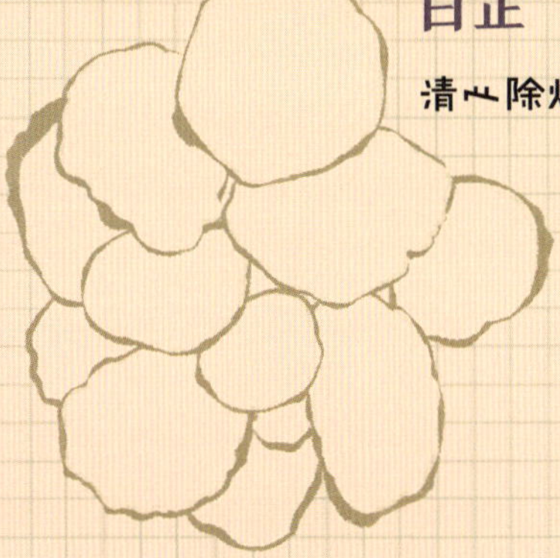

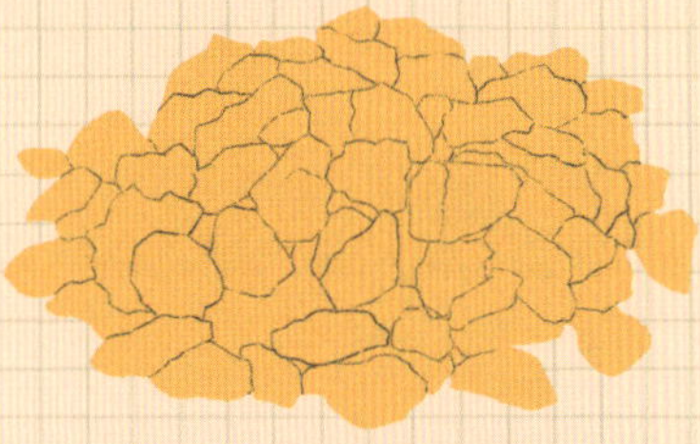

## 安息香

开窍避秽

以上皆有利于平稳情绪，也能起到一定改善睡眠的作用。

# 刮刮痧，睡好觉

刮痧疗法的“痧”字从“沙”演变而来。最早“沙”是指一种病证。

刮痧使体内的痧毒（即体内的病理产物）得以外排，从而达到治愈痧证的目的。

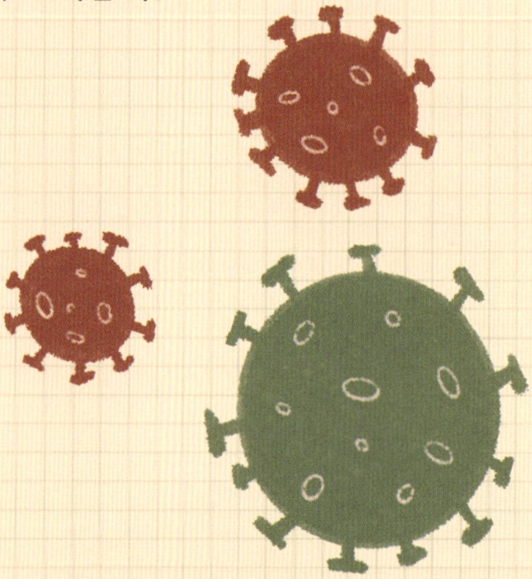

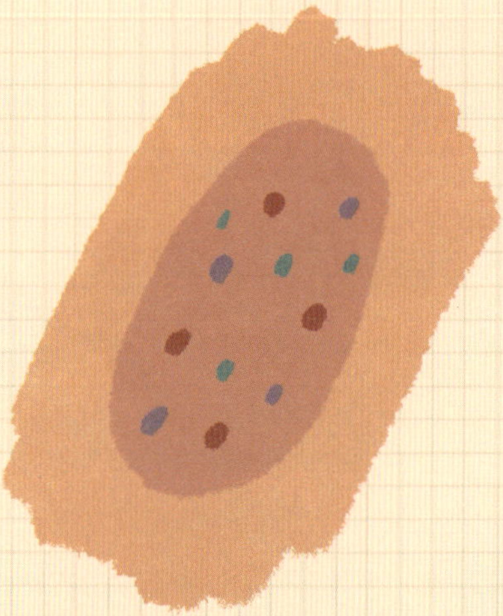

因很多病证患者刮拭过的皮肤表面会出现红色、紫红色或暗青色的类似“沙”样的斑点，人们逐渐将这种疗法称为“刮痧疗法”。

刮痧疗法疗效确切，立竿见影，又能就地取材，操作简单，易学易会，千百年来受到人们的重视，并在民间广泛流传。

“虚者补之，实者泻之”，这是中医治疗的基本法则之一。刮痧治疗失眠，也要遵循一定的补泻规律。

**手法**

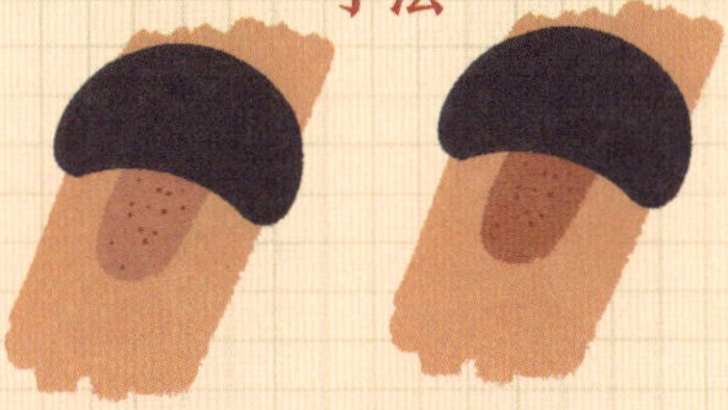

轻者为补，重者为泻

**速度**

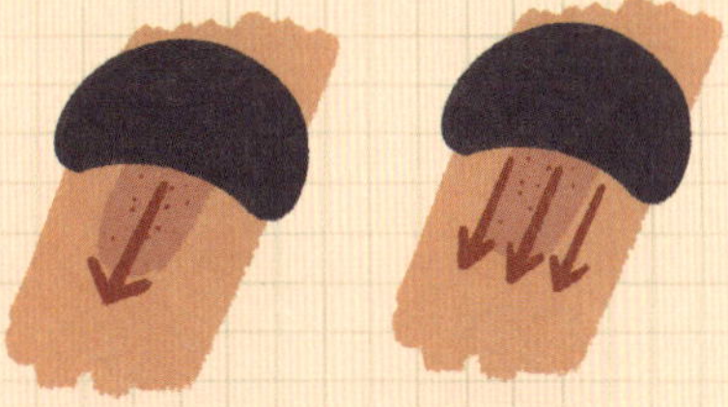

慢者为补，快者为泻

**时间**

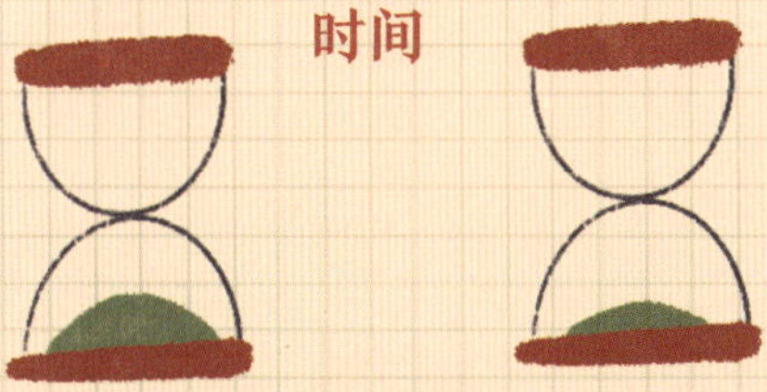

时间长者为补，时间短者为泻

**方向**

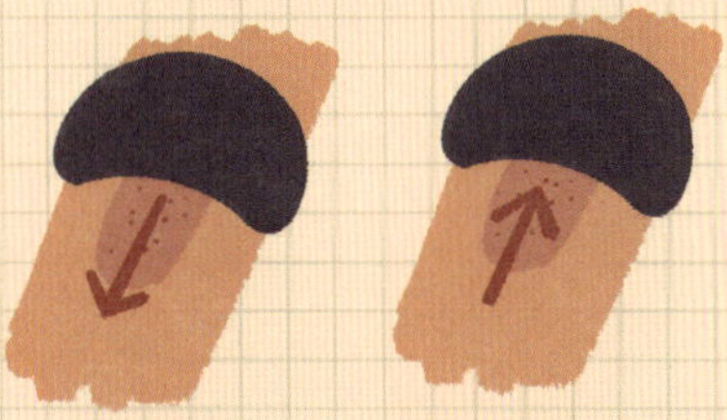

顺经刮拭者为补，逆经刮拭者为泻

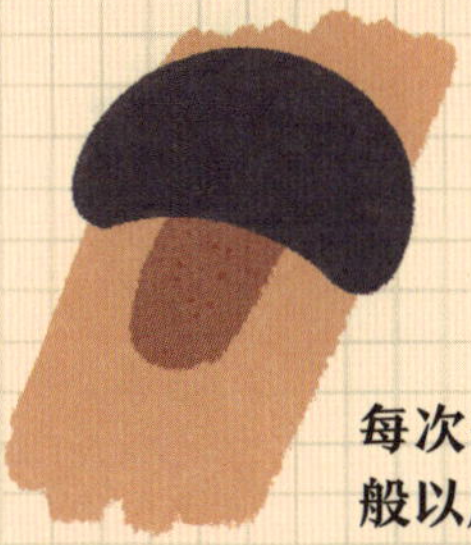

每次每处需刮 20 下左右，一般以皮肤出现潮红、紫红色等颜色变化为度，力度宜适中，不可强求出痧

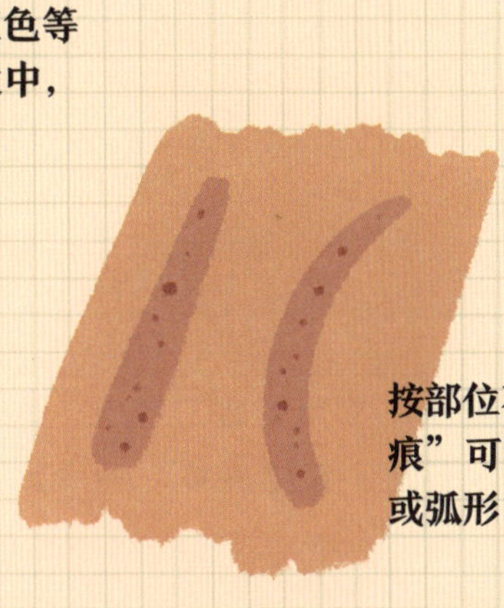

按部位不同，“痧痕”可刮成直条或弧形

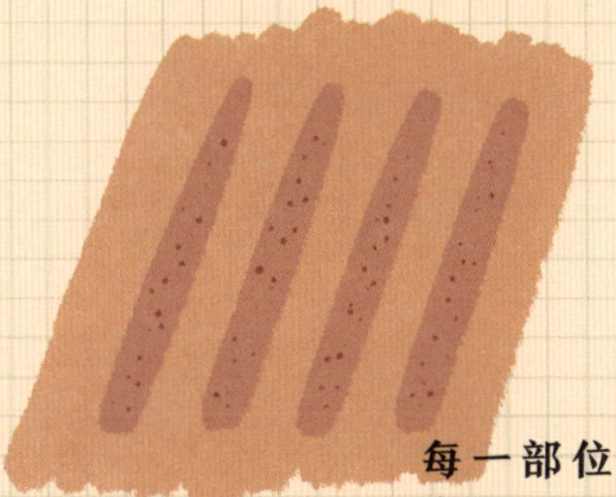

每一部位可刮出 2 ~ 4 条或 4 ~ 8 条“痧痕”

# 痰热内扰型失眠

## 取穴

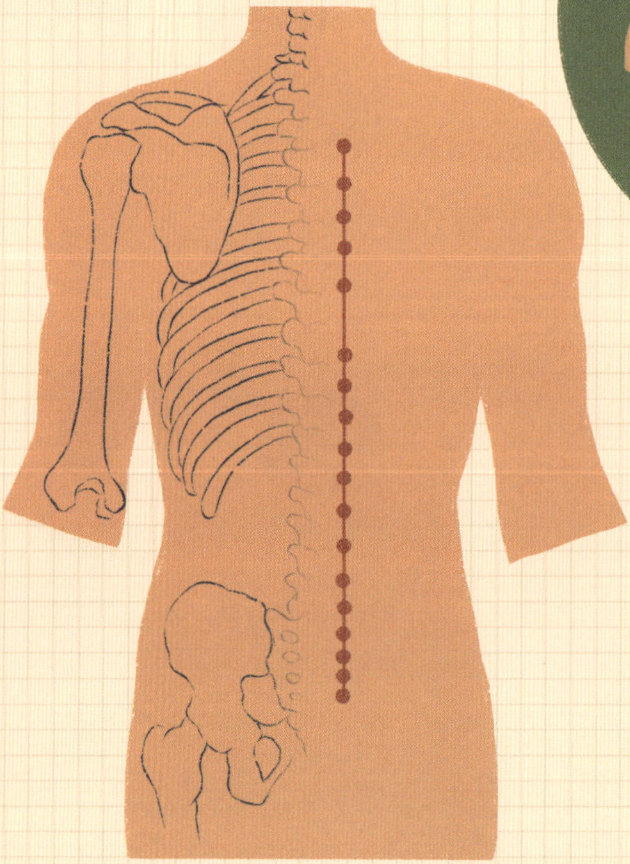


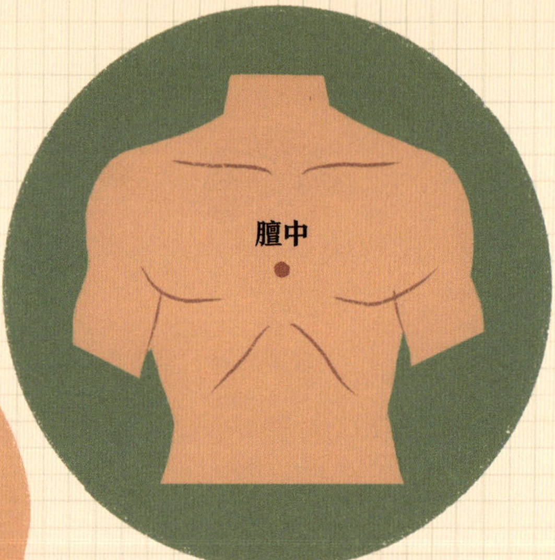


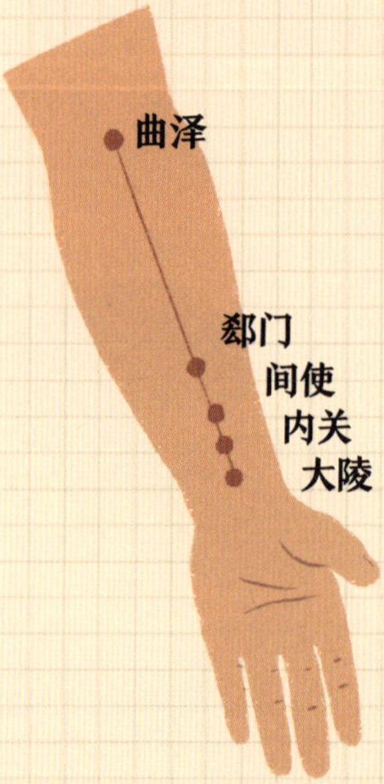


## 症状

入睡困难，多梦易醒，头重，或见头晕目眩，痰多胸闷，恶食嗳气，吞酸恶心，心烦口苦，目眩，苔腻而黄，脉滑数。

## 治则

清热化痰，解郁安神。

# 肝郁化火型失眠

## 取穴

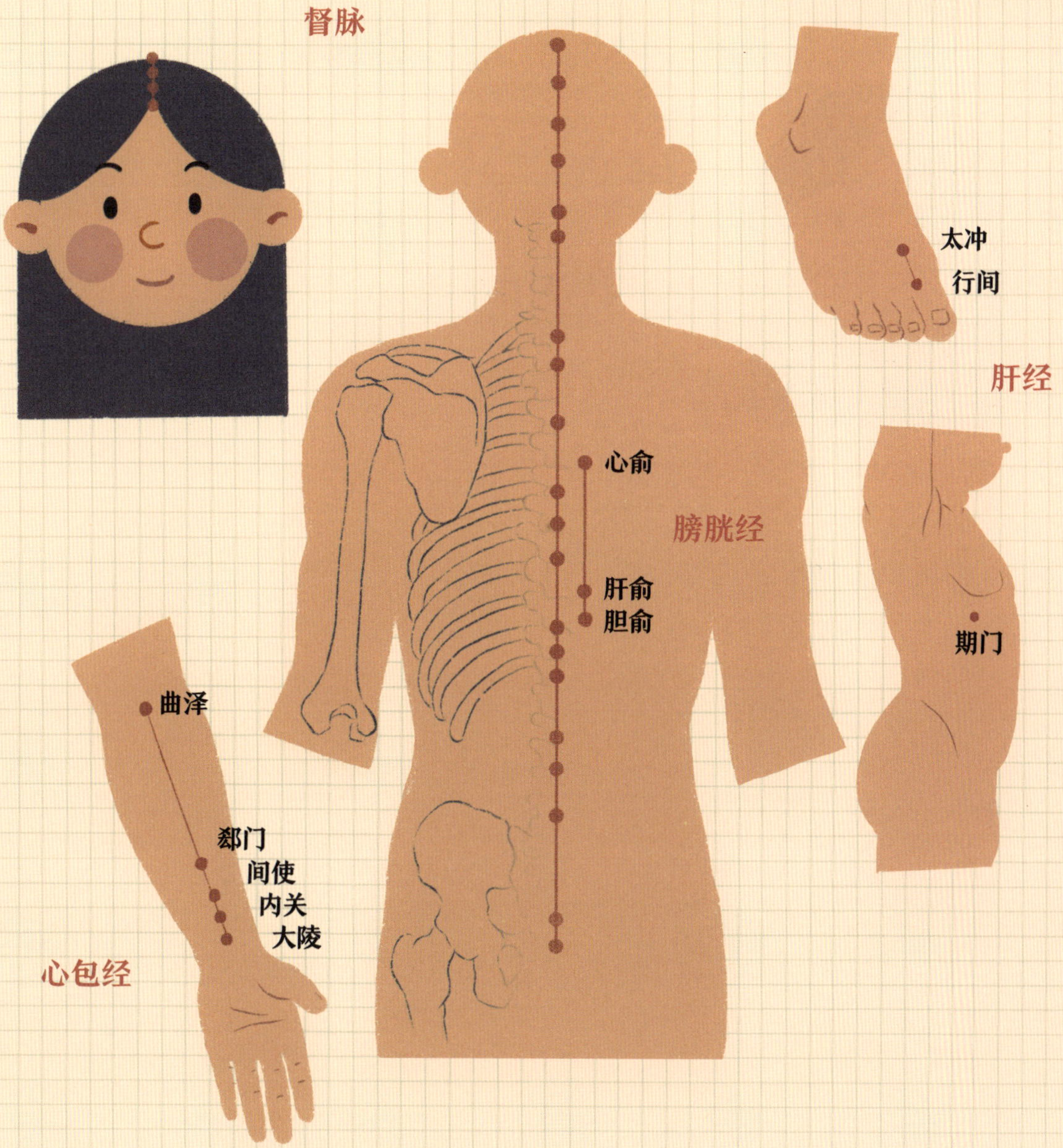


## 症状

失眠，多梦，入睡困难，眠浅易惊，烦躁易怒，目赤口苦，头痛头晕，耳鸣，不思饮食或口渴喜饮，或嘈杂吞酸，腹胀纳差，便秘溲赤，舌红苔黄，脉弦而数。

## 治则

疏肝泻火，清心安神。

# 肝郁气滞型失眠

## 取穴

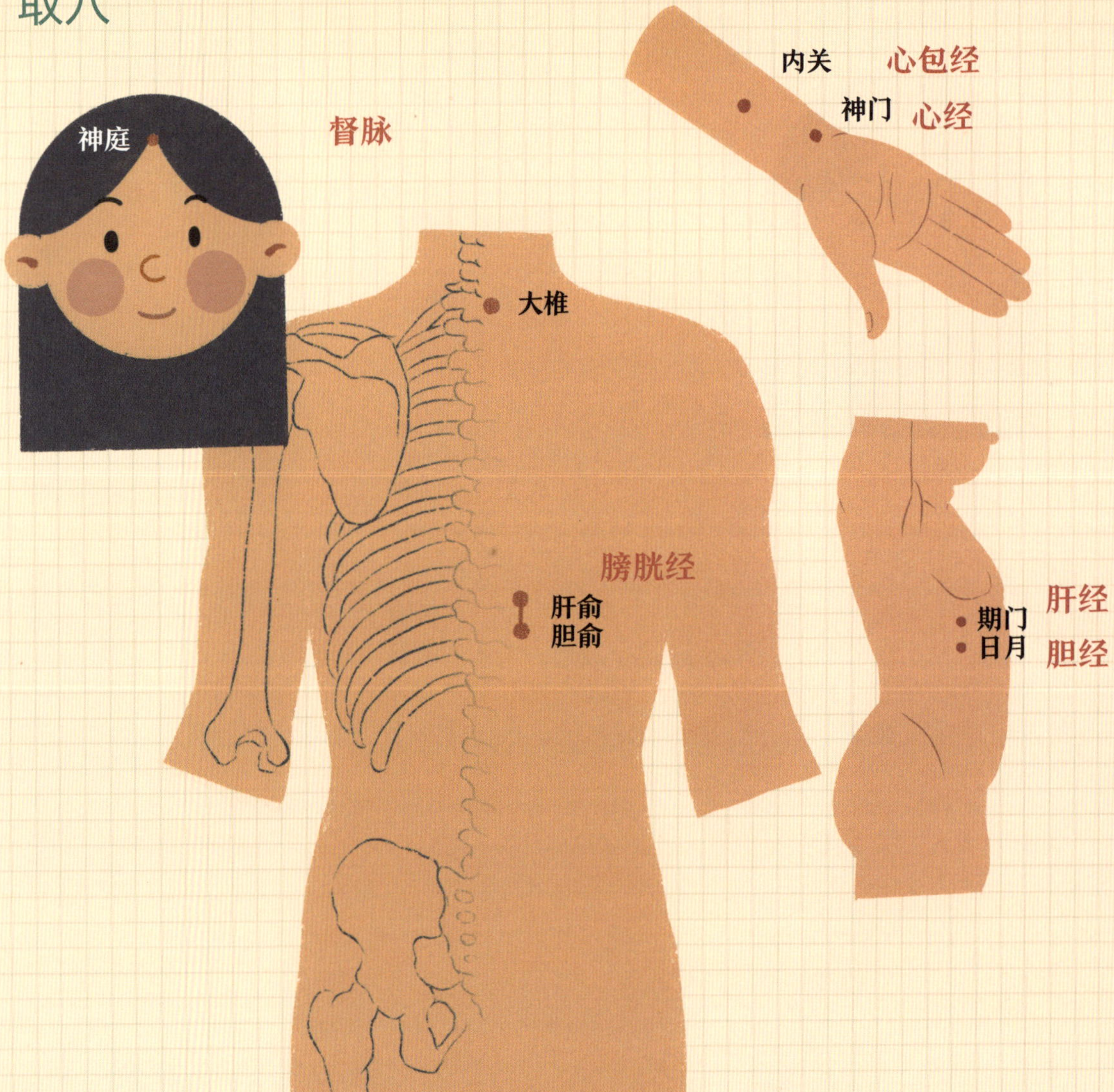


## 症状

失眠梦多，入睡困难或眠浅易惊，胸部满闷，胁肋胀痛，痛无定处，口苦嗳气，不思饮食，大便不畅，舌暗苔薄白，脉弦。

## 治则

疏肝理气，解郁安神。

# 心脾两虚型失眠

## 取穴

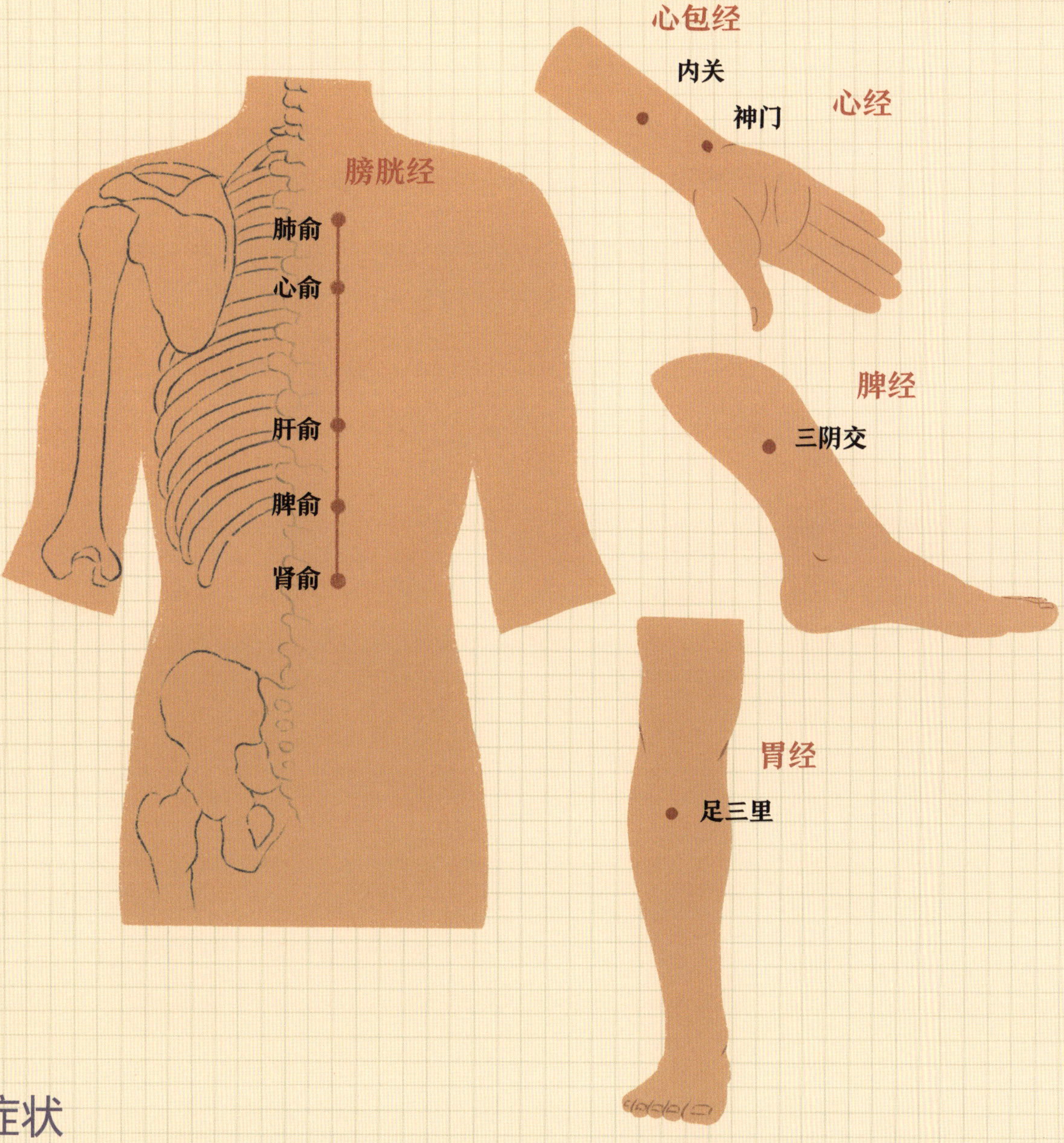


## 症状

失眠，入睡困难，或睡中梦多、眠浅易惊，且醒后再难入睡，兼见心悸健忘，多思胆怯，头晕目眩，面色少华，身体乏力，肢倦神疲，饮食无味，便溏，舌淡苔薄白，脉细弱。

## 治则

益气养血，补心安神。

# 心胆气虚型失眠

## 取穴

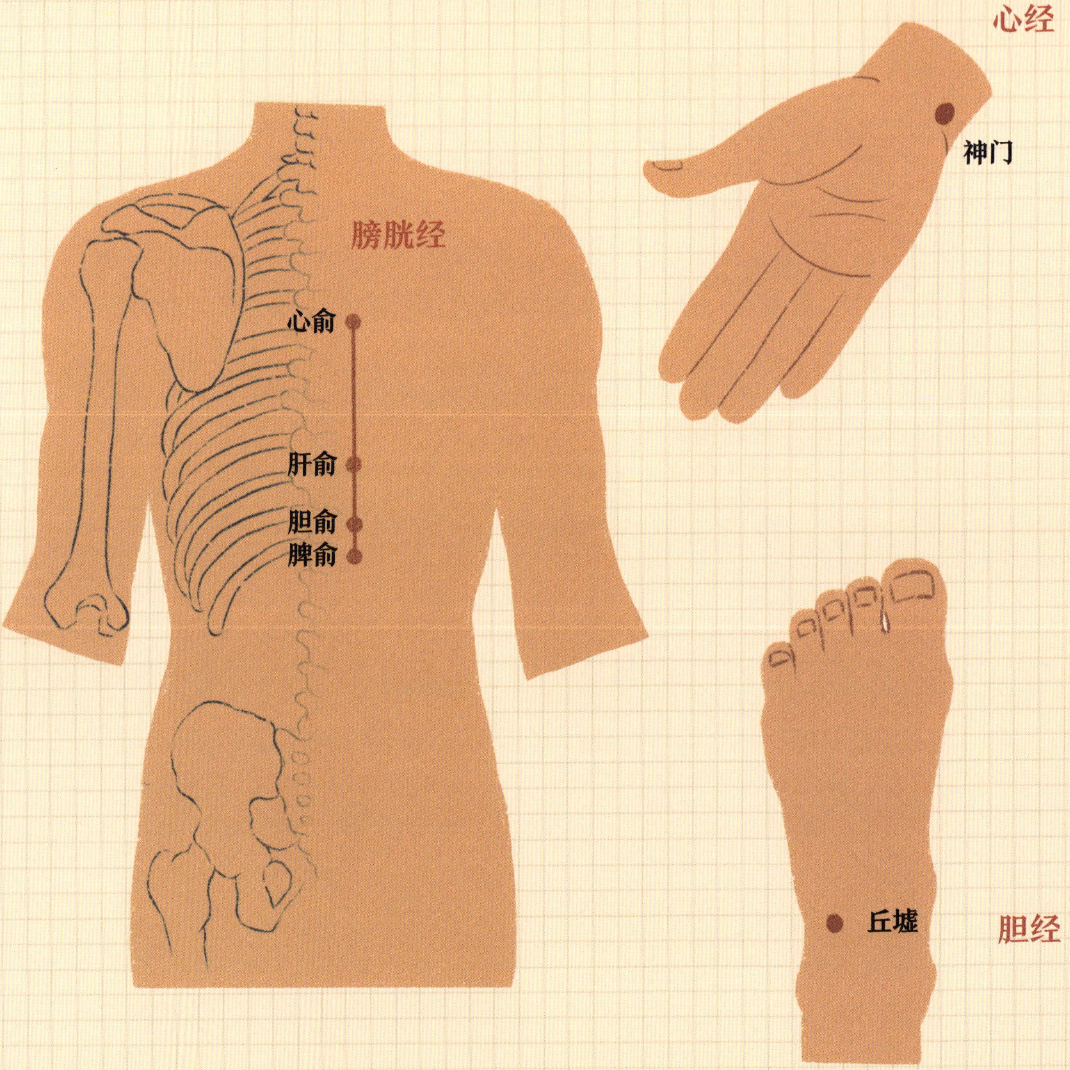


## 症状

失眠多梦，入睡困难，眠浅易惊，胆怯心悸，心神不安，气短倦怠，小便清长，舌淡，脉弦细。

## 治则

益气镇惊，安神定志。

# 肝肾阴虚型失眠

## 取穴

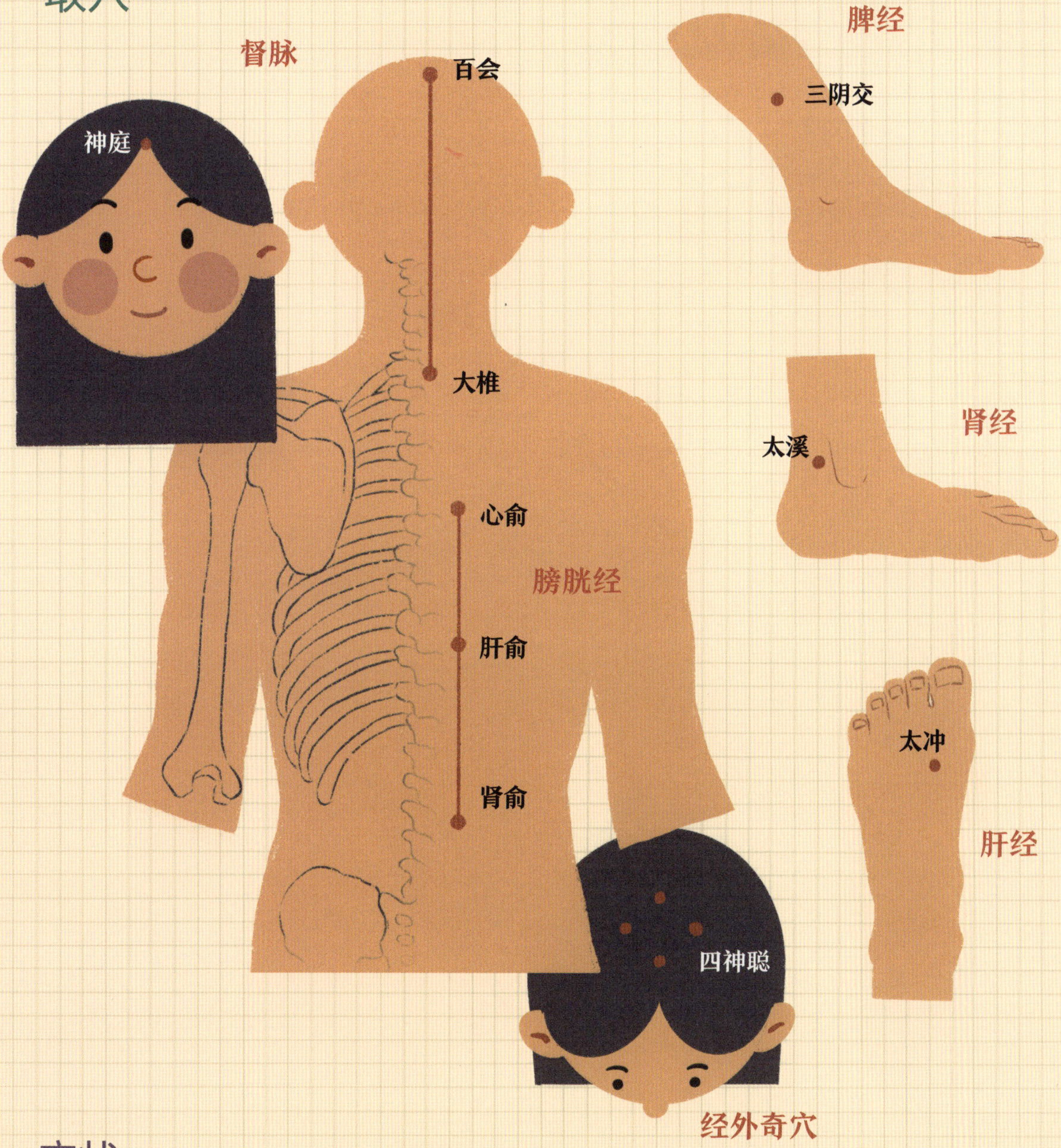


## 症状

失眠，入睡困难，眠浅梦多，甚至彻夜难眠，五心烦热，潮热盗汗，口燥咽干，耳鸣健忘，腰膝酸软，男子遗精，女子月经不调，舌红少苔，脉细数。

## 治则

滋养肝肾，安定心神。

# 写好睡眠日记，做个复盘达人

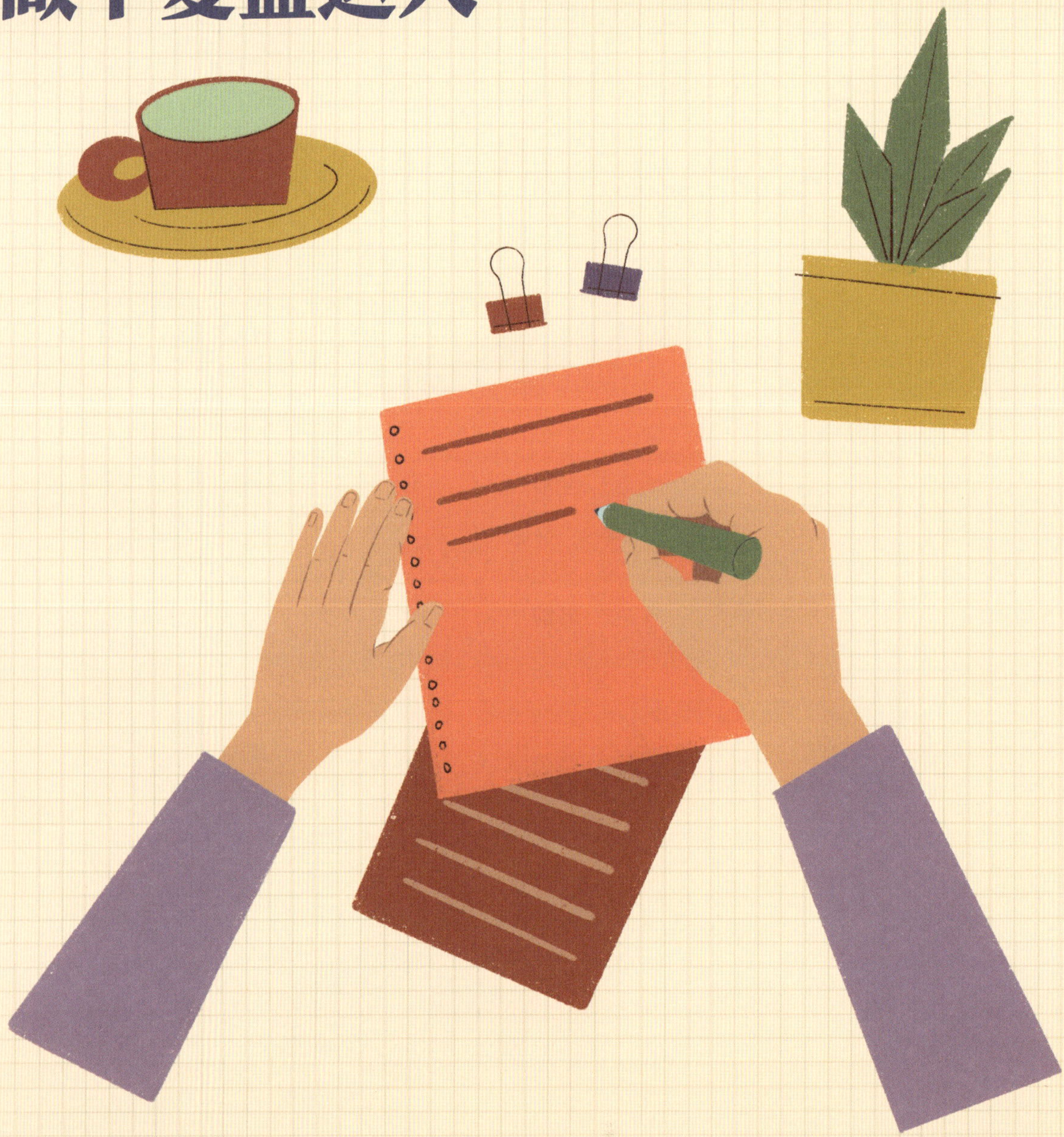

## 什么是睡眠日记

你知道睡眠日记吗？它并不是真正的日记，而是跟睡眠有关的信息的每日记录。睡眠日记是失眠研究方法之一，是用来自我评价睡眠的“好帮手”。通过睡眠日记，患者可记录下自己的睡眠行为模式及受睡眠情况影响的日间状况，临床医师分析睡眠日记，可直观掌握患者睡眠信息，对于诊断失眠障碍和评估各种治疗的效果具有重要参考价值。

# 我们为什么要复盘

曾经有记者问过亿万富翁一个问题，他的回答出乎在场所有人的意料：

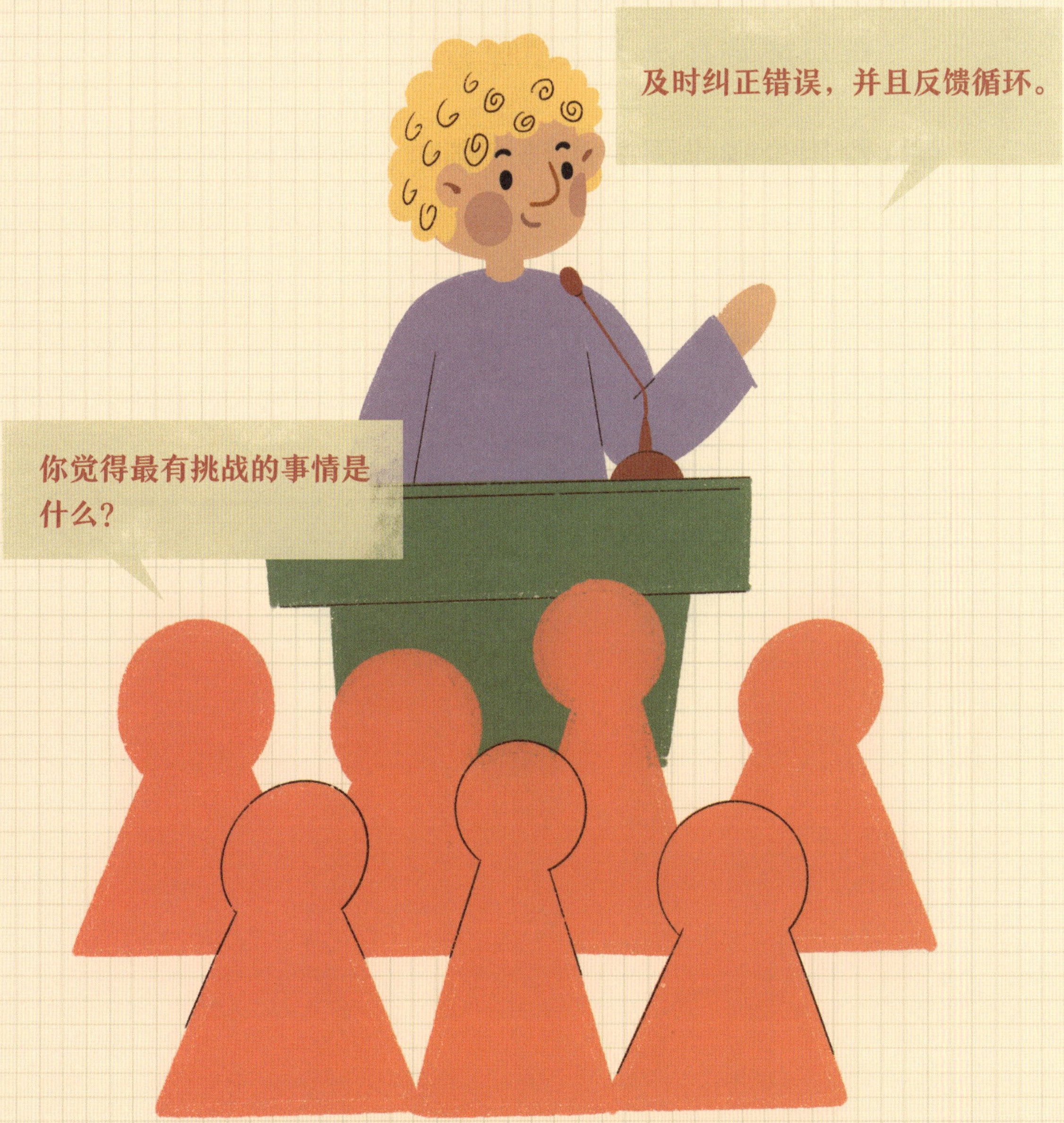
及时纠正错误，并且反馈循环。
你觉得最有挑战的事情是什么？

大家都以为他会谈起那些非常艰巨的任务或者很难实现的理想，但万万没想到，他说的却是自我纠错的能力。一个懂得复盘的人遇到任何难题，首先想到的往往是我哪里做得不够完善，我应该如何改变这种情况。

失眠从本质来说也是我们的身体遇到了难题，失眠的原因千千万，到底是失眠找上了我们，还是我们造成了失眠，通过复盘，真相也就跃然纸上了。你在白天远离咖啡和浓茶了吗？睡前远离手机了吗？按时熄灯了吗？适量运动了吗？

# 睡眠日记

**姓名：**

● 熄灯或躺在床上试图睡着　○ 开灯或起床

☕ 饮用含咖啡因的饮料（咖啡、汽水或茶）

| 日期 | 星期 | 前一天<br>晚上<br>6 | 7 | 8 | 9 | 10 | 11 | 午夜<br>12 | 1 | 2 | 3 | 4 | 5 | 今天<br>早上<br>6 | 7 | 8 | 9 | 10 |
|---|---|---|---|---|---|---|---|---|---|---|---|---|---|---|---|---|---|---|
| 1/1 | 一 | | | | | ● | | | | | | | | | | ○ | | |
| | | | | | | | | | | | | | | | | | | |
| | | | | | | | | | | | | | | | | | | |
| | | | | | | | | | | | | | | | | | | |
| | | | | | | | | | | | | | | | | | | |
| | | | | | | | | | | | | | | | | | | |
| | | | | | | | | | | | | | | | | | | |
| | | | | | | | | | | | | | | | | | | |

请于每日起床后或固定白天特定时段填写，如有需要可自行加入其他的符号

现附一份睡眠日记[1]，从今天开始记录吧，坚持每日复盘，找到失眠真正的原因。

睡着的时段（包含午睡及打盹） 半梦半醒的时段

饮酒 服用药物 运动 感觉很困

| 下午 2 3 4 5 6 | 药物（名称／量） | 睡眠品质 1-2-3-4-5 很差－很好 | 白天精神 1-2-3-4-5 很差－很好 | 备注 |
|---|---|---|---|---|
| | | 3 | 4 | |
| | | | | |
| | | | | |
| | | | | |
| | | | | |
| | | | | |
| | | | | |
| | | | | |

参考文献：［1］杨建铭．好睡眠，多甜美［M］．青岛：青岛出版社，2015.

# 03

# 男女老少的失眠困扰

# 孩子睡不着是不是因为吃多了

老话说“若要小儿安，三分饥与寒”，此话来自元代著名儿科学家曾世荣的《活幼心书》。他立场鲜明地主张让孩子保持七分饱，以及经常保持一种微寒状态。

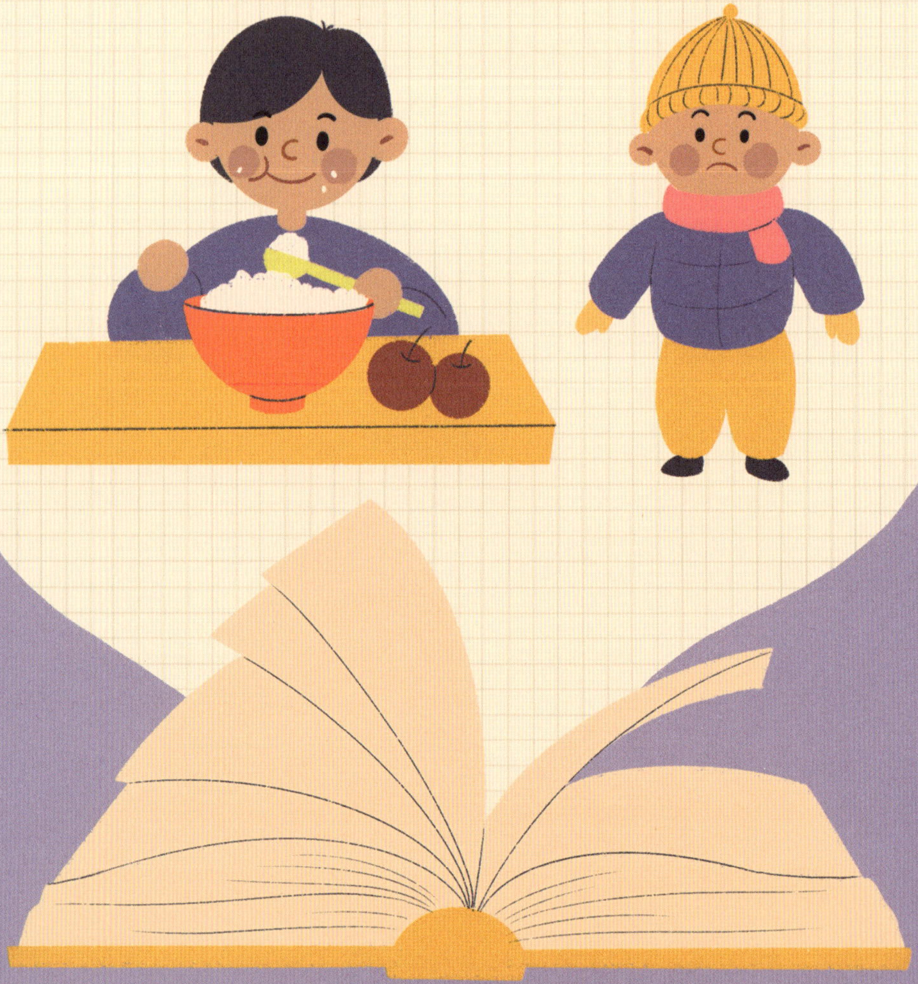

现在一个宝贝经常是一群大人围着，捧在手心怕掉了，含在嘴里怕化了。但是很多家长不明白衣食无忧的孩子为什么晚上那么爱闹腾？谈到这我们就不得不提醒一下家长了，孩子睡不着有可能是因为吃多了。

小儿食积是指由于喂养不当，孩子暴饮暴食或过多地食用生冷油腻的食物，损伤脾胃，使脾胃运化功能失职，不能正常地腐熟水谷，胃气不降，反而上逆，从而引起食物积滞。小儿食积可导致呕吐或腹泻。

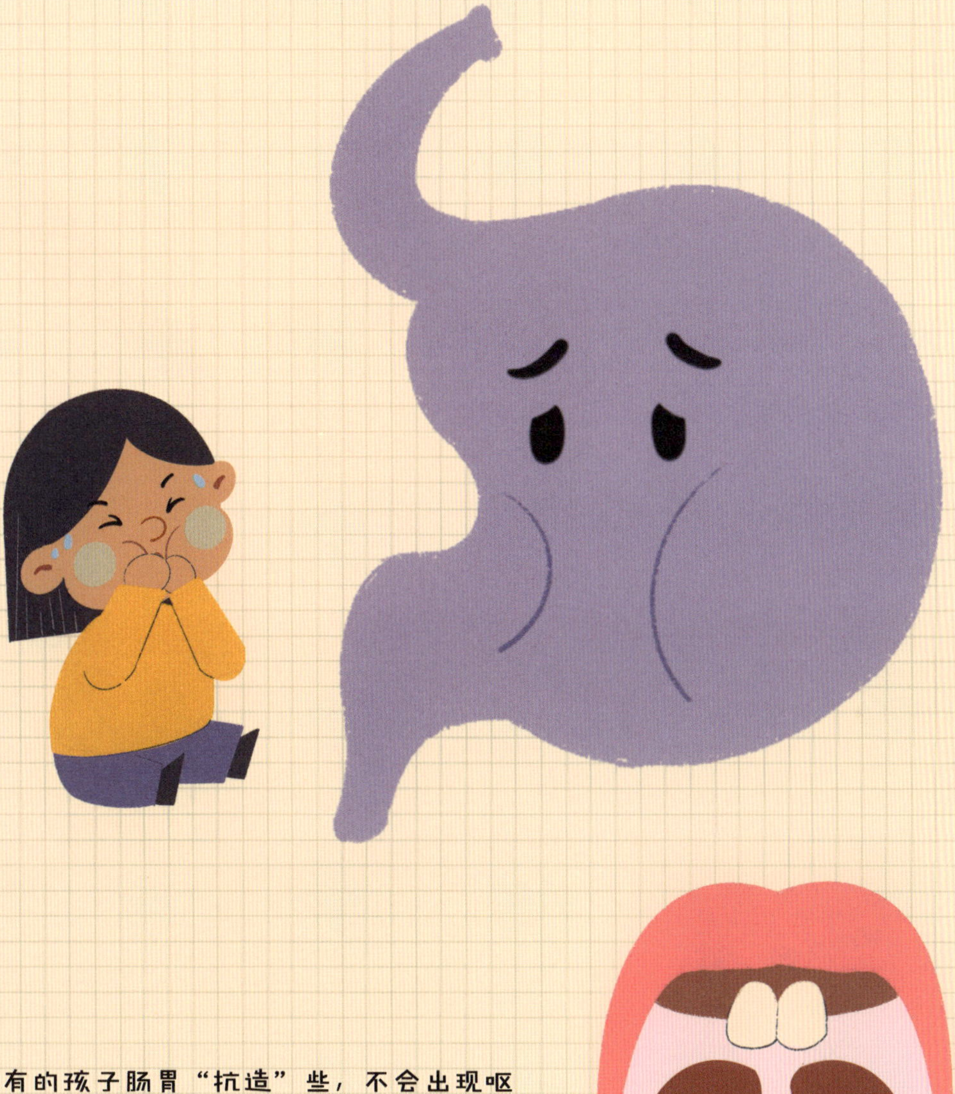

有的孩子肠胃“抗造”些，不会出现呕吐或腹泻，只会在晚上“没来由”地哭闹，这时候家长就得重点看看孩子的舌苔，如果出现了舌苔发黄、发厚、发腻的表现，有时还伴随大便干燥、口臭，那就说明孩子这段时间可能是吃多了，妨碍了脾胃运化功能。

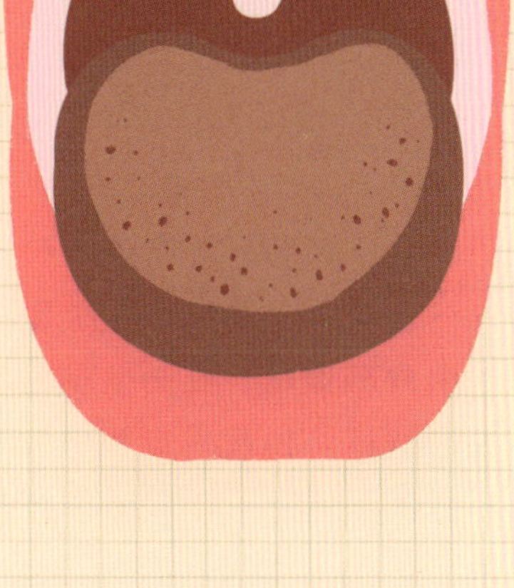

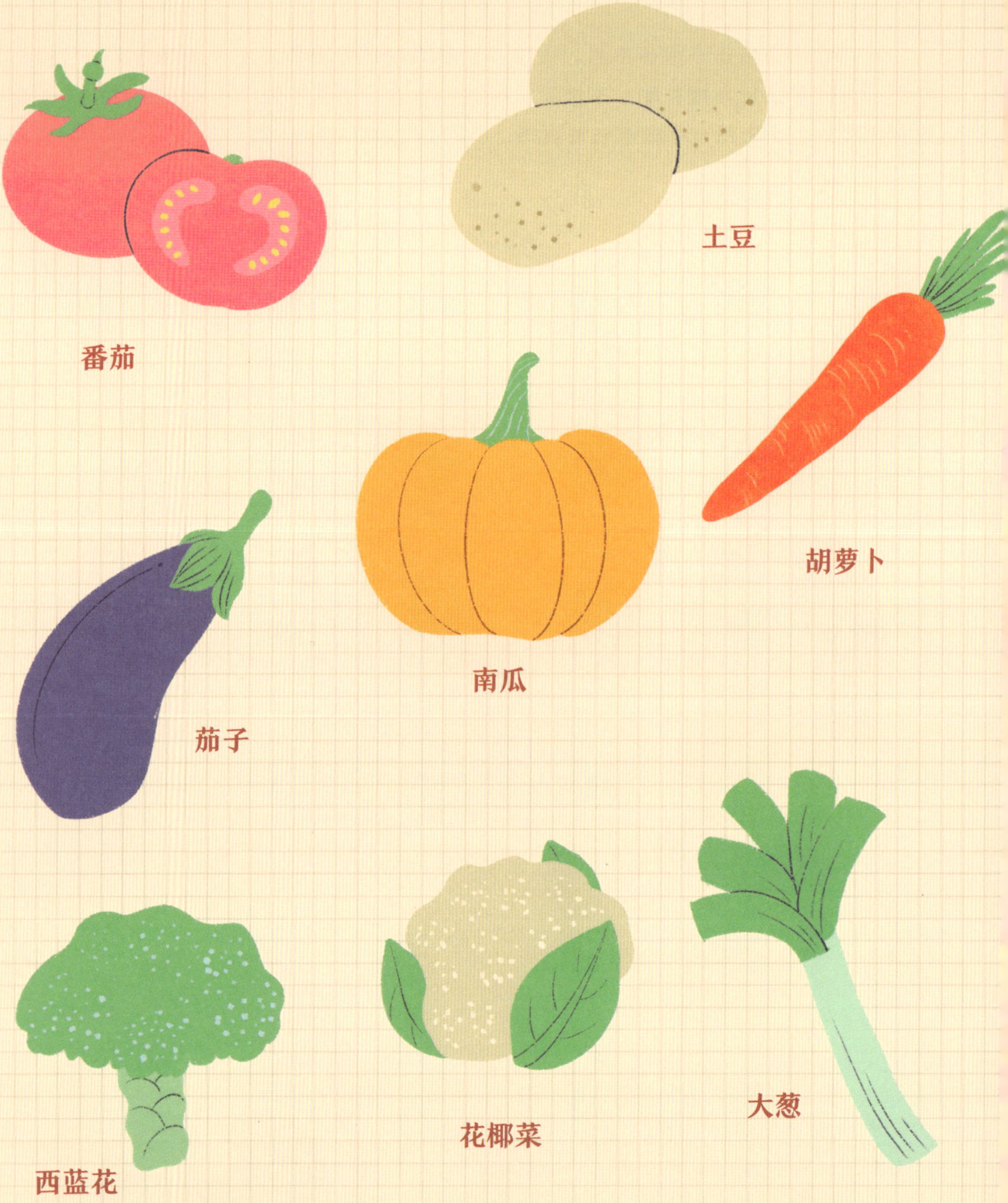


不过也不用慌，首先要控制饮食，注意饮食清淡，吃些白菜、豆腐类的温性食物，适当吃一些蔬菜水果，注意饮食规律，营养均衡，避免大鱼大肉。如果积食比较严重，可以用中成药调理，吃一些消食的药物，比如保和丸、小儿化食丸或者是大山楂丸都是不错的选择，但是一定要根据药品说明书服用，千万不要又吃多了。如有条件可以配合小儿推拿一起治疗，孩子会好得更快哦！

# 3·21 入睡，坚决不做“熬夜家”

21 世纪人们的健康意识空前提高，“拥有健康才能有一切”的新理念深入人心。人一生中约有 1/3 的时间是在睡眠中度过的，睡眠作为生命所必需的过程，是机体复原，以及整合、巩固记忆的重要环节。

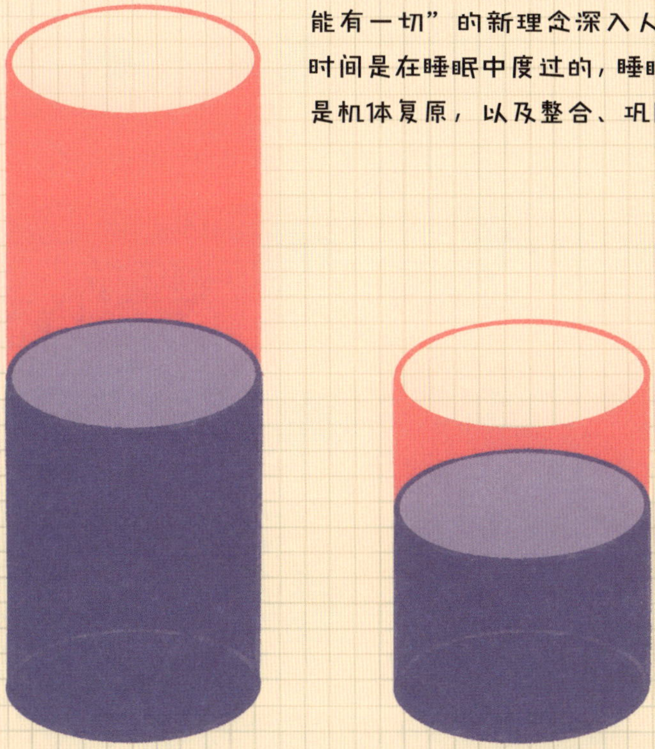

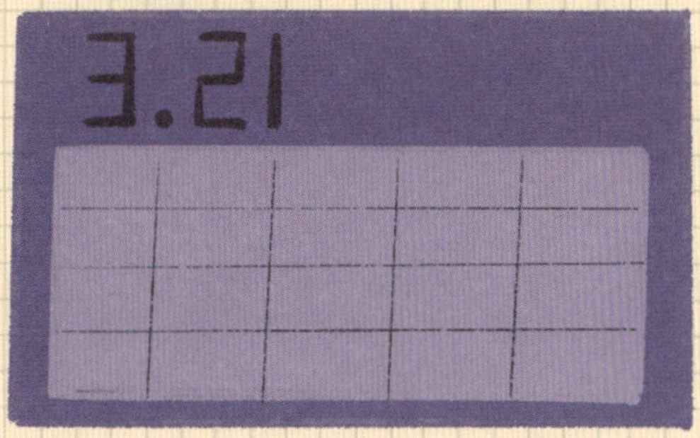


据中国睡眠研究会数据显示，2021 年有超过 3 亿人存在睡眠障碍，成年人失眠发生率更是高达 38.2%，其中，最困扰国人的睡眠问题是睡不沉和睡不着，原因包括睡眠环境不佳、睡眠行为不好和躯体疾病影响等诸多因素。为唤起全民对睡眠重要性的认识，2001 年国际精神卫生组织主办的全球睡眠和健康计划发起了一项全球性的活动——将每年的 3 月 21 日，定为“世界睡眠日”。

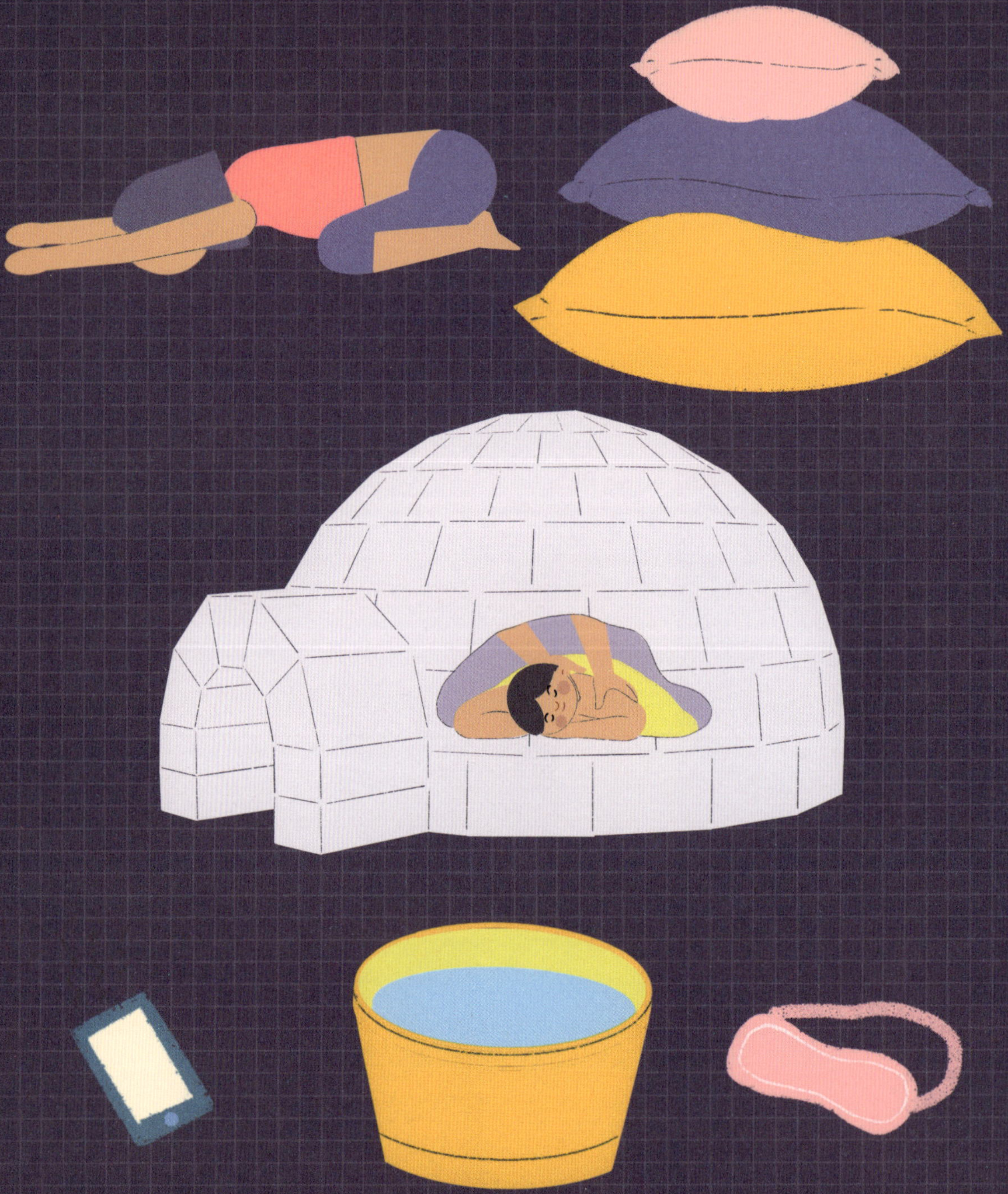

当代人的助眠方式也是多种多样的，入睡准备“画风”迥异，有人通过推拿舒缓放松，有人对床垫和枕头精挑细选，有人睡前用中药泡脚，还有人需要心理疏导……他们的做法到底有没有科学依据呢？让我们一探究竟。

# 一位摇滚乐手的秘密武器

**科普一刻：**

1. 寝具是关系到睡眠质量的重要因素，贴合人体结构的床和枕头有利于腰椎、颈椎健康，也能让我们在睡眠中更容易睡得深、睡得好。

2. 睡眠时保持卧室黑暗，有利于提升睡眠深度和延长睡眠时间。

3. 白噪音可以令大脑平复至安静状态，从而召唤睡意，让人犯困想睡觉。

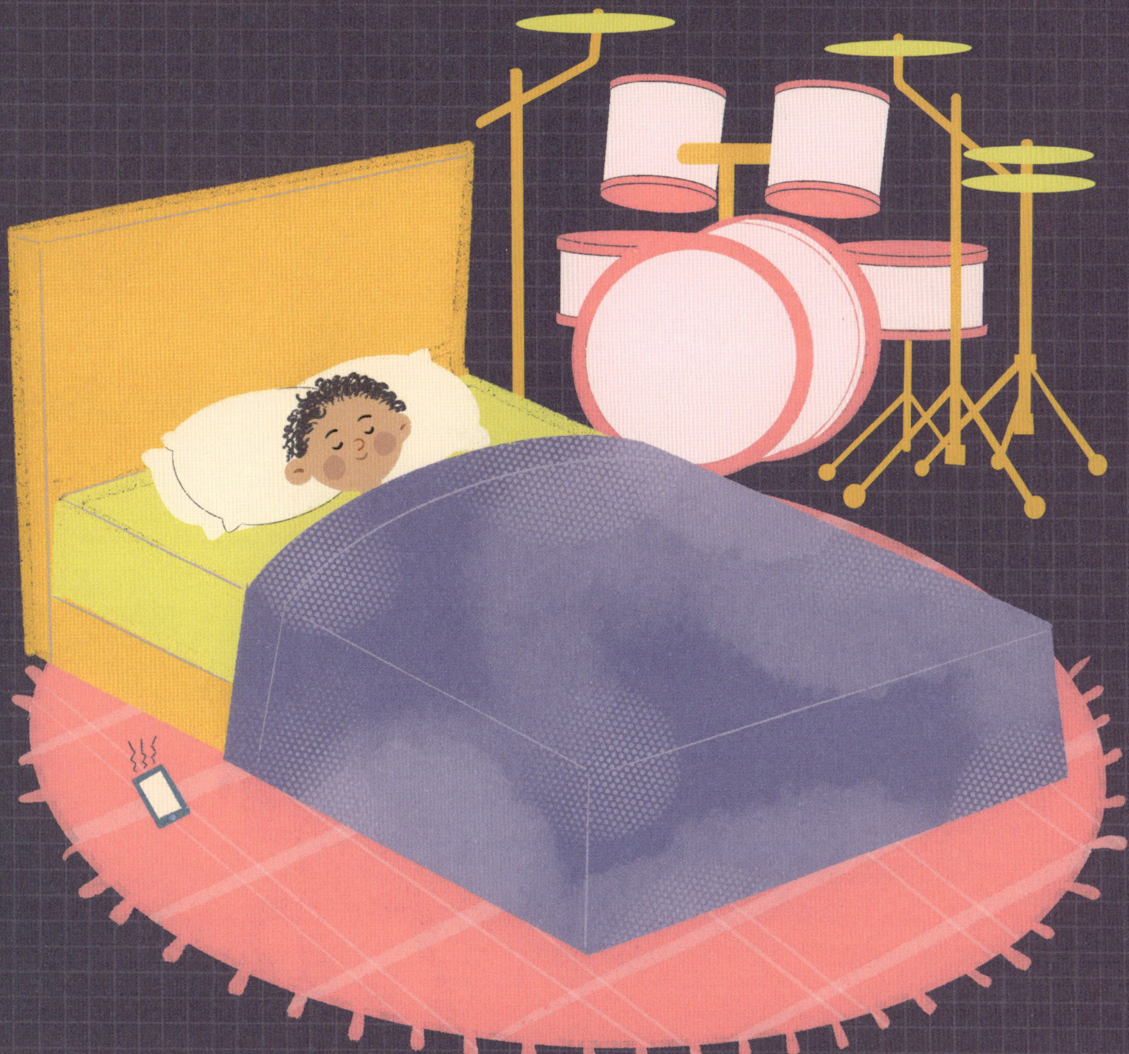

人到中年也要追求少年的优质睡眠。一位摇滚乐手选择悉心布置睡眠环境，找出最舒适的枕头，拉好遮光帘，手机播放助眠白噪音，希望在自我舒适的环境内沉沉睡去。

# 一位运动青年的入睡诀窍

**科普一刻：**

**对失眠患者实施中医推拿治疗，可以有效调节神经机制，在保障治疗安全性的同时改善睡眠质量，进而发挥显著的临床治疗效果，值得进一步推广应用。**

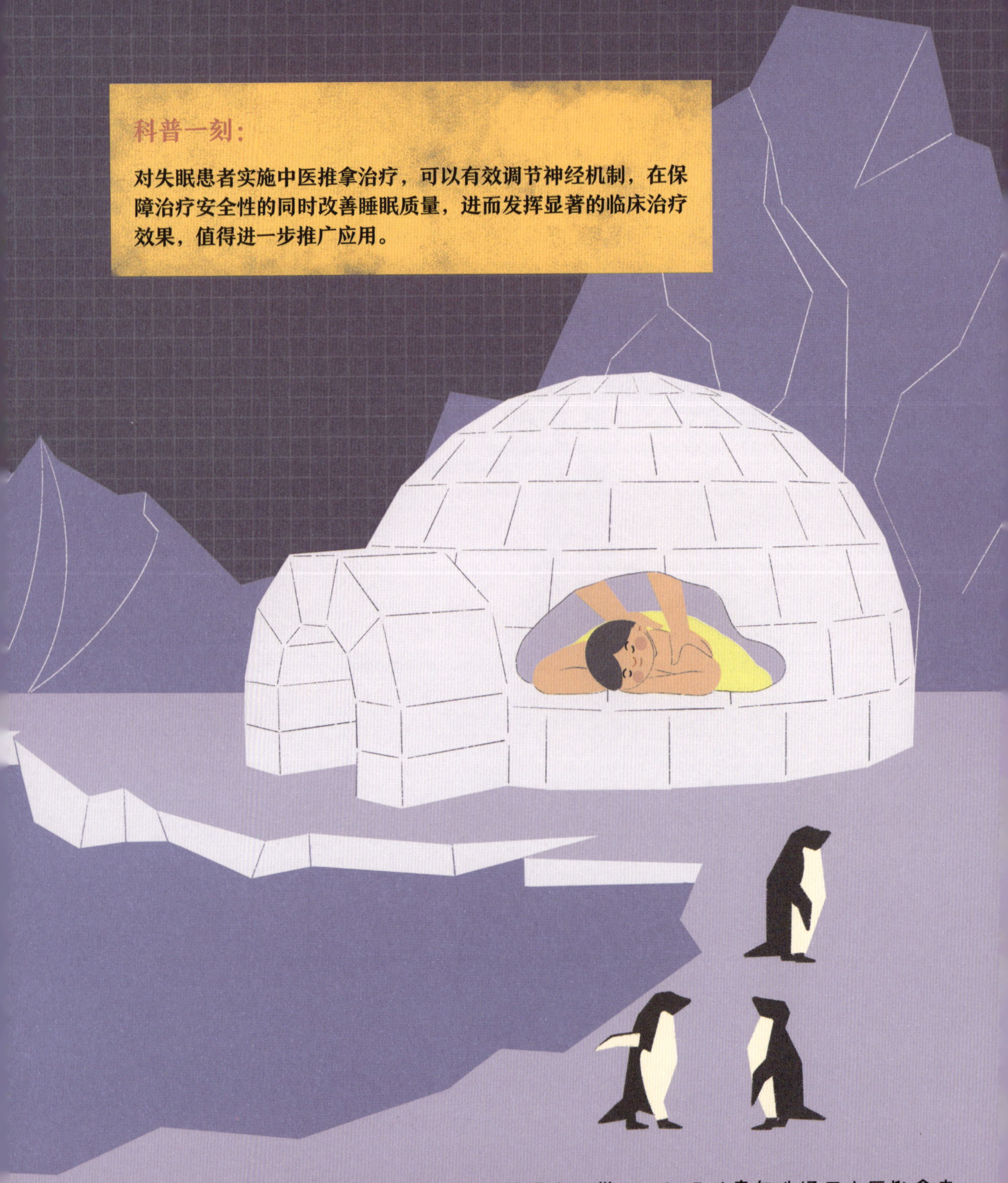

白天在运动场挥洒汗水，晚上必须要睡个好觉。一位运动青年选择了中医推拿来帮助入睡。舒缓疲惫的同时，中医推拿也可以作用于中枢系统，产生镇静作用，缓解失眠症状。

# 一位二胎妈妈的入睡准备

**科普一刻：**

1. 人的足底有很多穴位，经常用中药泡脚，可以对穴位起到一定的作用，舒缓紧张的神经，促进血液循环，睡眠质量也会得到很大改善。

2. 真丝睡衣可以更好地贴合皮肤，真丝纤维中含有人体所必需的 18 种氨基酸，与人体皮肤所含的氨基酸相差无几，故又有人类的“第二皮肤”之称。精致的睡衣带来的不仅是好的睡眠，还有好心情。

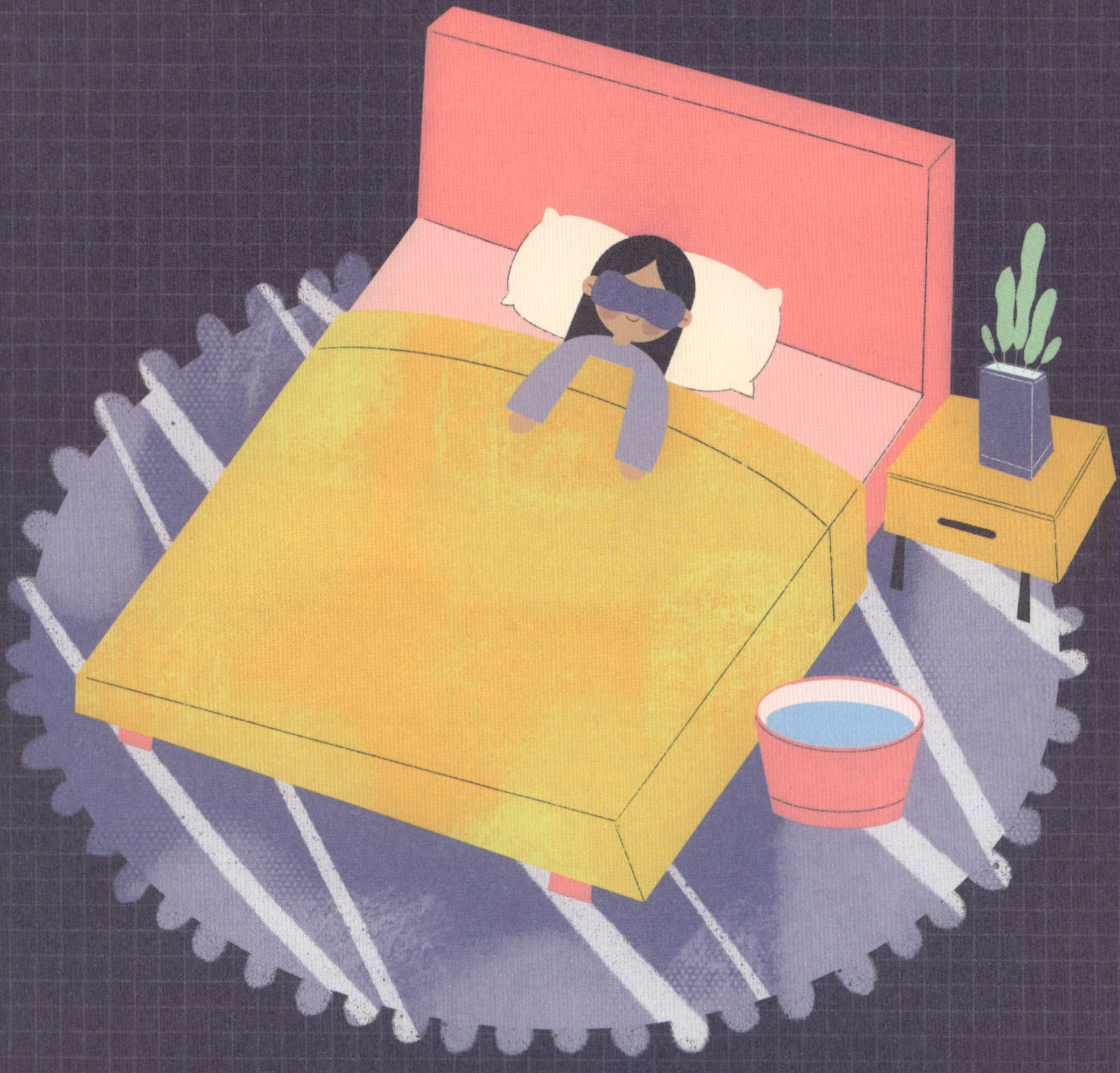

一位年轻的二胎妈妈也曾深受产后失眠的困扰，一向美美的她为了睡个好觉，也做好了最精致的入睡准备，比如中药泡脚、真丝睡衣……一套准备下来，她果然成功进入梦乡。

# 一位“自律女神”的睡前打卡

**科普一刻：**

1. 经常运动锻炼可使身心放松，加之适度的疲倦感更容易使人进入梦乡。但是运动对睡眠的影响与运动量有关，只有适量运动才有助于解决失眠问题，大汗淋漓不可取。

2. 压力是导致失眠的常见原因之一。睡眠不好，缺乏适当休息，又会反过来增加心理压力，形成恶性循环。面对因为长期心理压力大而形成的失眠，可以寻求专业心理医生的疏导，增强自己战胜失眠的信心。

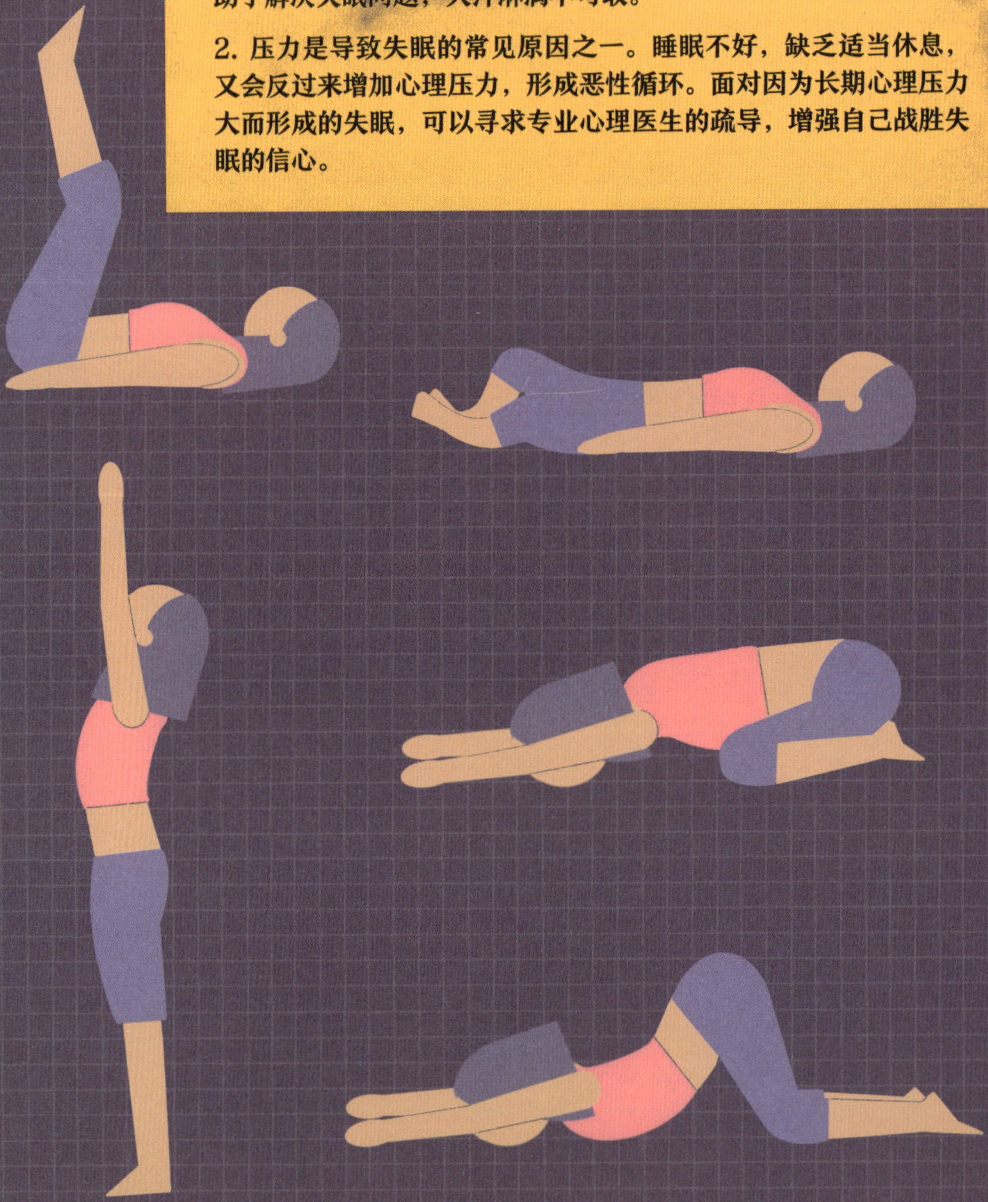

一位都市白领在自律早睡和焦虑失眠之间反复横跳。作为“自律女神”，她十分注重自我管理，体态维持得相当好，入睡前她做起了床上拉伸操，面临失眠时，她选择马上连线心理咨询师，探讨最近的压力，不让压力过夜。

# 一位戏曲大师的时间管理

**科普一刻：**

1. 看书不能直接解决失眠问题，但是可以使人开阔眼界，分散注意力，舒缓失眠时焦虑的情绪，间接疗愈失眠。

2. 听书入睡成为风行一时的助眠方法，和缓的音频具有一定的催眠效果，使人不知不觉中就进入梦乡，但要切记控制时间，避免损伤听力。

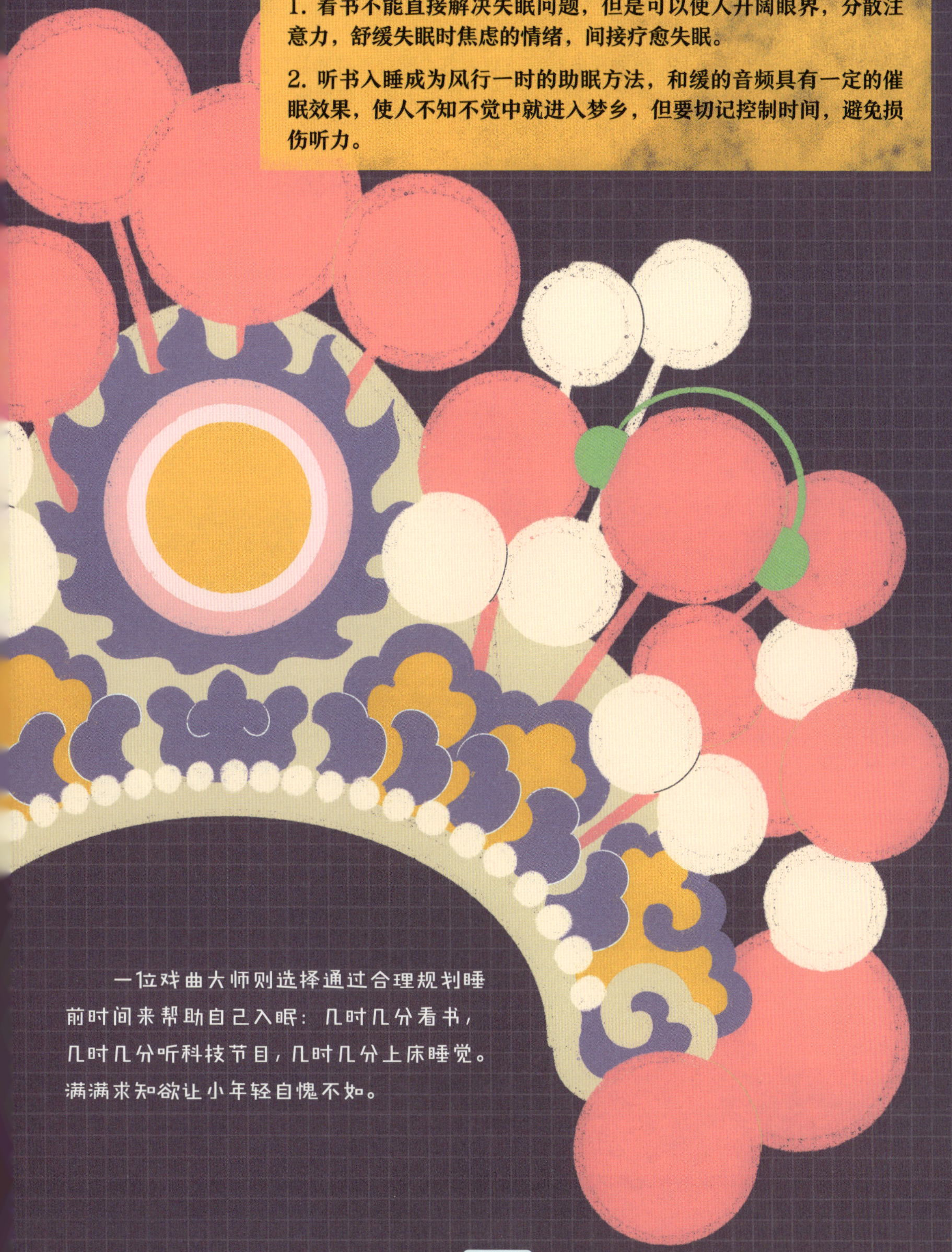

一位戏曲大师则选择通过合理规划睡前时间来帮助自己入眠：几时几分看书，几时几分听科技节目，几时几分上床睡觉。满满求知欲让小年轻自愧不如。

# 一位活力少女的大胆尝试

**科普一刻：**

1. 助眠药物种类繁多，适用于不同人群，需要专业精神科医生的指导，切勿私下使用。

2. 针刺和电针疗法成为各大综合医院和社区医院常用治疗手段，在确保安全性的前提下作用于体表触觉压力感受器，产生电位转换，作用于中枢系统，从而达到舒缓效果。

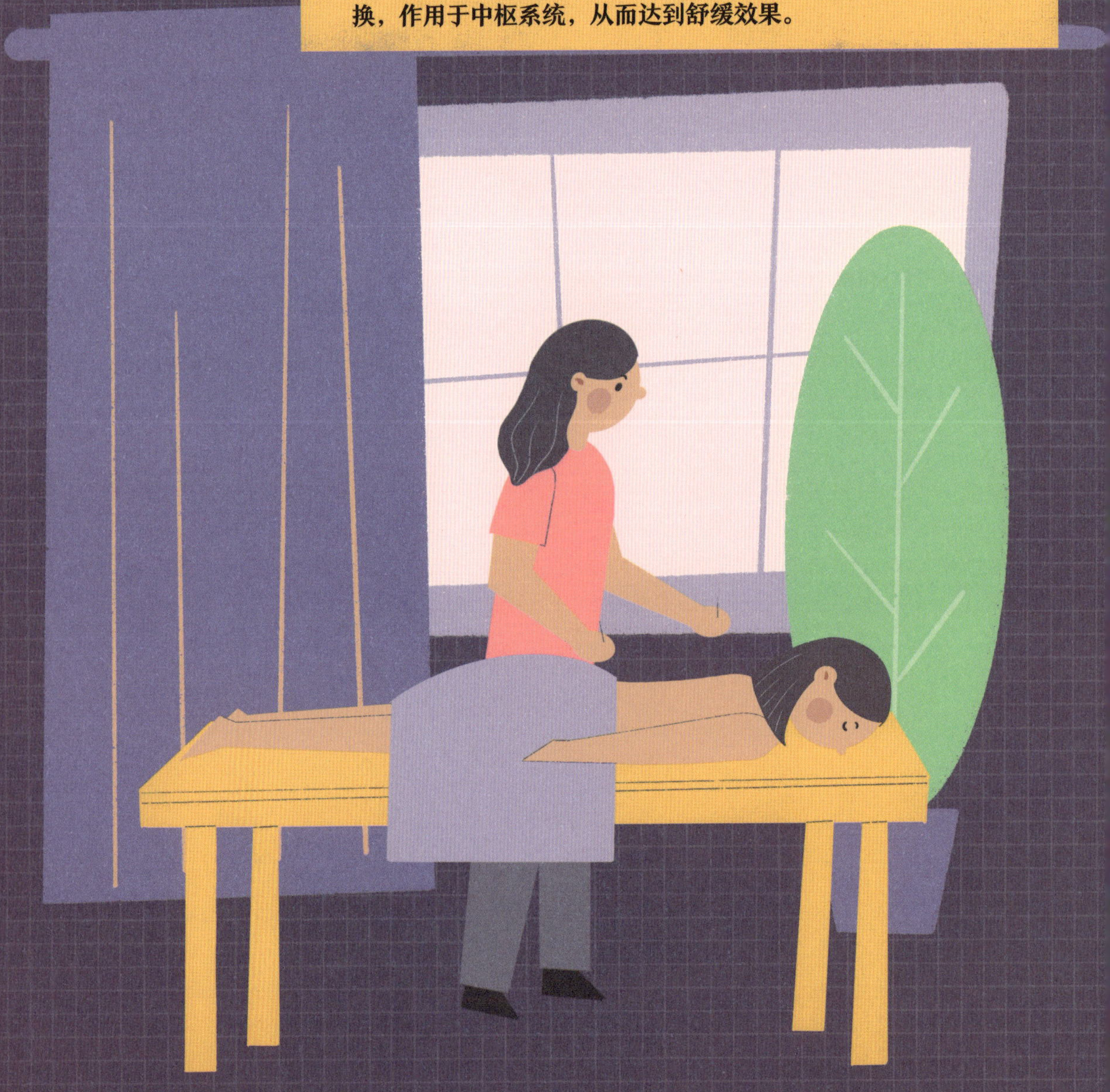

一位活力少女选择了更“刺激”的助眠方式，因压力过大想过借助药物入睡的她，勇敢尝试了针刺和电针疗法，被伙伴们称为“大胆儿”。

# 打工人，<br>你的安眠宝典在这里

每次节假日结束的第一天，人们上一秒还在家里自由自在地“躺平”，下一秒就在车水马龙的城市里当一个兢兢业业的“打工人”，巨大的落差感让人倍觉失落。未知的明天是否会有更艰巨的任务、更难处理的工作？面对这些无形的压力，部分职场人士出现了“开工失眠”。

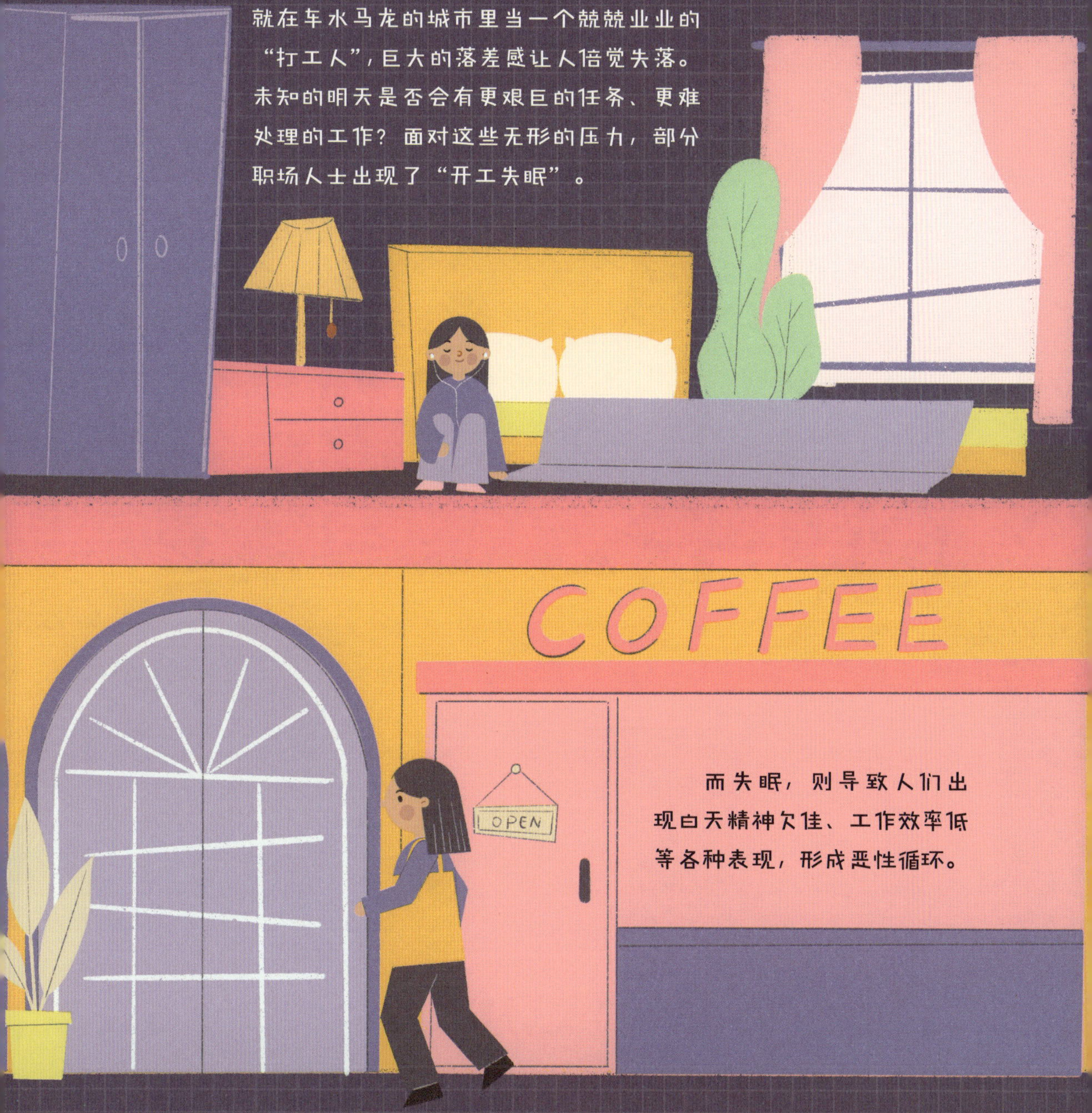


而失眠，则导致人们出现白天精神欠佳、工作效率低等各种表现，形成恶性循环。

如何轻松调节状态，让自己远离开工失眠，让我们一起来看看吧！

# 收收心，需自律

不管是因为假期过于愉快，假期结束后产生失落感，还是假期被催婚催子产生焦虑感，情绪的大幅波动都会反映到睡眠质量上来。节后自律很重要。

首先，节后熬夜不可取，熬夜党睡前应把手机放到远离自己的地方，不要让大脑过度兴奋，可以听点传统音乐放松心情。2000多年前《黄帝内经》中就有“五音疗疾”的记载，而传统音乐如《春江花月夜》《二泉映月》等具有较好的安神效果。音乐治疗时间一般在30分钟左右，时间不宜过长，音量不宜过大，控制在40～70分贝，每日1～2次。

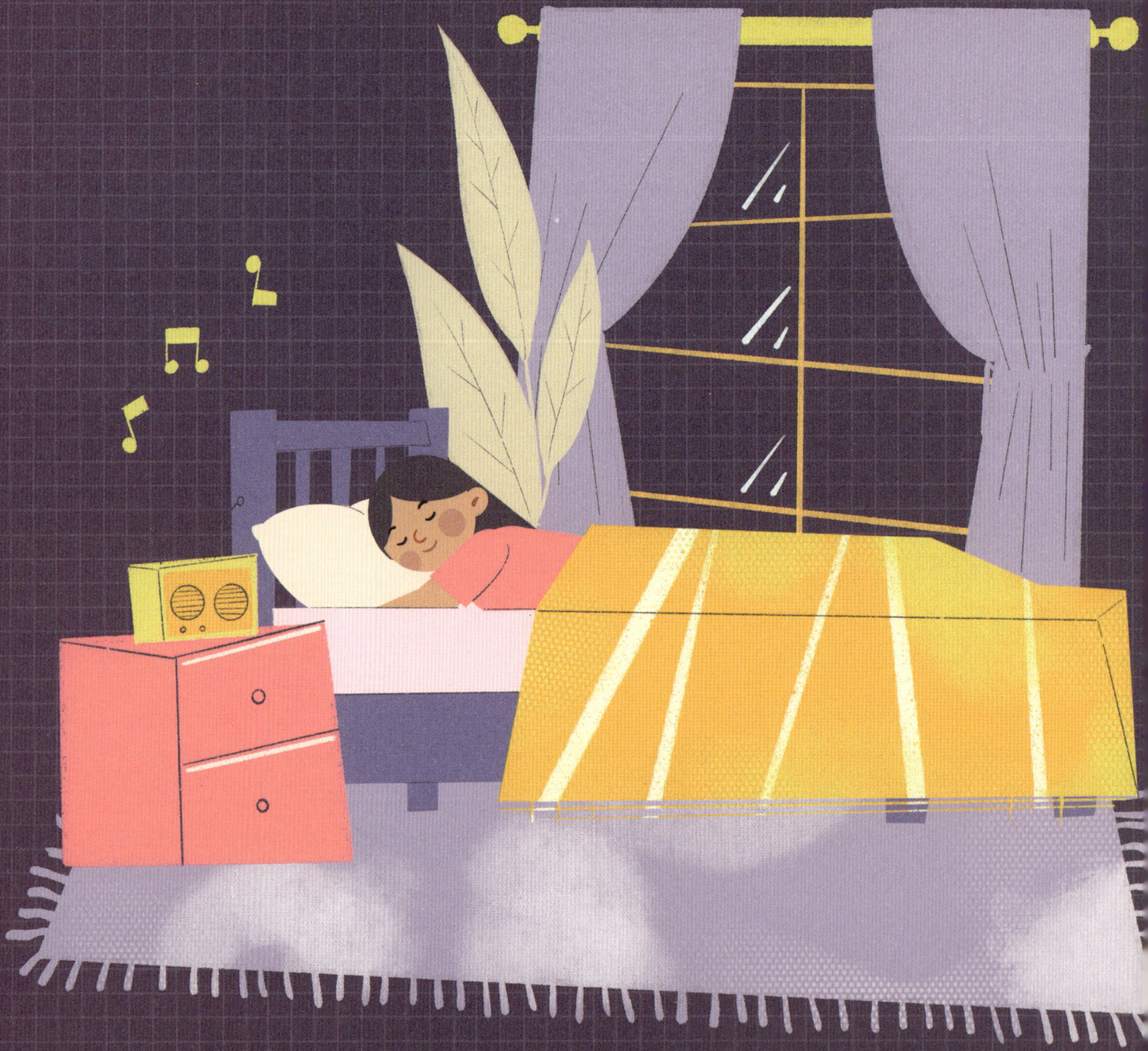

其次，午睡也不能像假期中那么随心所欲，以不超过半小时为宜。可以适当喝点茶或者咖啡提神，合理的午睡时间会延长夜间睡眠时间。

# 按按摩，放轻松

因为开工压力睡不着觉的职场人士想要提高睡眠质量，除了调整寝具、睡眠环境温度等外部因素外，还可以按摩安眠穴、内关穴、合谷穴等，每天2次，每个穴位3～5分钟，可以宁心静神，帮助入睡。

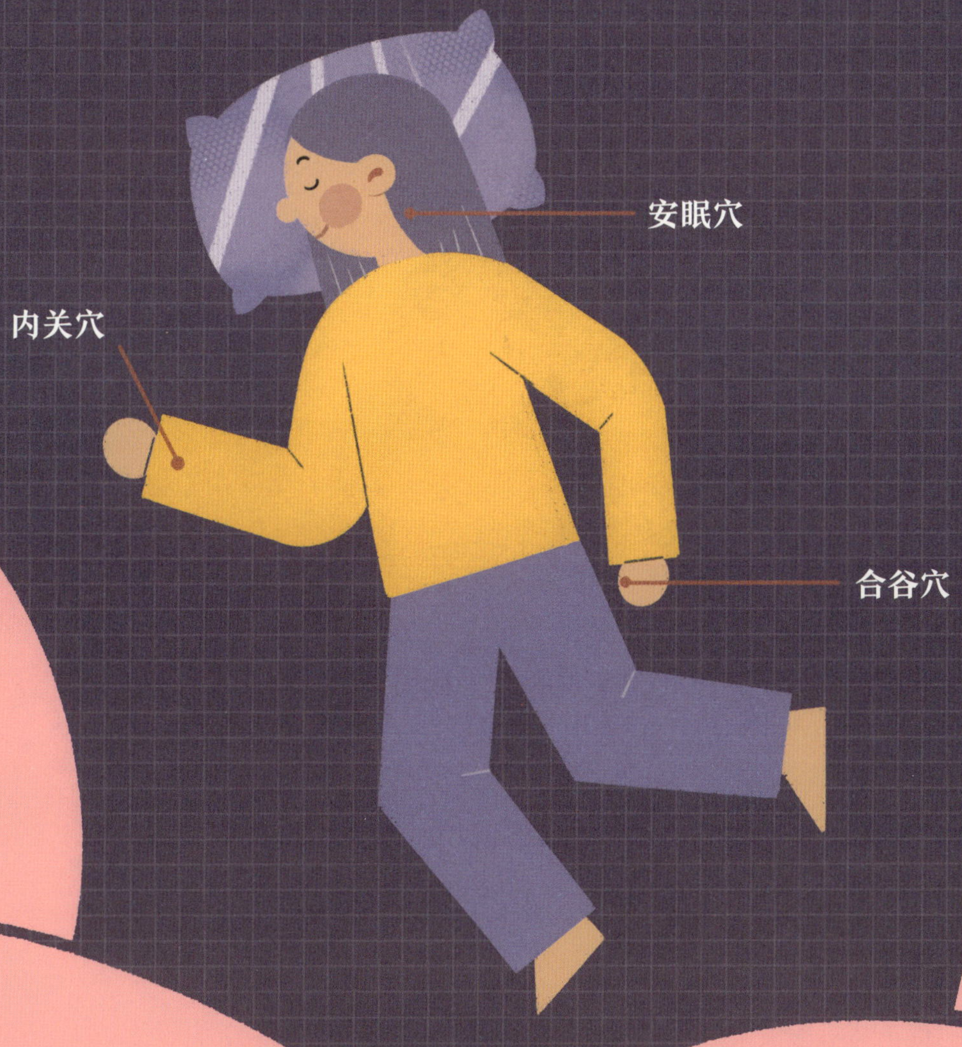


有条件的情况下，每日也可以和家人唠唠嗑，缓解一下压力，这些都对失眠有一定的效果。

# 管住嘴，迈开腿

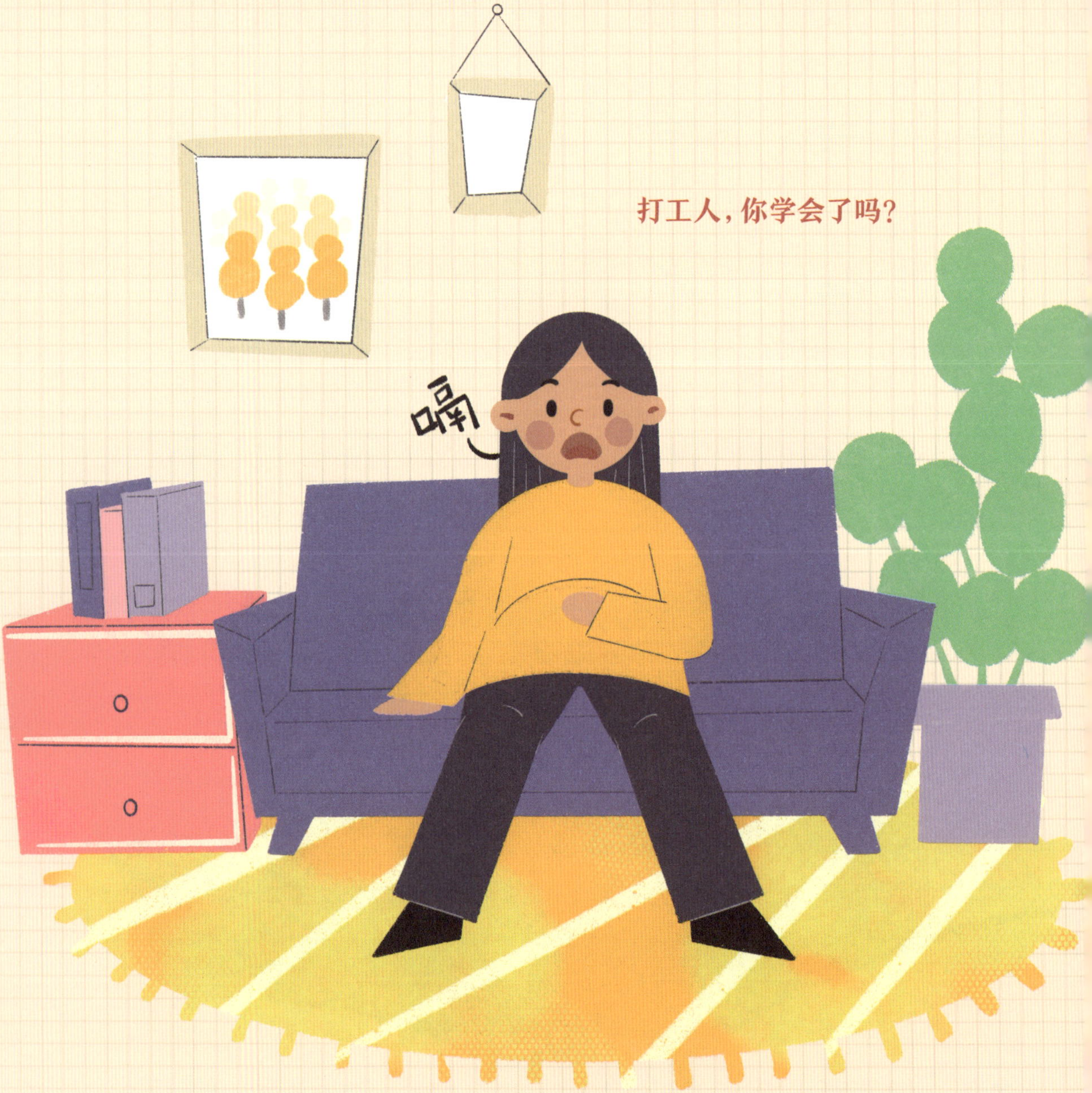


长久不运动再加上小长假大鱼大肉，每日能量消耗不足，就会出现“每逢佳节胖三斤”的现象。中医有种说法“胃不和则卧不安”，过食肥甘厚味会使人心火较旺，自然也就不得安眠。这就需要大家控制食欲、清淡饮食，最好吃到七成饱，再通过适量、有规律地锻炼甩掉肥肉、增加体能，减轻身体负担，失眠自然而然就解决了。

# 借酒消愁愁更愁

不少男性同胞人到中年，处于事业快速发展期，而这时候由于工作、家庭等多方面压力，很容易出现失眠多梦、入睡困难的问题。如果是短暂性的失眠，还可通过调整心态、作息来及时改善，而长期失眠不但会影响精神状况，还会直接威胁到身体健康，有部分男同志就选择了借酒消愁，即应用酒精来自我调节睡眠问题。1989 年 Ford 就已经报道过，研究显示成人中失眠者的酒精滥用发生率是无失眠者的 2.4 倍。

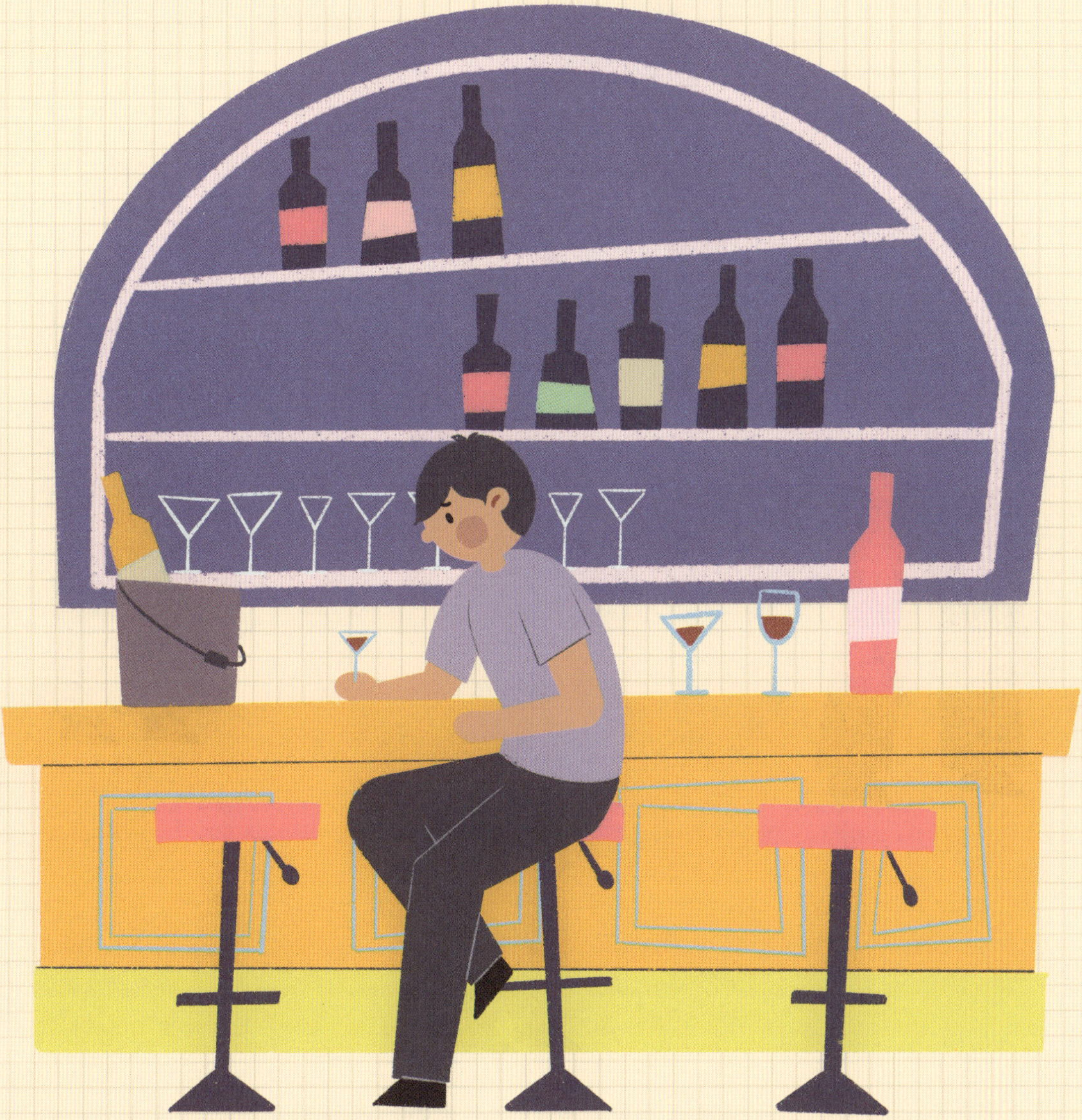

但是喝酒助眠其实是一种错误认知，小酌怡情，大醉伤身，起初喝点小酒帮助睡眠或许有些效果，但是酒精作用褪去后会出现反跳性心跳加快、呼吸急促等交感神经兴奋症状，令人容易惊醒，久而久之会使睡眠变浅，浅睡眠时间延长，转醒次数也变多，睡眠变得断断续续，最后就发展成了“酒精依赖性睡眠障碍”。

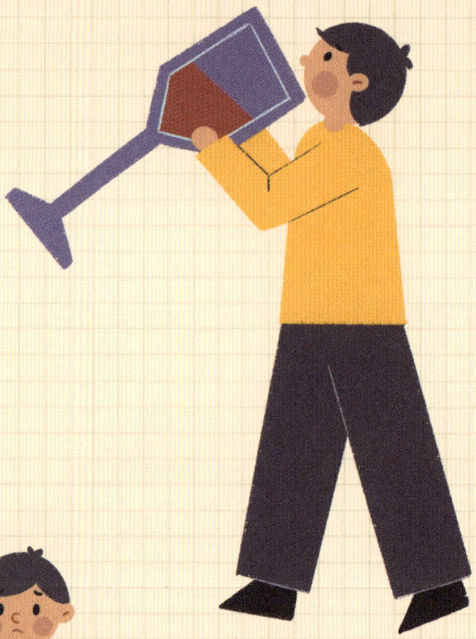

究其原因，酒精属中枢神经系统抑制剂，一次大量饮酒可引起中枢神经系统抑制，其症状与饮酒量和血乙醇浓度及个人耐受性相关。酒精依赖严重程度与睡眠异常表现亦密切相关。此外，酒精依赖患者年龄越大，深睡眠越少，病程越长，睡眠效率越低。

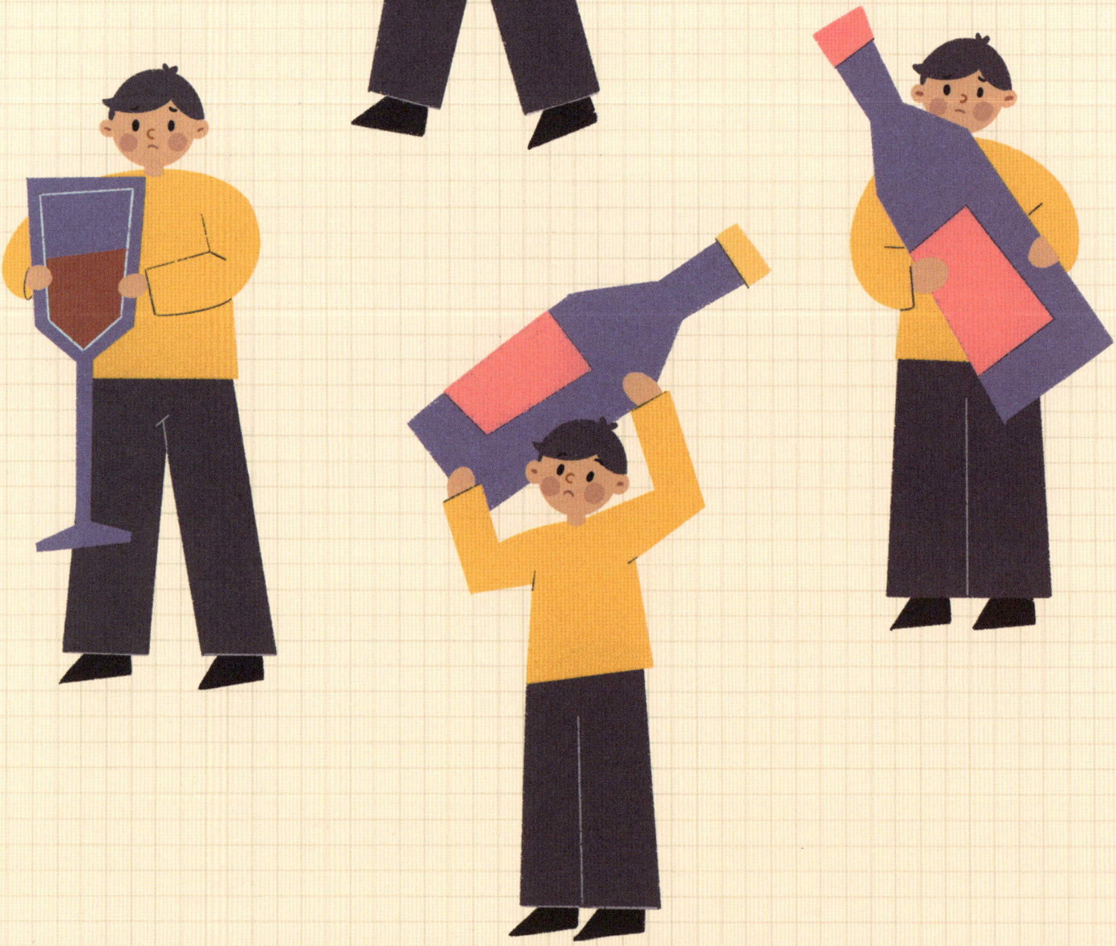

即便后来狠狠心将酒戒掉，部分人群也会出现酒精戒断期，在睡眠方面可能会表现为觉醒次数增加和 REM 睡眠时间缩短，随着戒酒时间的逐渐延长，睡眠会逐渐改善，对于酒精的渴求也会减少，可是极少数人的慢波睡眠终生都不会完全恢复。所以，作为家中的“顶梁柱”，千万不要再用喝酒的方式来助眠了，这无异于饮鸩止渴，会对身体健康造成不可逆的伤害。

# 如何在更年期拥有甜美睡眠

“更年期”通常被用来通俗地指代医学中的“围绝经期”，是指女性从卵巢功能开始衰退至老年期的一个过渡时期。大多数女性的更年期出现在 45 ~ 55 岁，持续的时间不同，短则 1 ~ 2 年，长则可达 10 年以上。在这个时期女性发生的睡眠障碍被统称为更年期失眠。

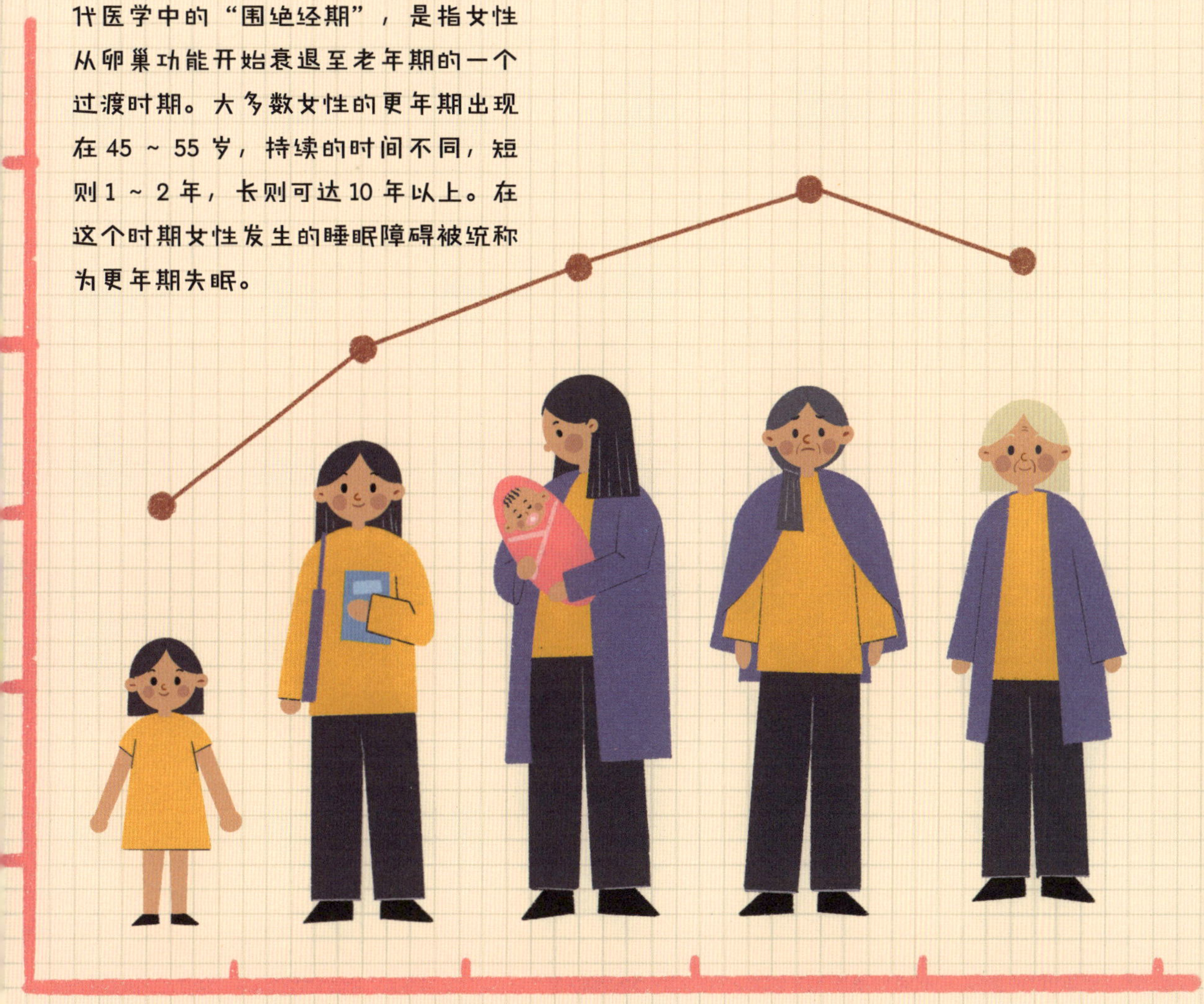

更年期失眠临床表现为睡眠不真实或质量差、晚上难以入睡、睡觉浅、梦多、白天特别困等，可有一些伴随症状如烘热、出汗、烦躁、易怒、焦虑、抑郁等，严重影响女性更年期的生活质量。更年期是女性不可回避的人生阶段，怎样在更年期拥有甜美的睡眠，成为众多女性关心的问题。

## 你的更年期失眠还靠“熬”吗？

# 不得不知的更年期失眠知识

为何会出现更年期失眠？现代医学认为更年期女性的卵巢功能逐渐衰退，雌激素水平下降，下丘脑-垂体失去雌激素的反馈调节作用，使促性腺激素分泌亢进，神经递质分泌紊乱，血管内环境平衡也随之失衡，容易出现血管舒缩失调症状，往往会导致夜间觉醒，睡眠中断，从而影响睡眠质量。

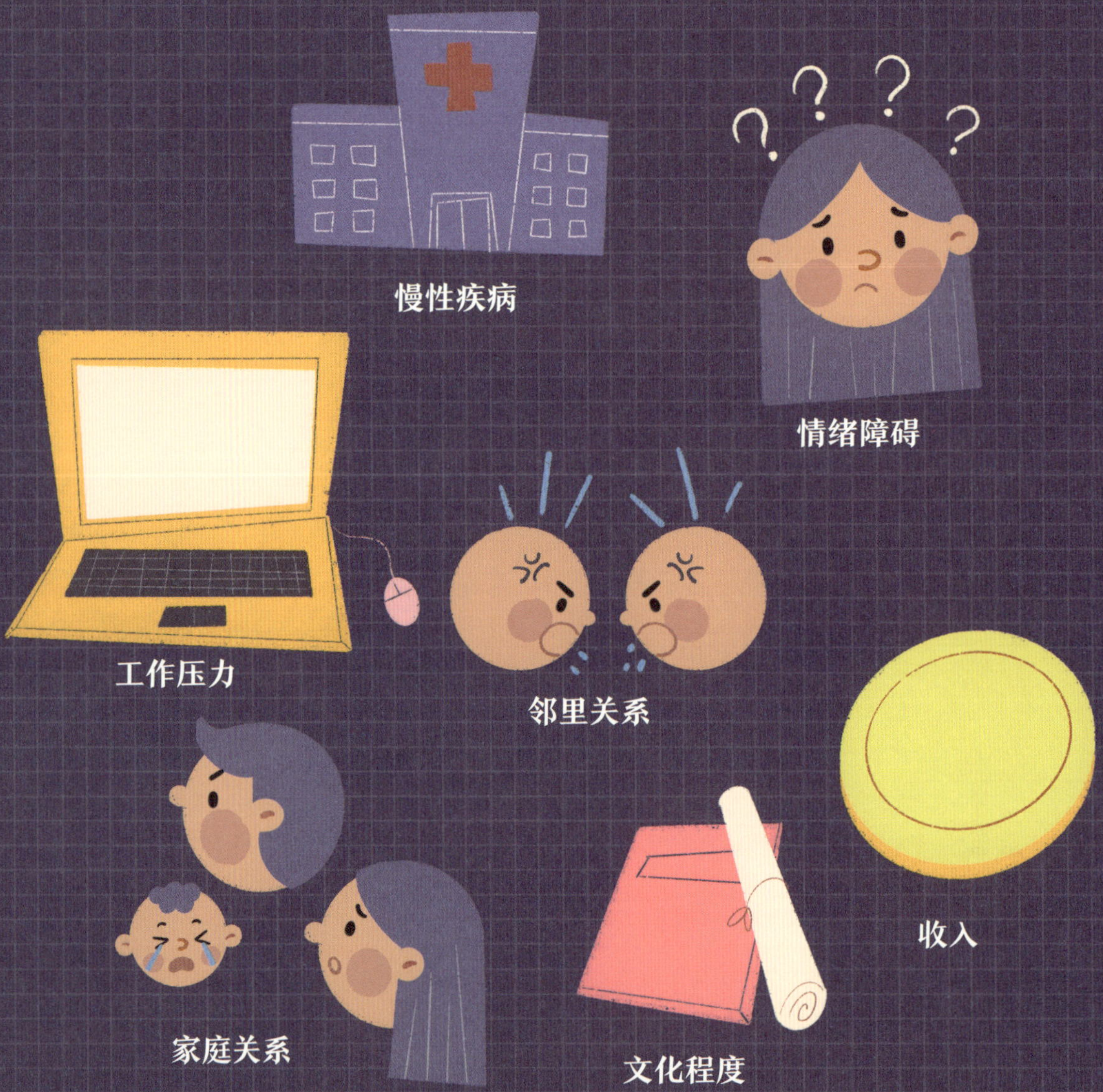


此外，慢性疾病、情绪障碍、工作压力、婚姻状况、家庭关系、邻里关系、收入、文化程度等因素也会关系到女性更年期失眠的发生。因此，更年期失眠的发生和这个时期女性的生理、心理特点及所处社会环境密切相关。

# 老祖宗怎么看更年期失眠

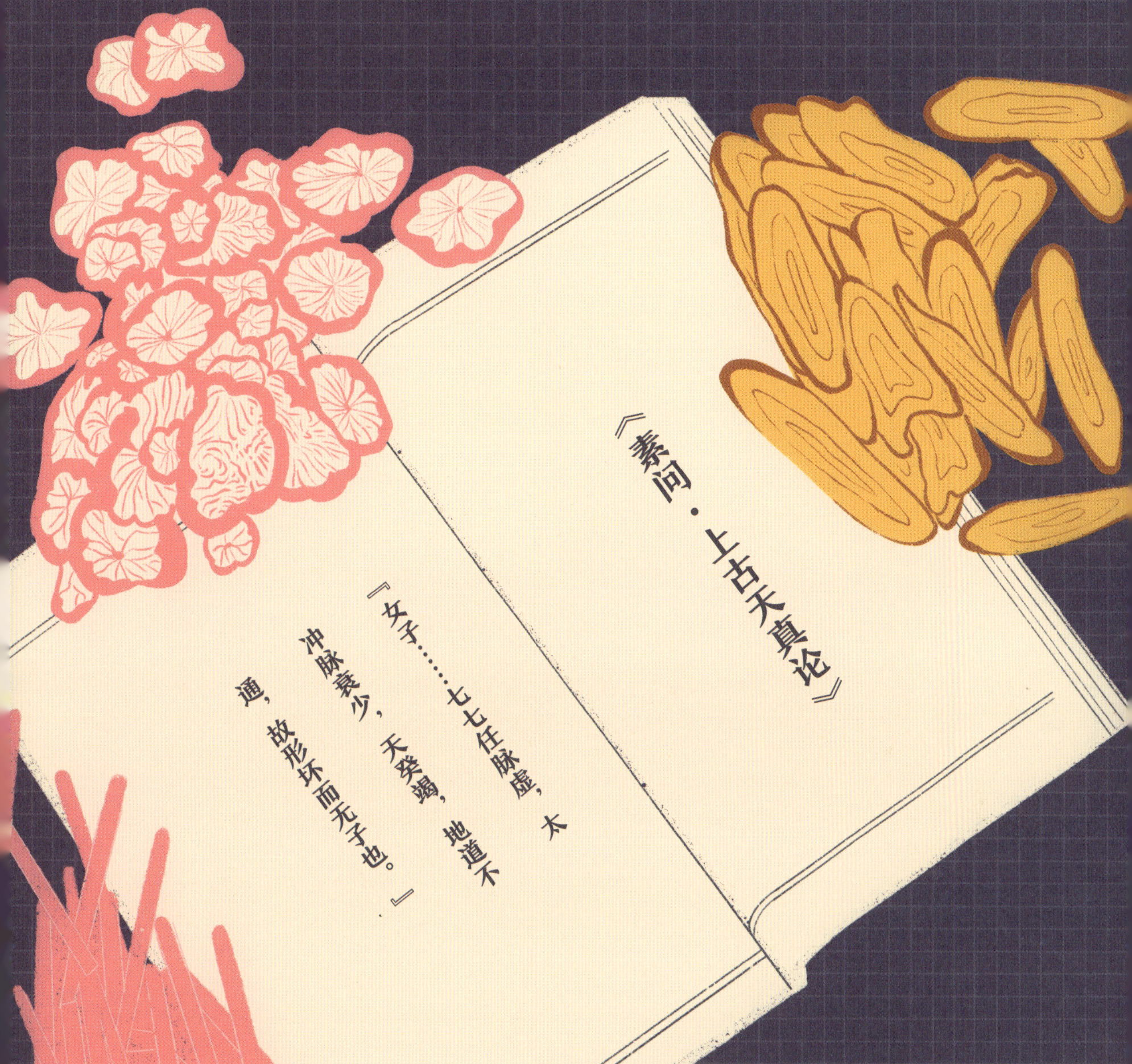


中医古籍对本病无专篇记载，相关论述多散见于“不寐”“百合病”“脏躁”等病证中。现代中医将其归于“绝经前后诸证”，亦称“更年期综合征”。失眠是其中最常见的表现。

《素问·上古天真论》云：“女子……七七任脉虚，太冲脉衰少，天癸竭，地道不通，故形坏而无子也。”即处于更年期生理阶段，女性的冲任功能逐渐减退，天癸将竭，肾中元阴元阳减少，阴阳失调，这是女性更年期疾病发生的内在原因。

# 如何摆脱更年期失眠

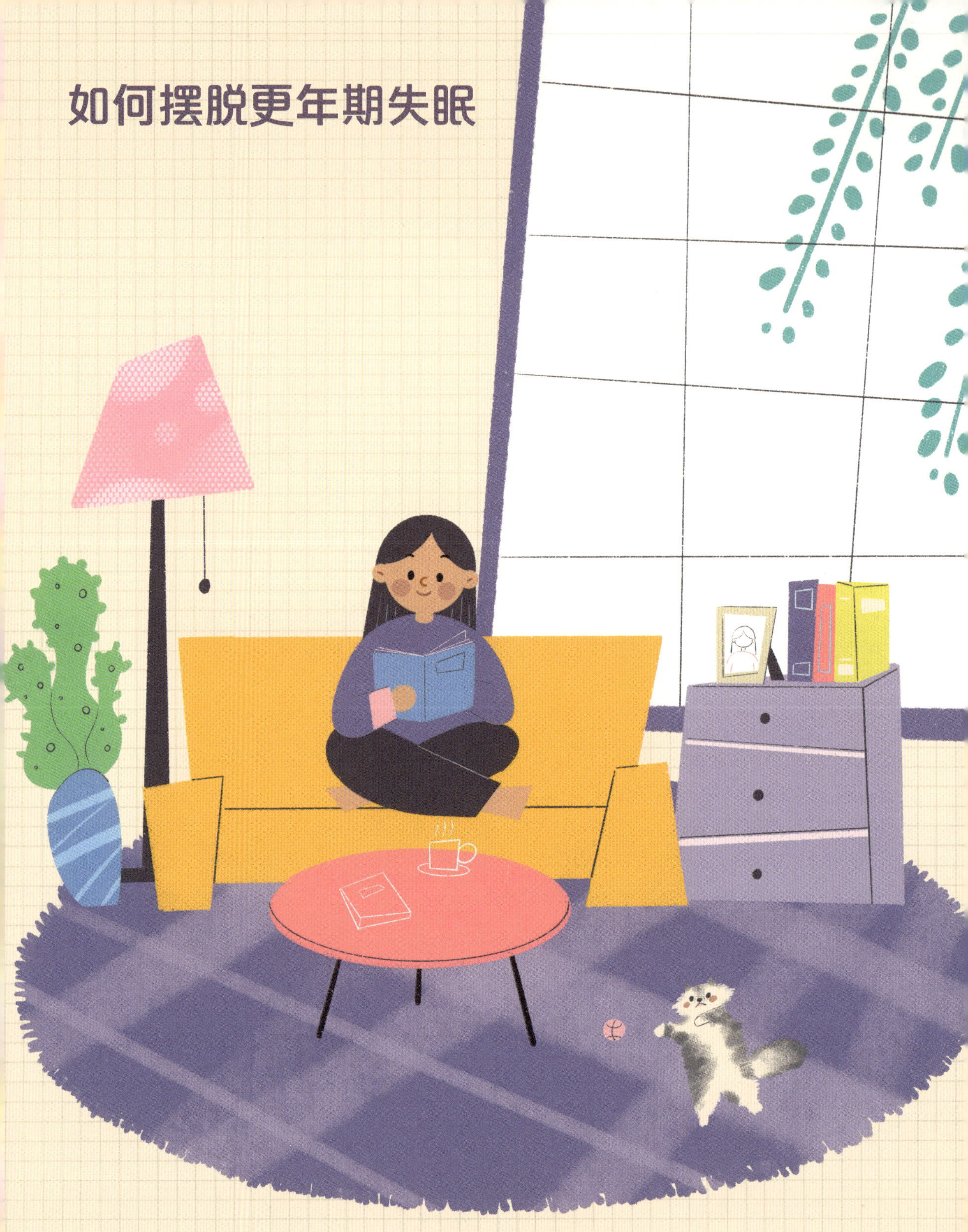

## 摆正心态

女性对于更年期要有正确认识，摆正心态，明白更年期人人必过，但并非人皆得病，避免过度害怕、恐慌。

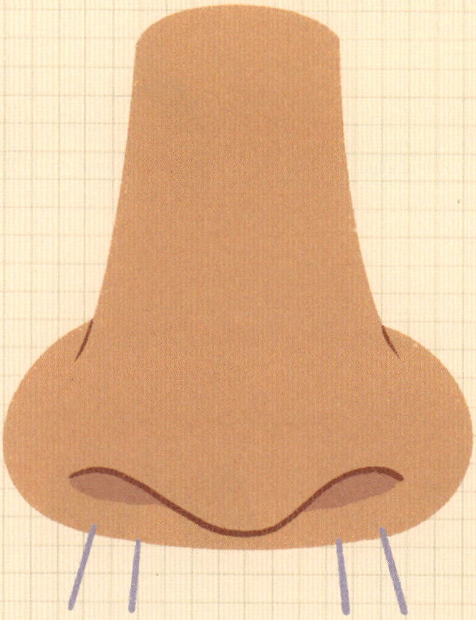

## 情绪管理

这里推荐2个比较常用的调节情绪的方法。

1. 呼吸放松法：让心静下来，用鼻孔慢慢吸气，缓缓吐出，可连续做2～3次，可起到明显的放松作用。

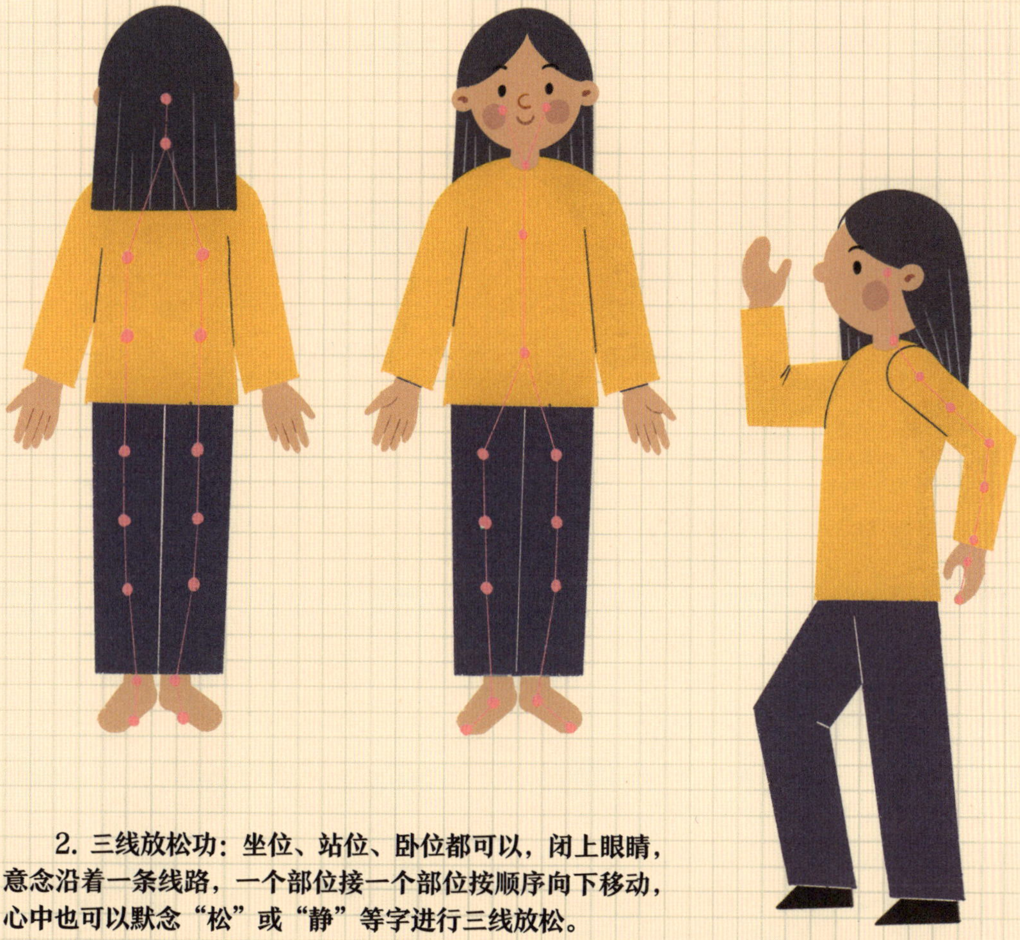

2. 三线放松功：坐位、站位、卧位都可以，闭上眼睛，意念沿着一条线路，一个部位接一个部位按顺序向下移动，心中也可以默念“松”或“静”等字进行三线放松。

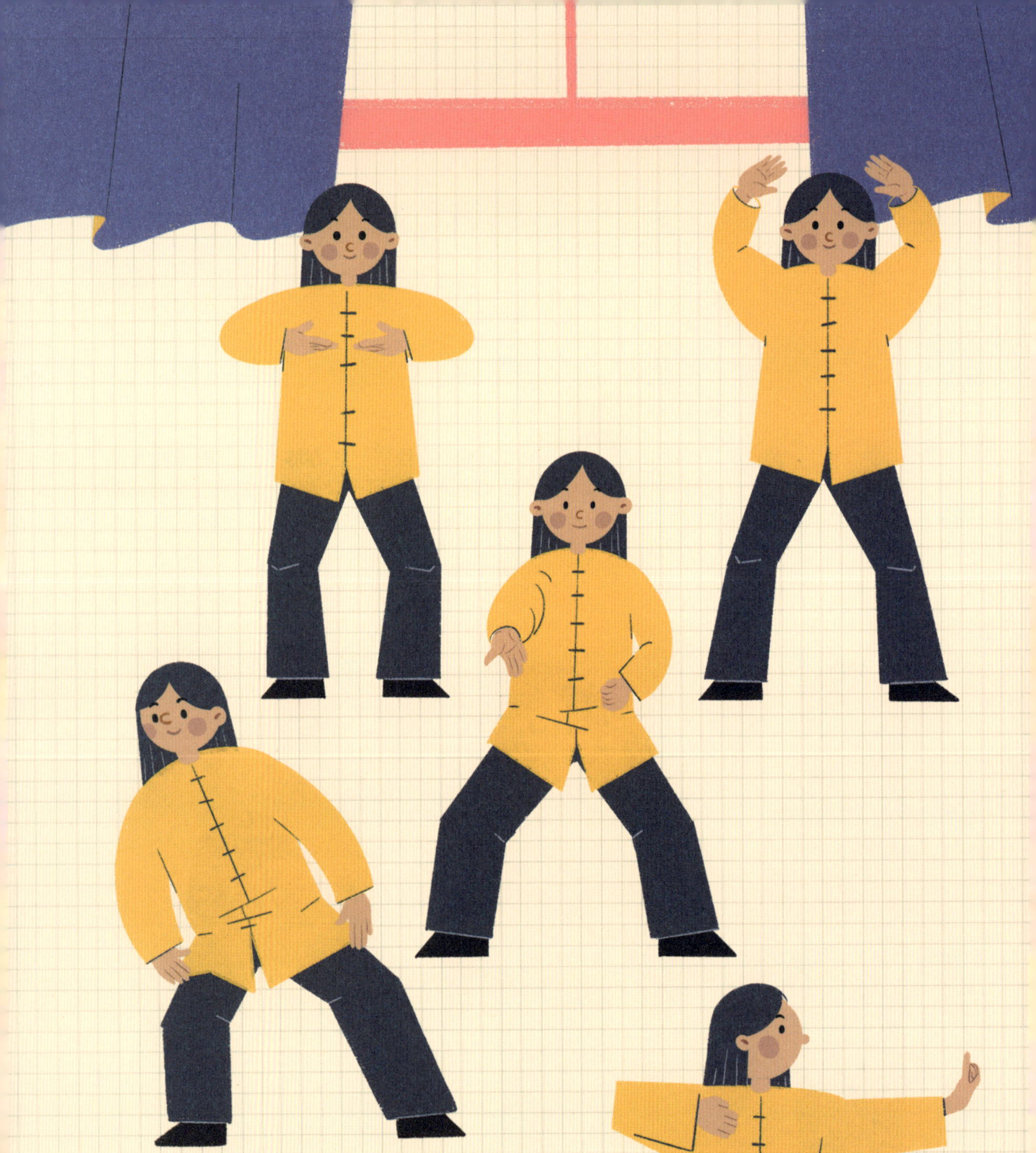

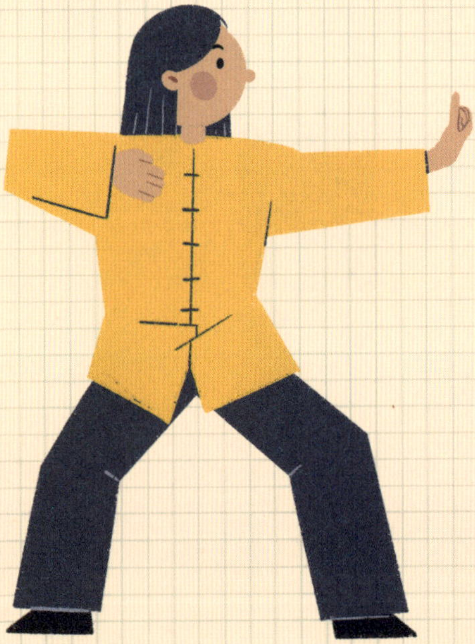

## 劳逸结合，适当锻炼

可以练习太极拳、八段锦等，在运动中获得欢乐。但切记更年期女性不宜为了运动而大汗淋漓、劳累过度，过犹不及，易伤阳气，要以运动之后精神好、心情佳为度。

## 家庭支持

文夫、子女的理解、体贴和劝解、帮助，对更年期女性的情绪有明显安抚作用，可减轻更年期失眠症状。

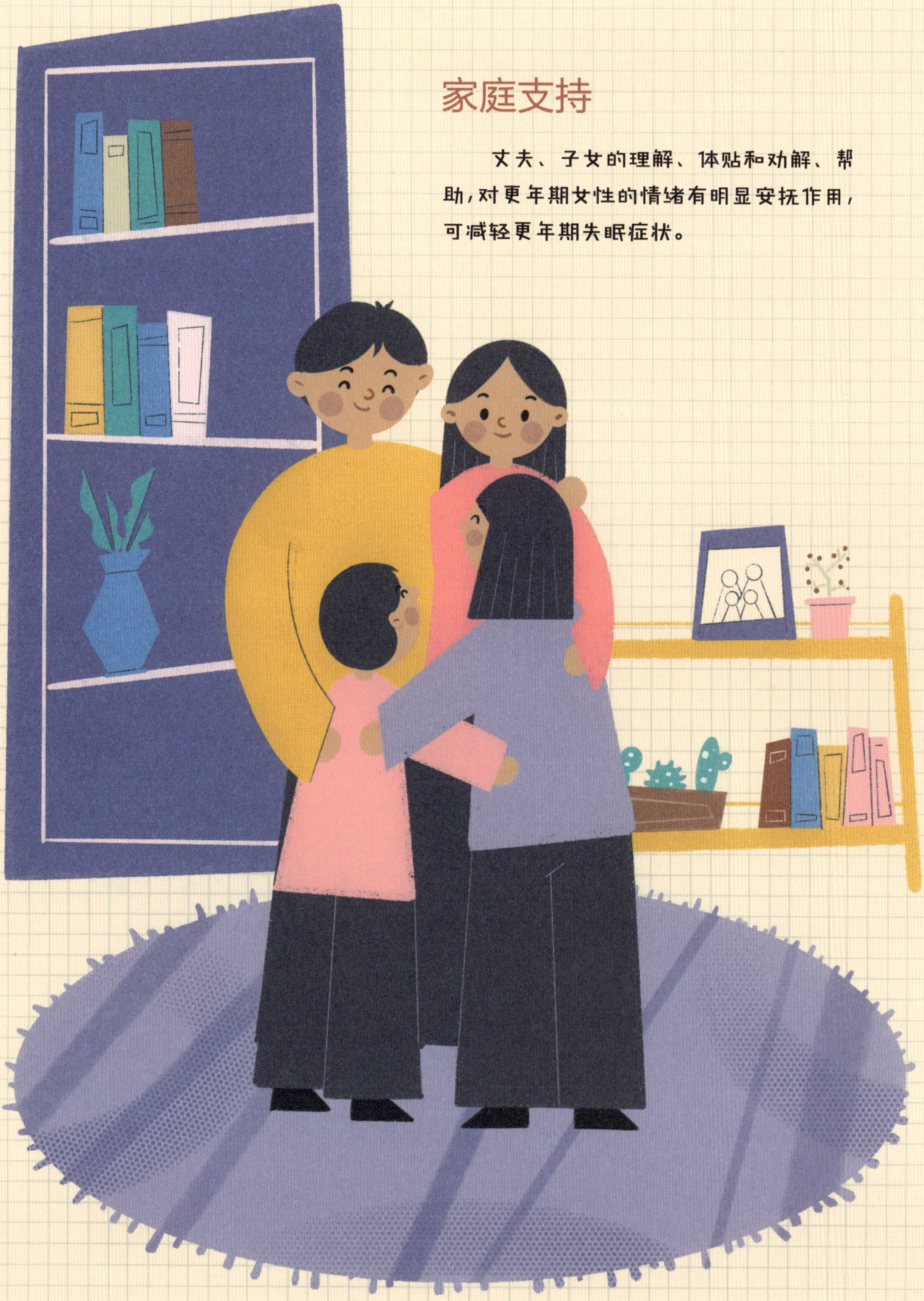

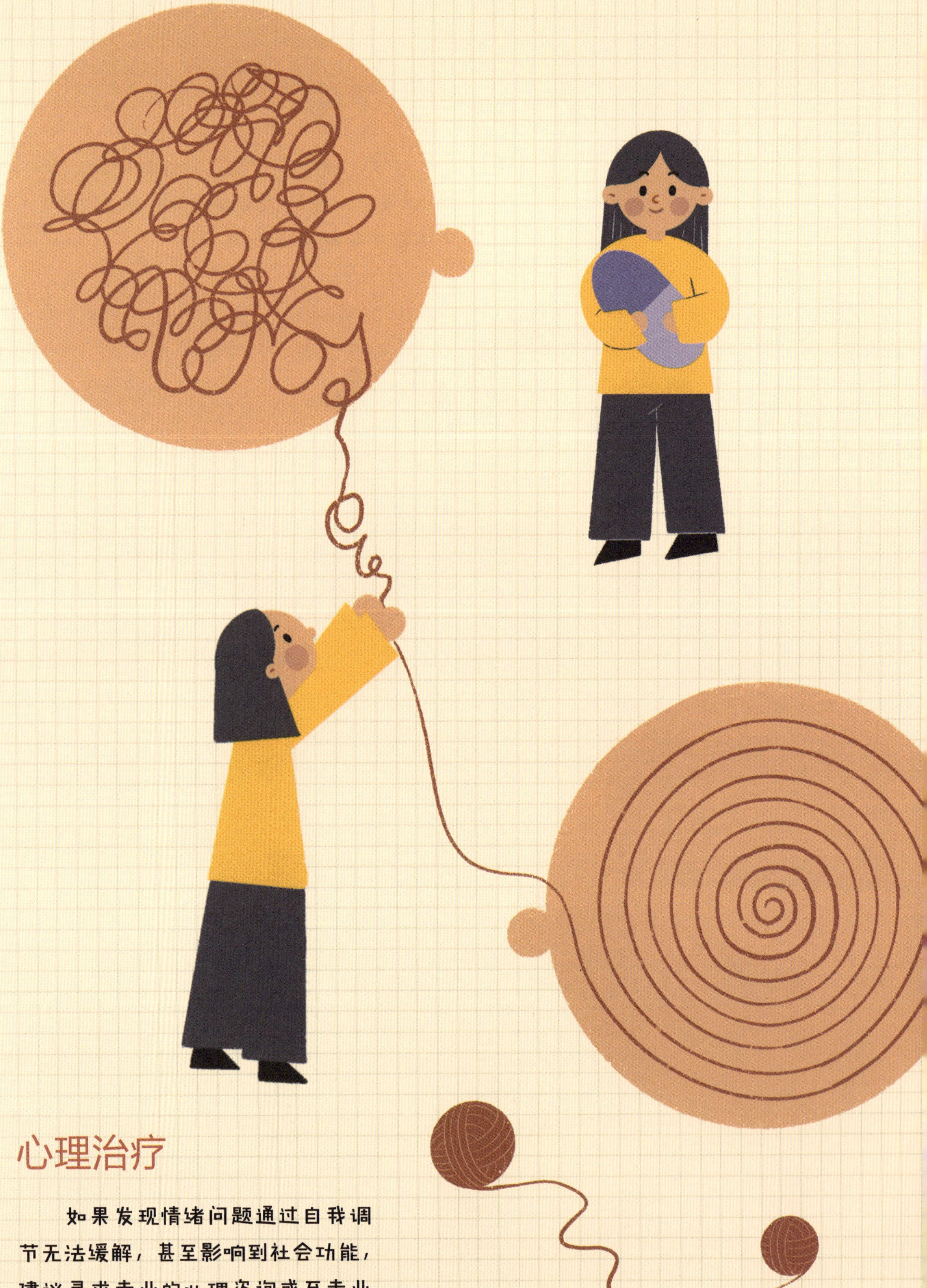

## 心理治疗

如果发现情绪问题通过自我调节无法缓解，甚至影响到社会功能，建议寻求专业的心理咨询或至专业的精神卫生中心就诊。

## 药物治疗

目前临床上能用于促进睡眠的药物种类繁多，但得去专业精神卫生中心经专业医师评估后才能用药。

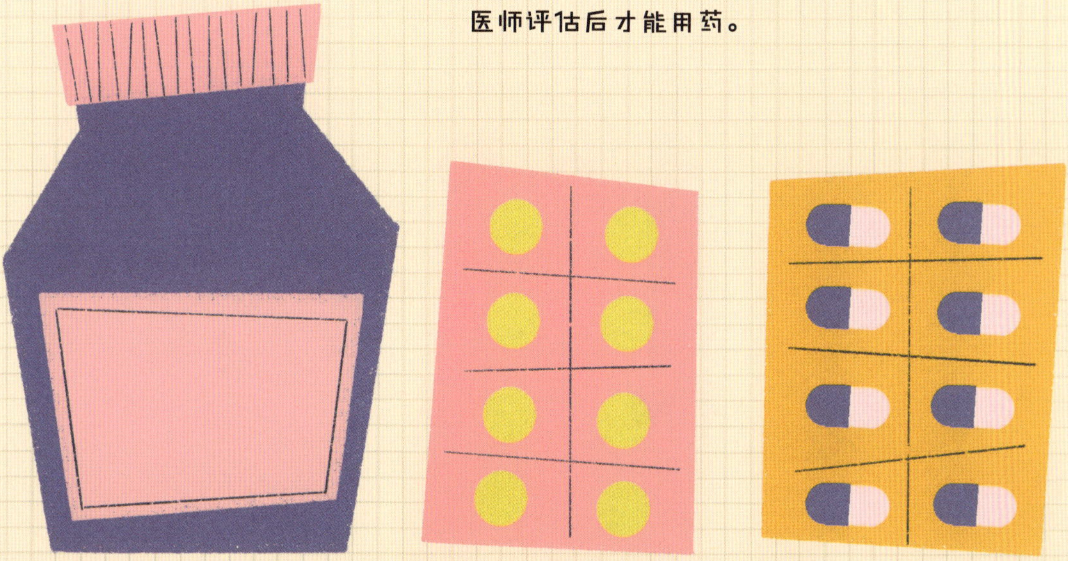

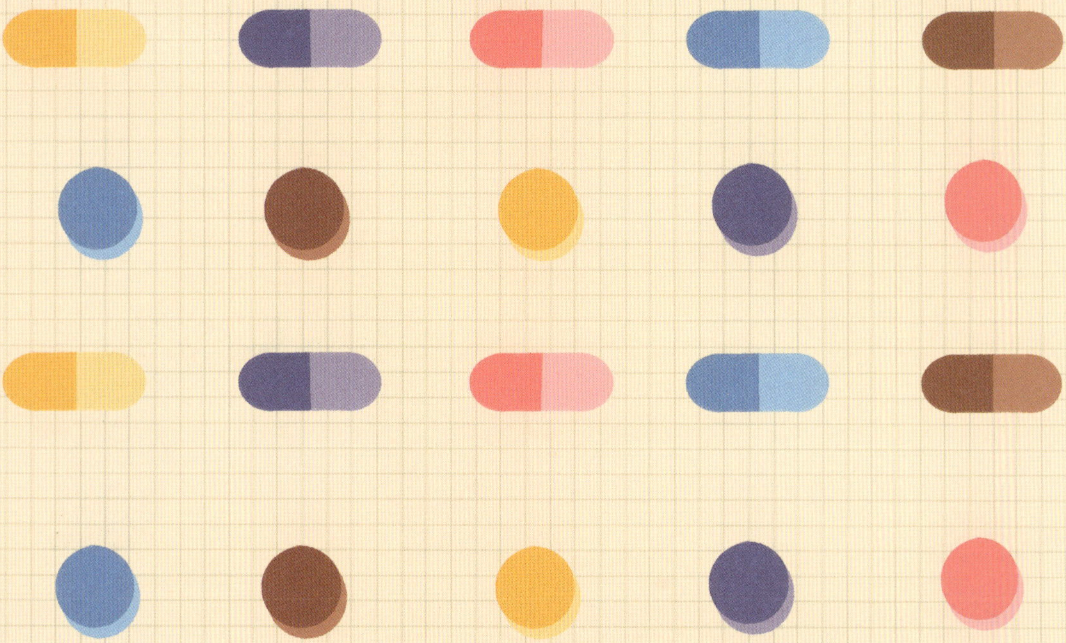

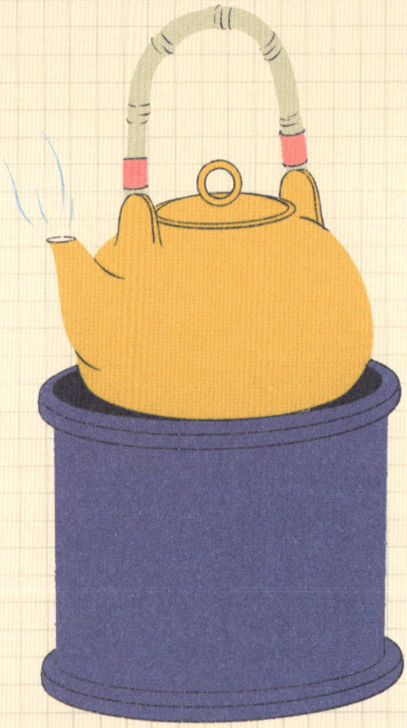
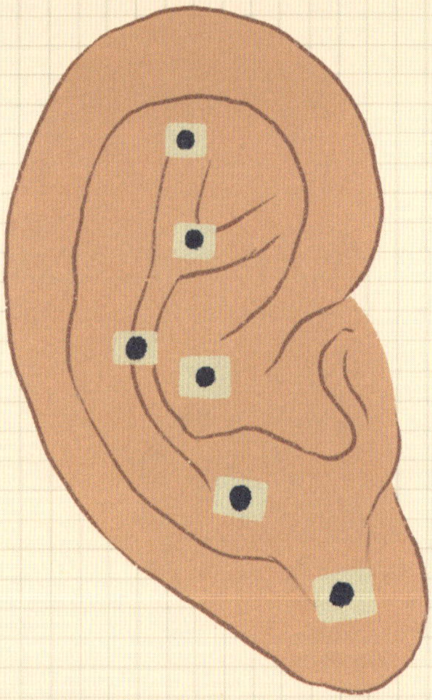
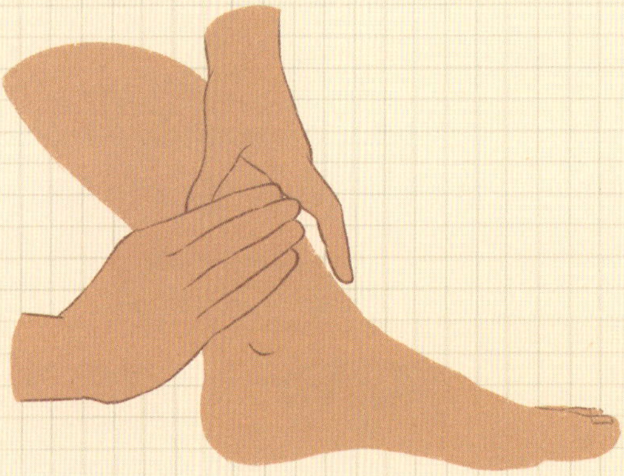
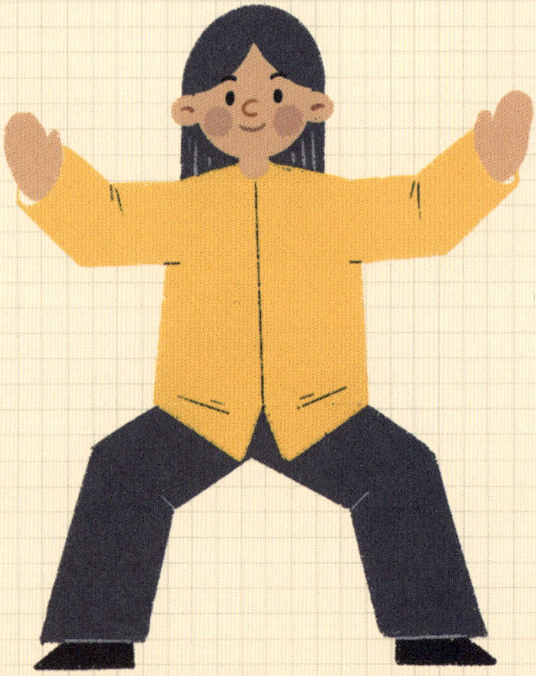

## 中医治疗

如中药汤剂、中成药、耳穴压丸、针灸、推拿、穴位贴敷、药膳、茶饮、健身导引等等。

## 物理治疗

脑电生物反馈疗法在临床应用广泛。

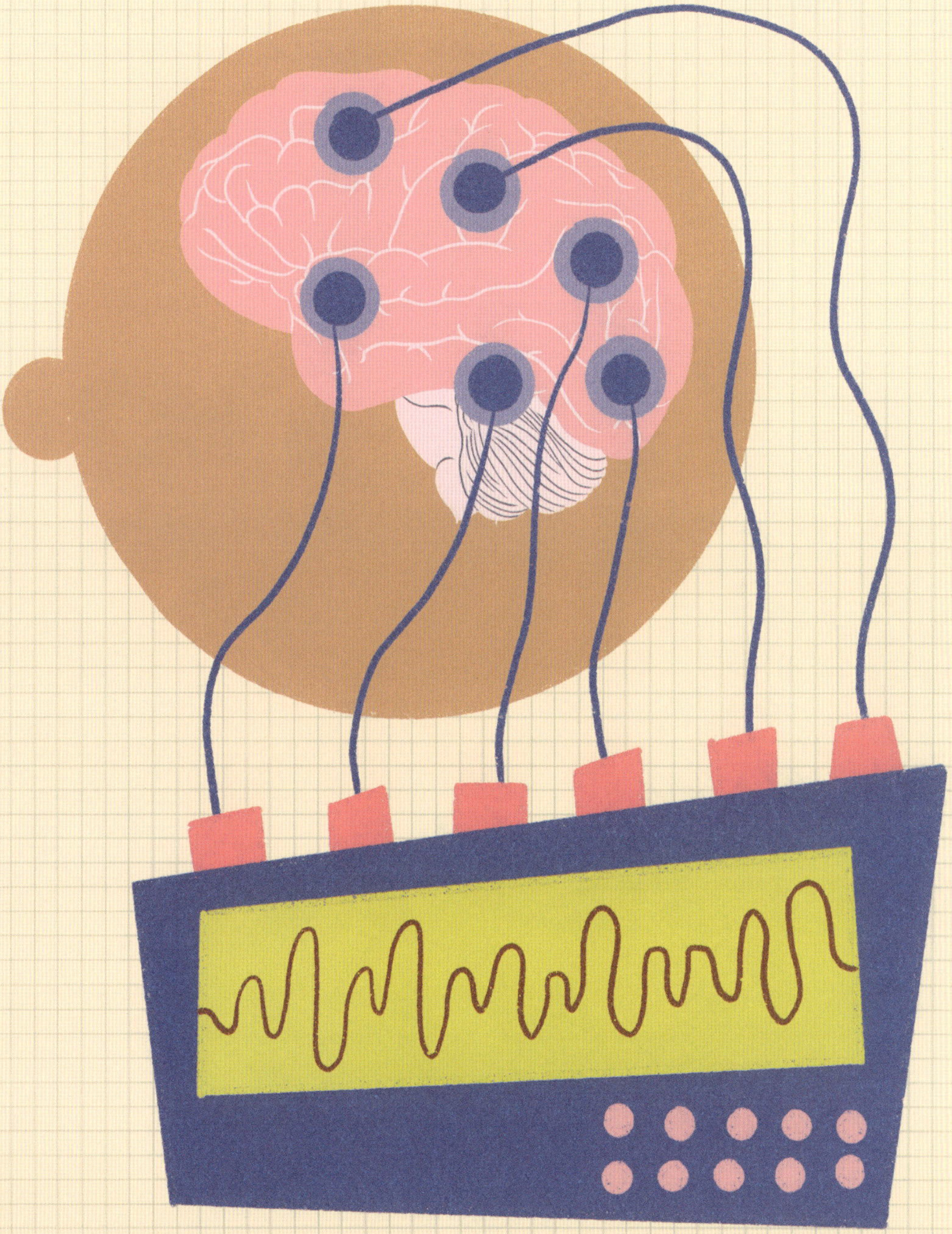

# 当更年期失眠已成为习惯

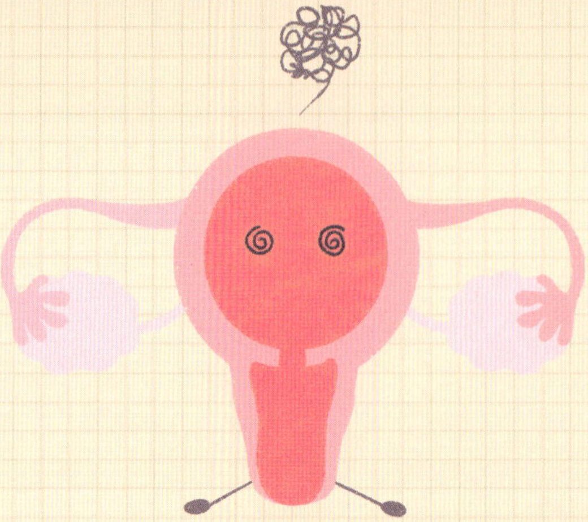

中医讲究“未病先防”。在未病期（即将进入更年期，尚未有更年期失眠等困扰时）可针对月经紊乱进行中医中药的调理，这样不仅可以改善月经不调的症状，还可减轻更年期不适。这个时期出现的情绪问题，如果通过自我疏导、调节，无法改善，可至心理门诊治疗，不良情绪得到排解后，失眠症状也会明显改善。

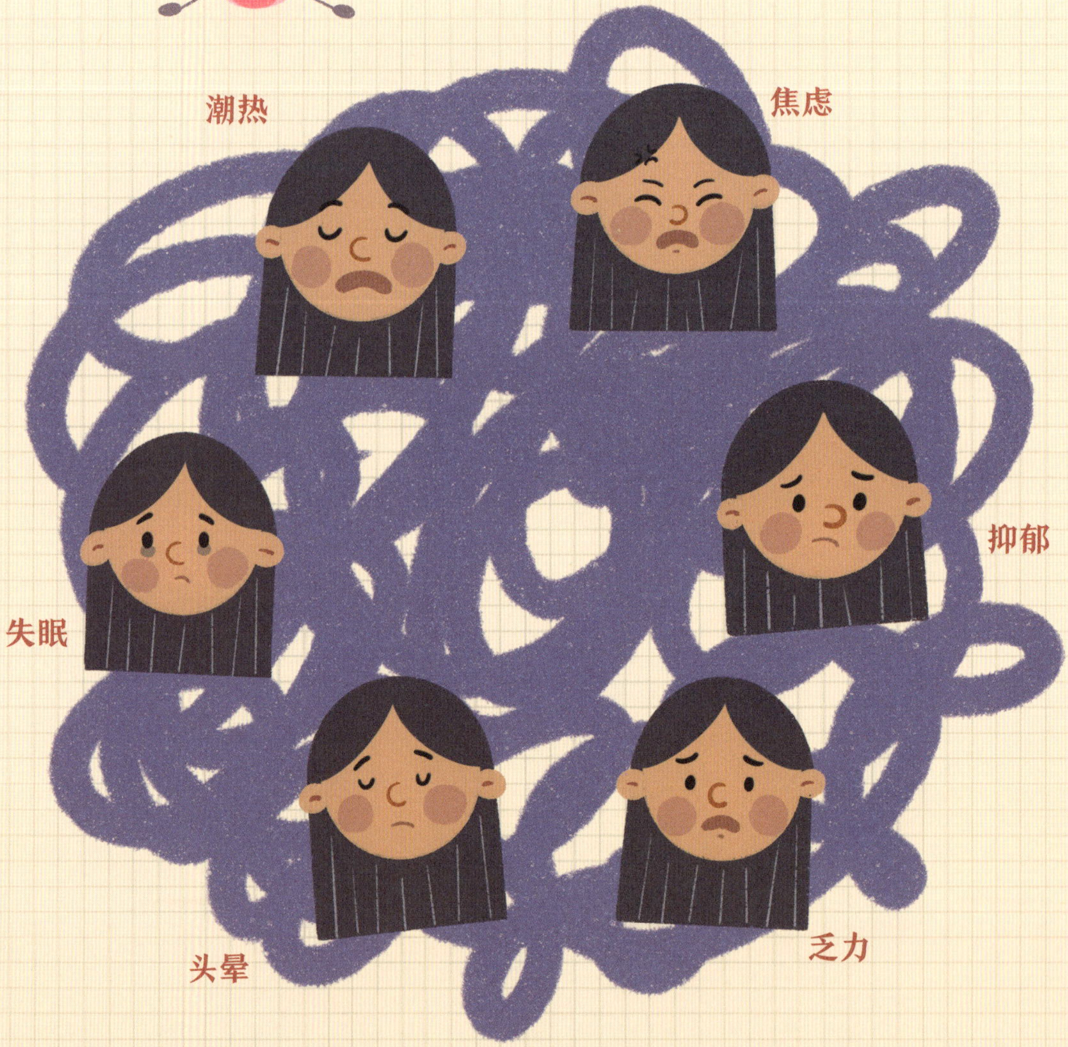


在已病期（进入更年期后，出现更年期综合征症状时），可针对失眠、潮热、头晕、乏力、腰膝酸软、尿频、抑郁、焦虑等多种症状进行中医中药的调理。

# 老年人养宠好处多，猫猫狗狗让你睡得更香

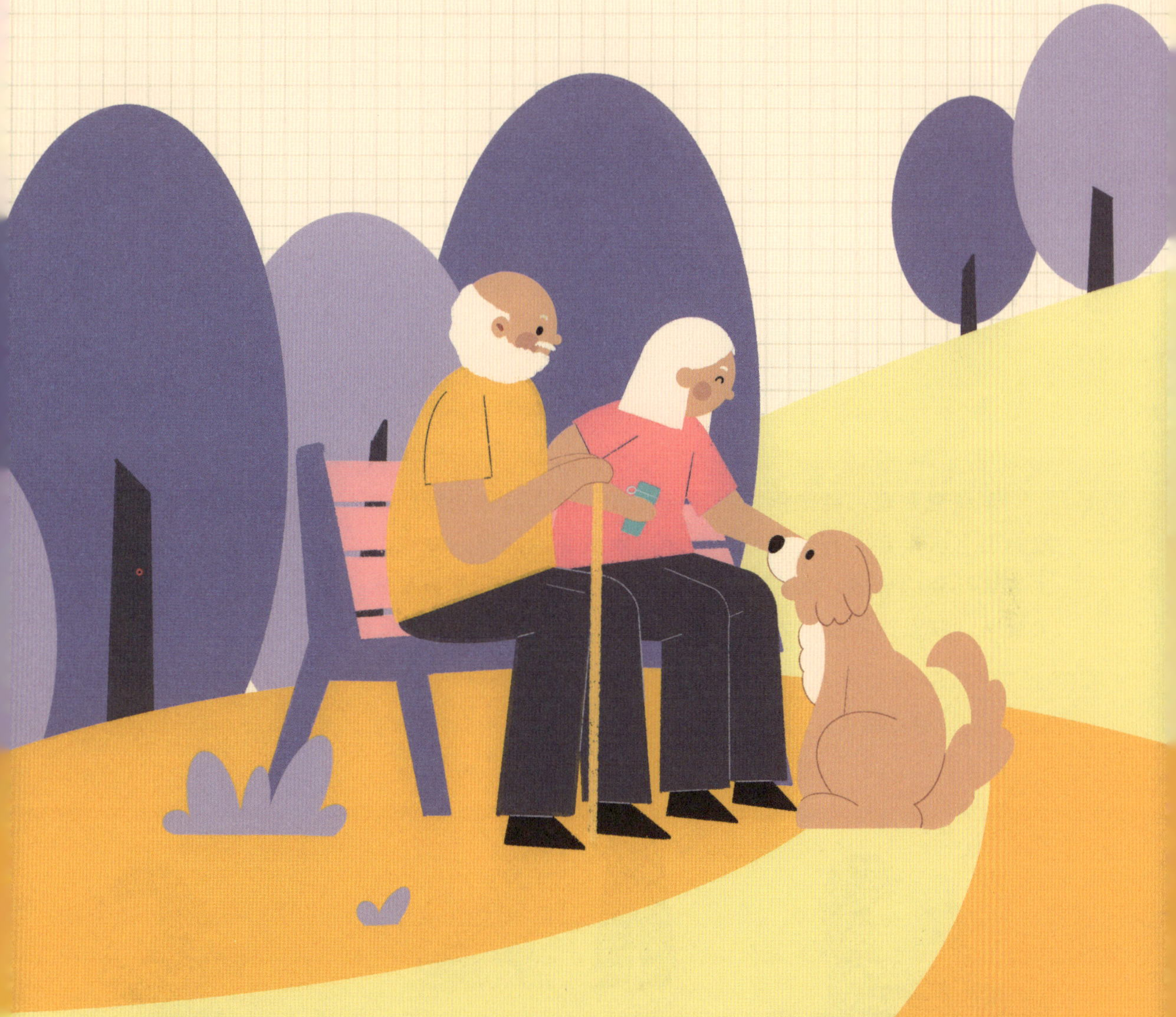

随着年龄增加，老年人各种生理机能进入衰退阶段，优质睡眠时间缩短，睡眠习惯发生改变。睡眠质量与老年人的身心健康有着密切关系，加之社会职能、人际关系的改变，老年人所面临的一系列社会心理问题引起越来越多的关注。目前，我国居民尤其是老年人的休闲娱乐方式、消费观念呈现出多样化发展趋势，很多家庭开始饲养宠物。越来越多老年人选择宠物作为感情寄托。有不少老年“宠主”表示，养宠物后感觉自己的身体变得更加健康了。这可是有科学依据的，别不相信哦！

# 提高睡眠质量

2019 年一项关于河南南阳市部分社区 624 位老年人的问卷调研显示，624 名老年人中饲养宠物者 237 人，约占 38.0 %，其中 182 人养狗，55 人养猫。

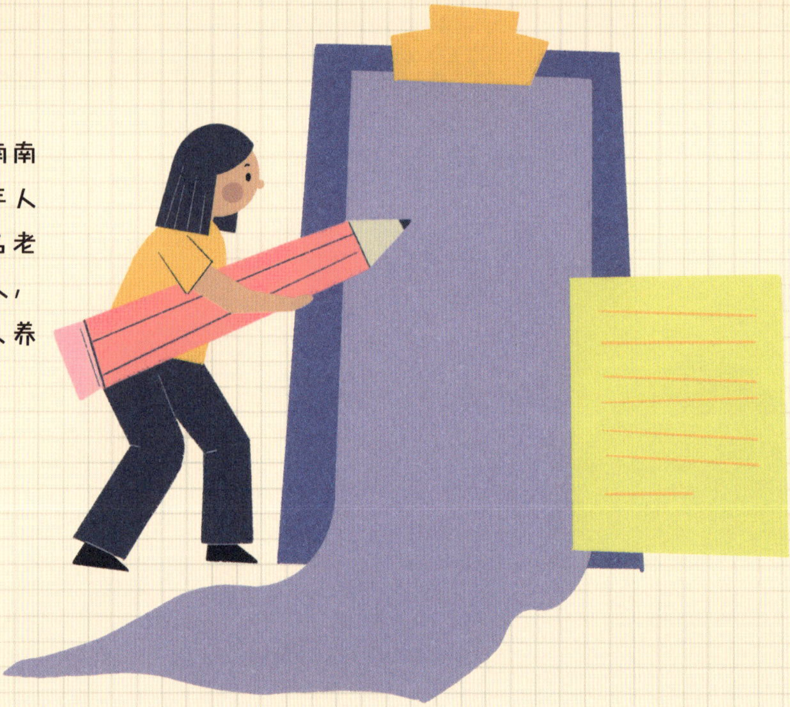

本研究发现，将宠物作为倾诉对象、经常陪伴宠物的老年人睡眠质量较好，这可能是因为当老年人与宠物进行互动，如玩耍、抚摸、凝视、“交谈”时，会增加宠物主人催产素的分泌，这会让主人和宠物之间的关系更加亲密，反过来增加宠物的催产素分泌，在宠物和主人之间建立起一个由催产素介导的正反馈机制。

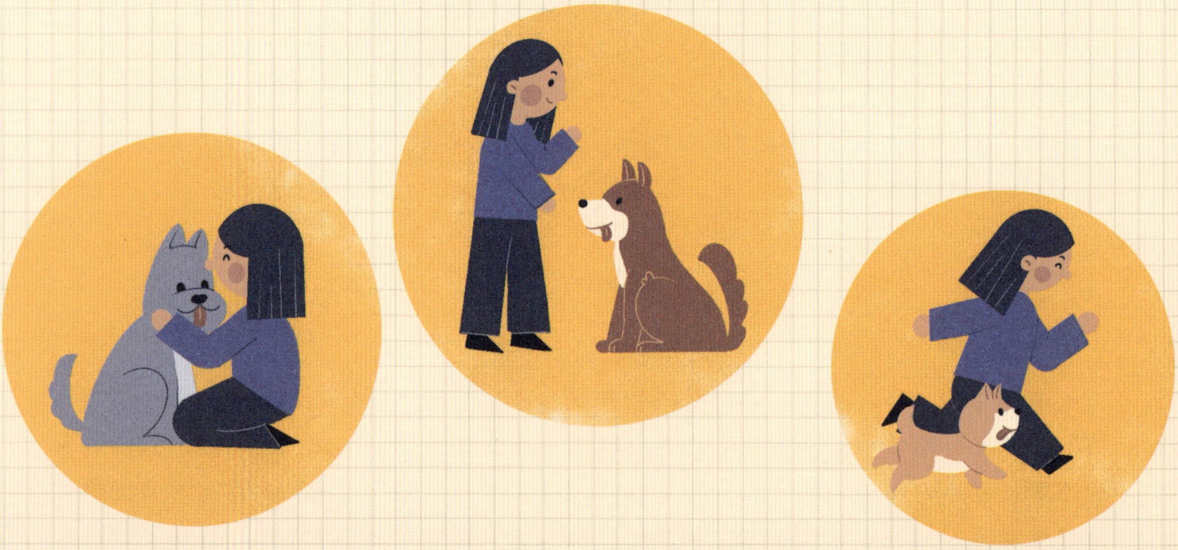

当人体催产素含量上升时，会随之释放出大量能够缓解压力、延缓衰老的激素（如多巴胺、β－内啡肽），可以促进细胞重生，改善失眠症状。

# 增加运动量

加拿大的一项研究报告显示，遛宠的义务在宠物所有权和体力活动之间起着中介作用，饲养宠物必须保证它们有一定的运动量以保持健康，部分老年人为了照顾宠物，坚持参与体力活动，如遛狗等，减少了每天的久坐时间。

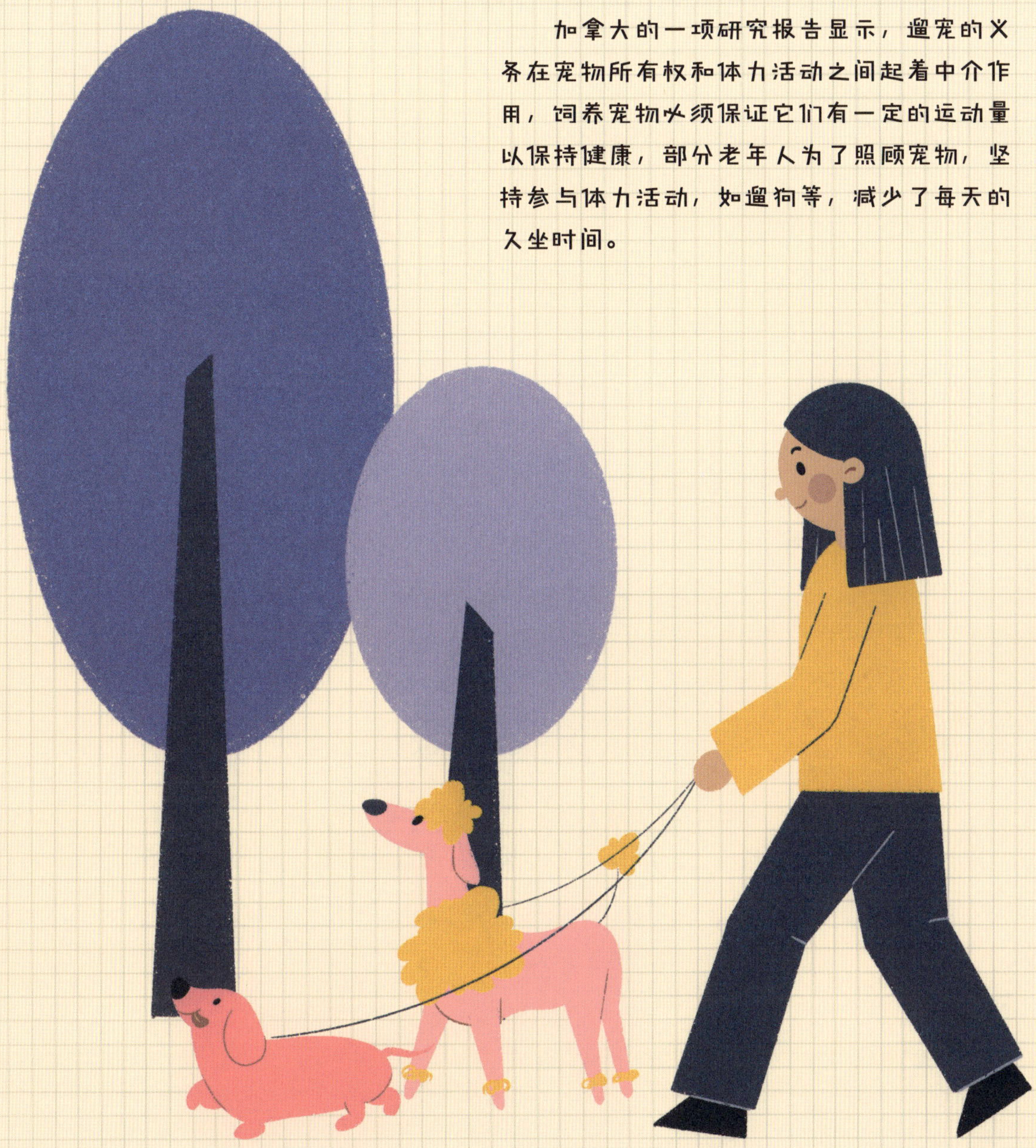

运动可以直接触发主动睡眠机制。运动导致体温升高，机体会通过主动代偿性加速睡眠、增加睡眠深度，来达到降低能量消耗、促进体力恢复和能量储存的目的。

# 生活更规律

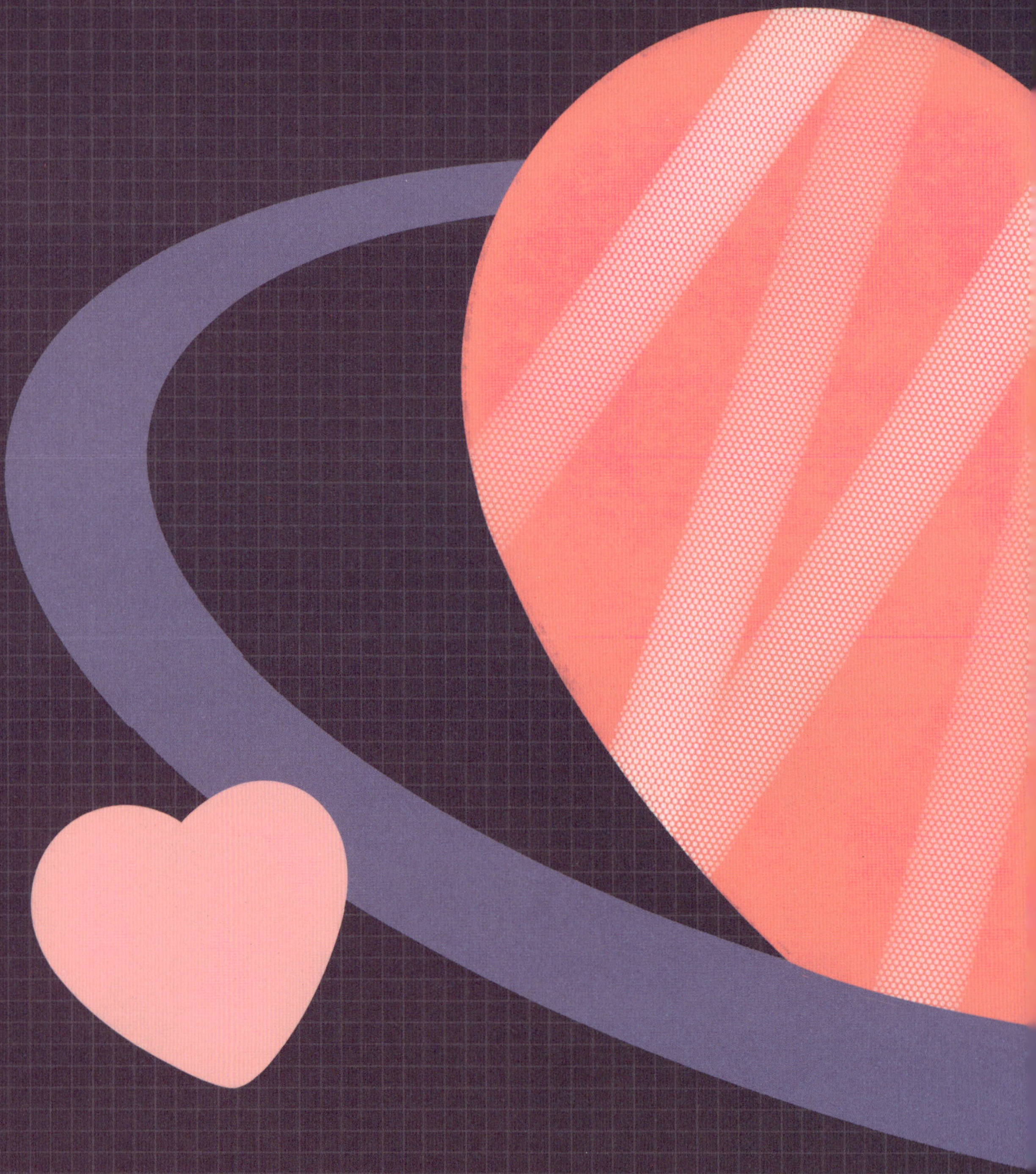

照顾宠物要求老年人按时起床，按时喂食，按时购买宠物食品、用具和及时清理卫生，而这些时间性很强并且必须做的工作，也督促老年人自己均衡进食，按时吃药，控制血压等。老年人由于社会角色的转变和子女的独立，不再经常获得依赖和被依赖的感受，而宠物补偿了一部分缺失的人际关系，使老年人感到自己被需要，实现自我价值认同感，可以缓解压力，减轻孤独、抑郁、焦虑等不良情绪。

有宠物相伴的老年人有了情感交流的空间，更愿意与其他人接触，增加了社交范围。在社交活动中，老年人往往因喜欢同类宠物而展开交流。

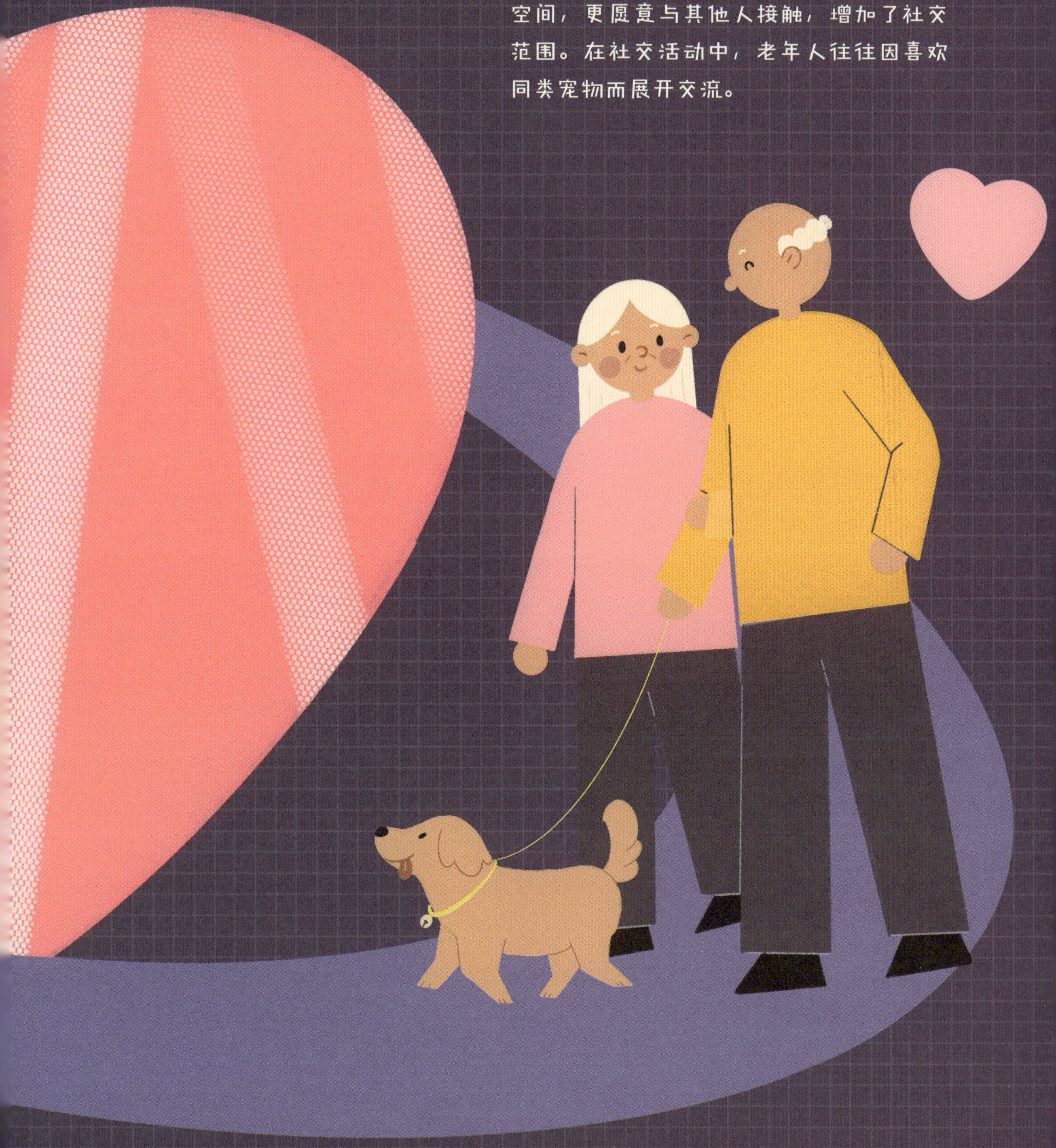

很多老年人都将宠物看成家里的一分子，他们希望宠物能融入自己生活的方方面面。良好的宠物饲养行为是促进老年人睡眠质量提高的有效措施之一，有助于推动积极老龄化。

# 04

# 医生<br>快来救救我

# 失眠的认知行为治疗

长期失眠的患者常常会有一些不利于自己睡眠的认知，比如对失眠成因的困惑、对失眠不良后果的反复担忧和反思、对睡眠不切实际的期望等。这些担忧和无益的信念令患者感到紧张焦虑，造成持续的过度激活状态，使患者更加难以入眠。

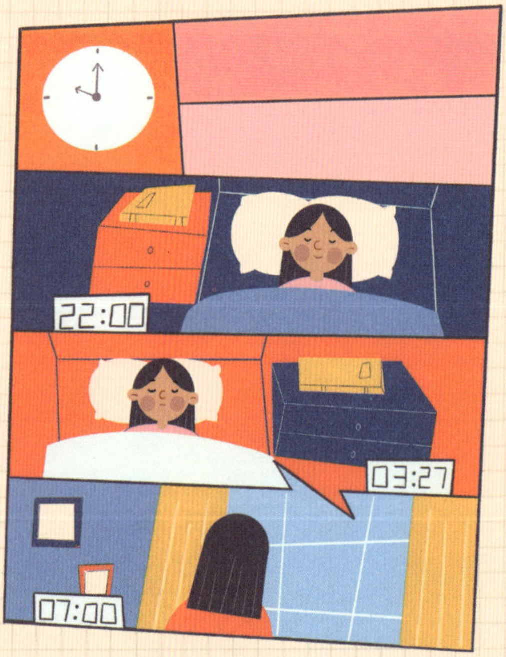


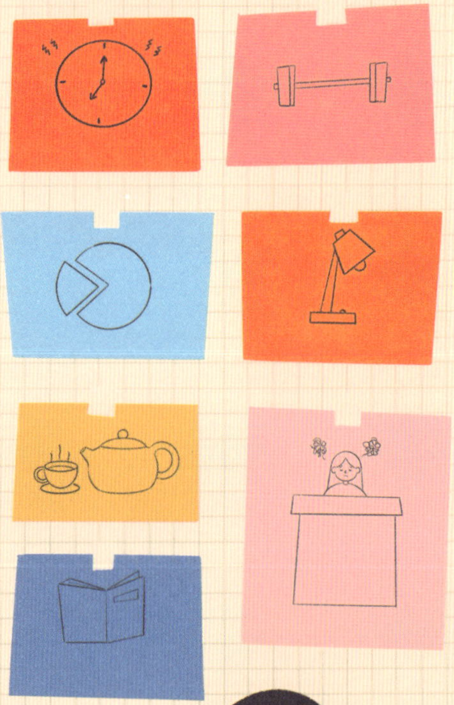

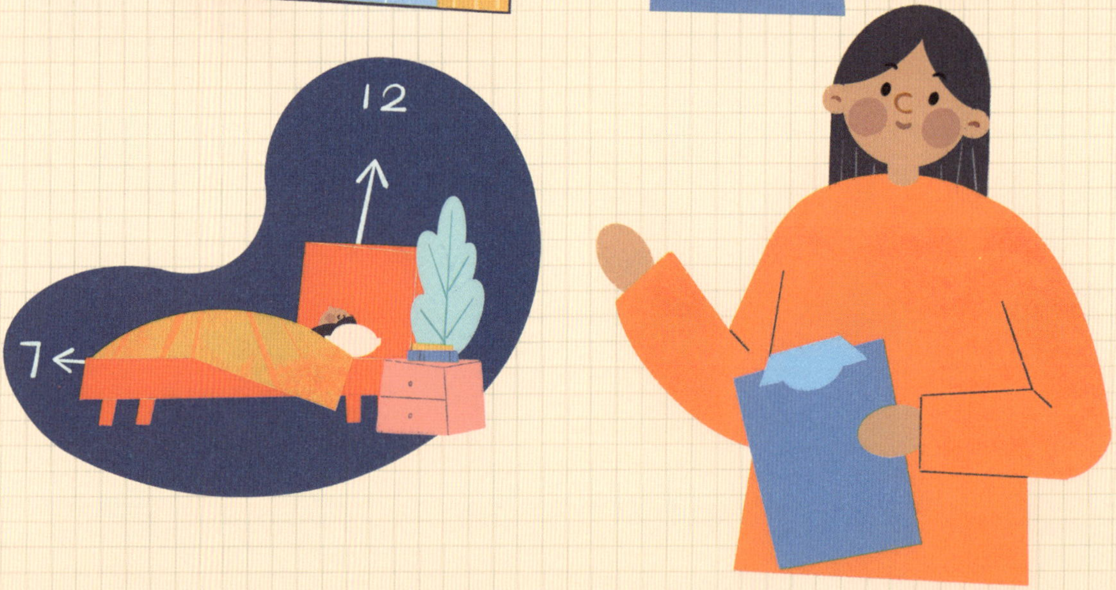


如果尝试了各种方法失眠都没有得到改善，那么就应该请心理医生介入治疗了。失眠认知行为治疗（cognitive behavioral therapy for insomnia，CBTI），目前临床应用非常广，也是现行治疗失眠的首选方式，包括睡眠限制疗法、刺激控制疗法、认知治疗、睡眠卫生教育。

# 睡眠限制疗法

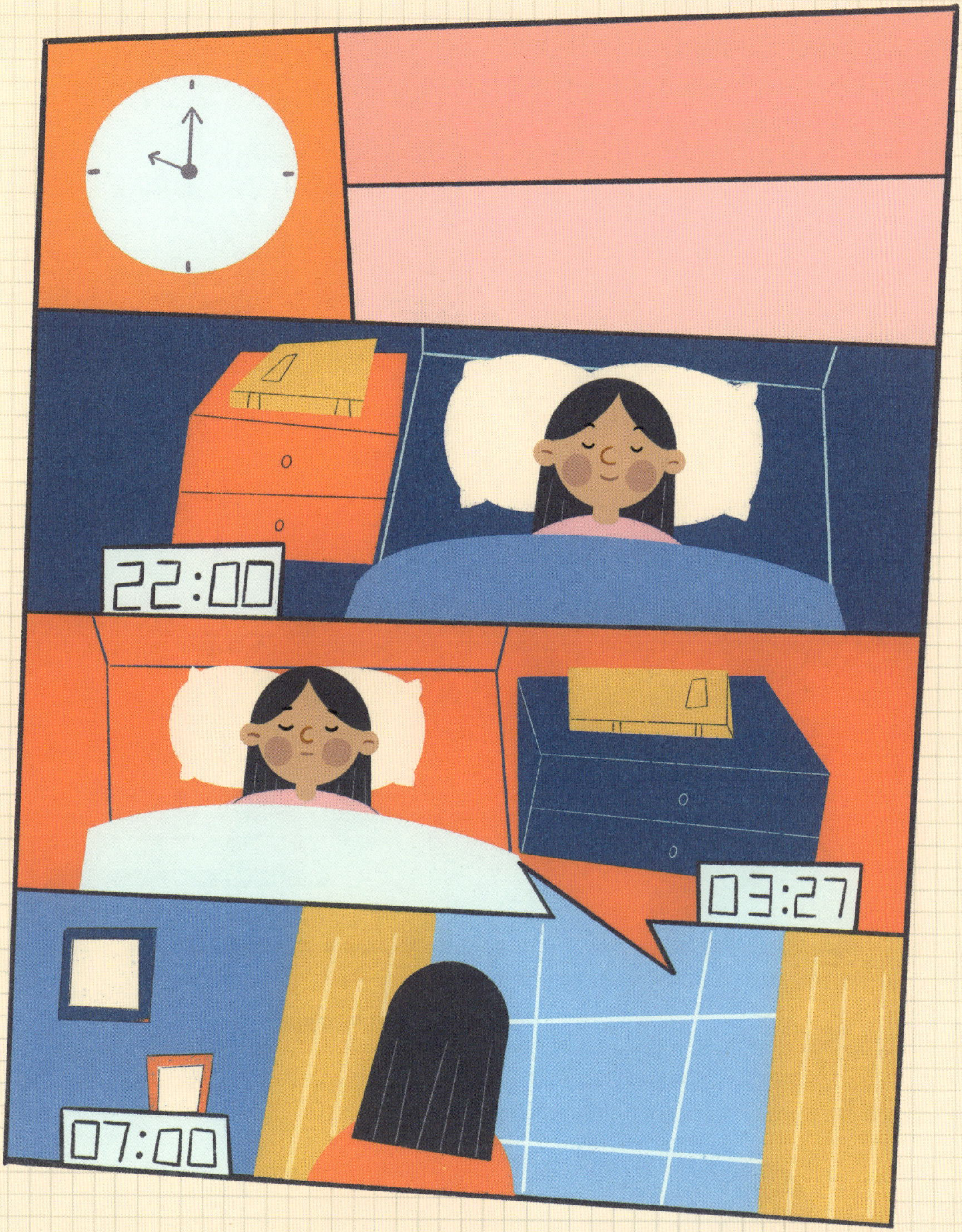


通过限制在床上的清醒时间（包括入睡时间、中途醒来时间和赖床时间），来提高睡眠效率，最终理论上只保留实际睡眠时间。

# 刺激控制疗法

加强床与睡眠之间的积极联系，减弱床与清醒状态之间的联系。比如每天固定时间起床，睡不着就离开床或卧室，规定床只能用来睡眠。

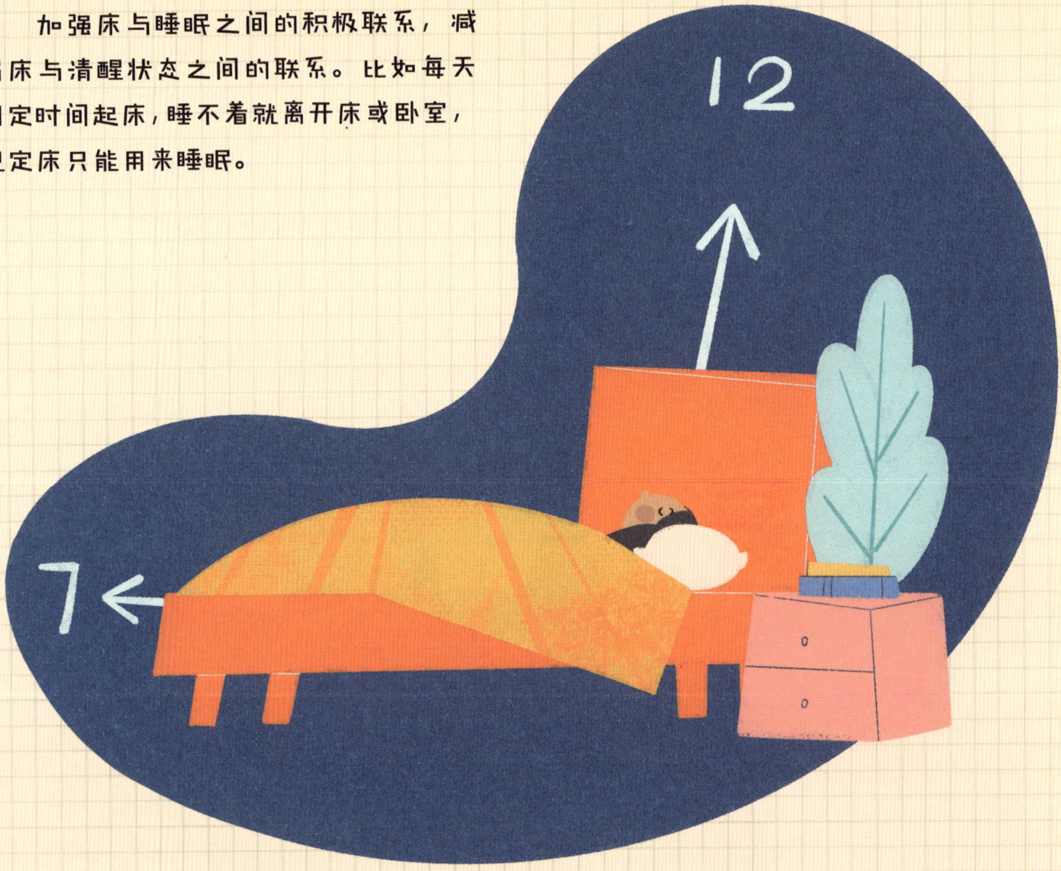


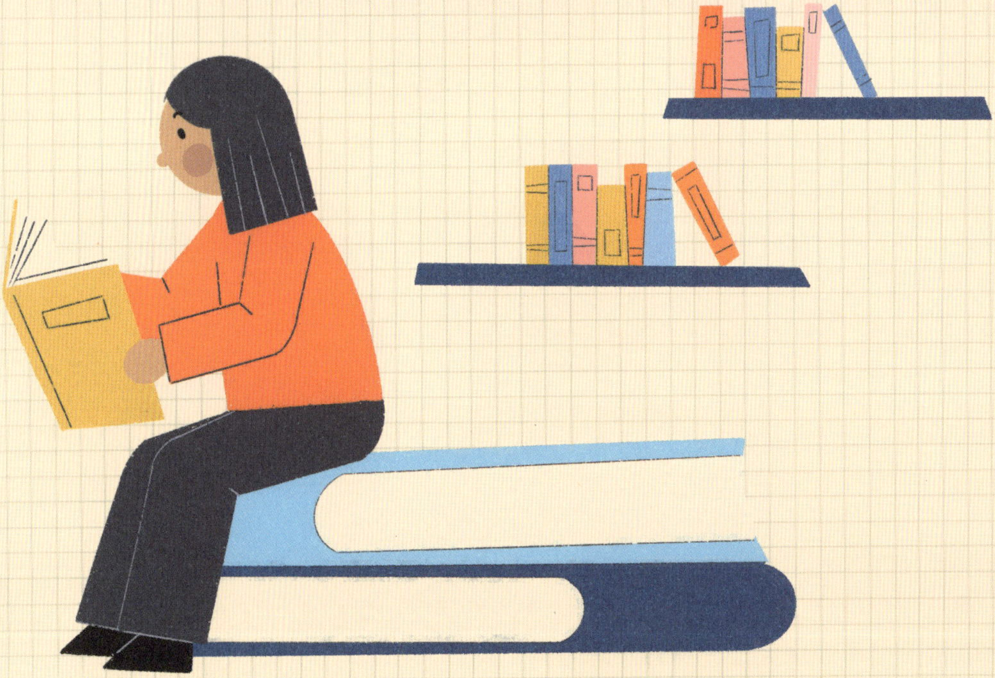

# 认知治疗

许多失眠的人一躺在床上就开始胡思乱想，想到一些不好的事情。认知重组可以使你认识到哪些负面想法在影响睡眠，从而挑战这些消极思维模式，用积极的思维模式代替它们。具体方式可以分为3步：

**识别消极思维：**

比如有的人觉得失眠1次会导致第2天的工作表现非常糟糕，因此越想越焦虑而难以入睡。

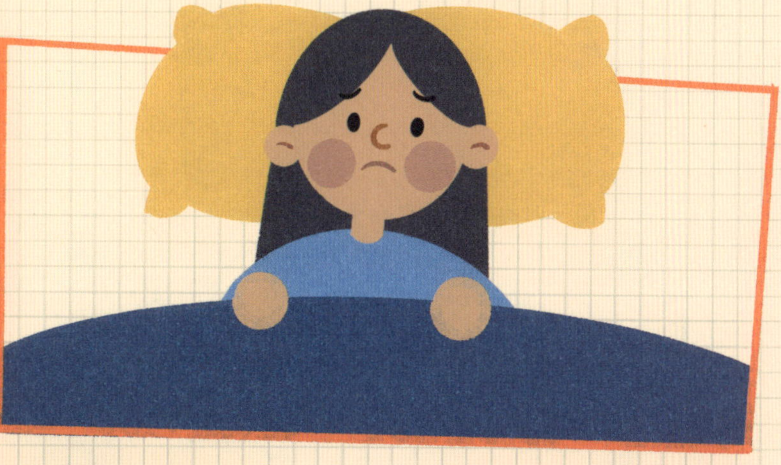

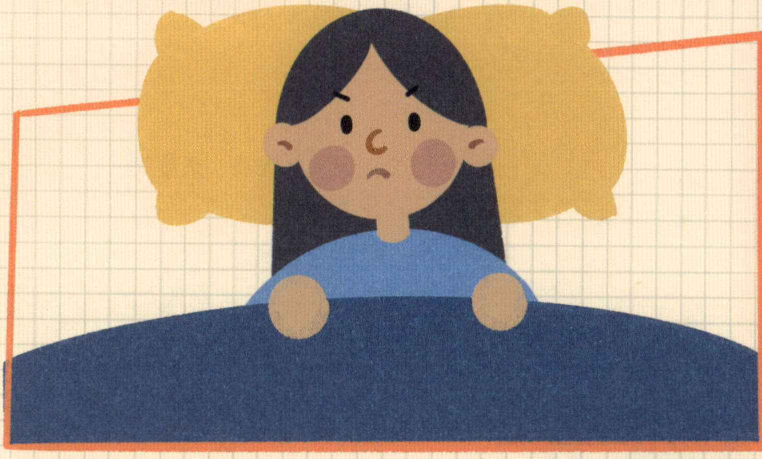

**挑战消极思维：**

质疑这些想法的合理性。

**用积极的思维方式代替：**

比如，今晚失眠不会导致明天的失控，每个人都有睡不好的时候，通过一定的训练，我的睡眠肯定可以改善的。

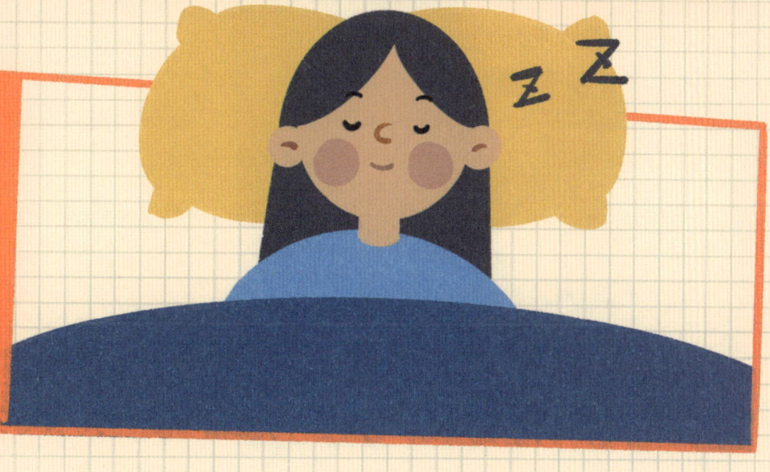

# 睡眠卫生教育

帮助患者了解睡眠卫生知识，通过养成良好的习惯、改善睡眠环境来改善睡眠。

比如：

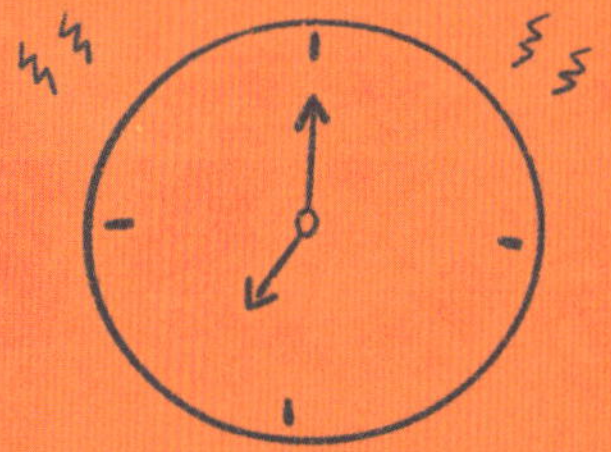

每天同一时间起床，有助于形成“生物钟”

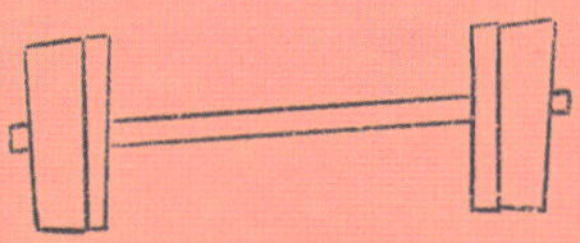

规律锻炼身体，但睡前 4 小时要避免剧烈运动

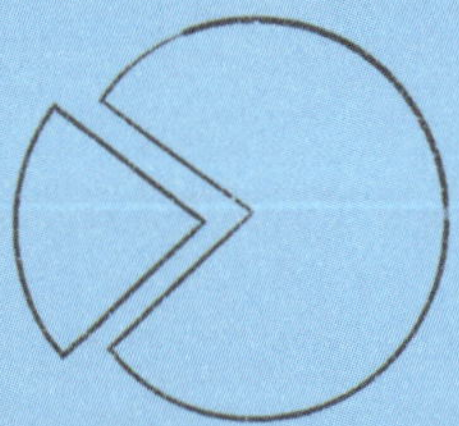

不要吃得太饱，也不要空腹上床

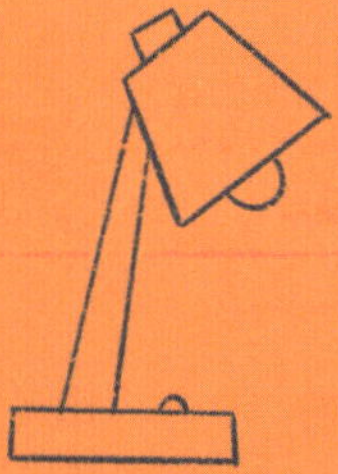

确保卧室的光线、温度适宜，没有噪音

减少咖啡类饮料摄入

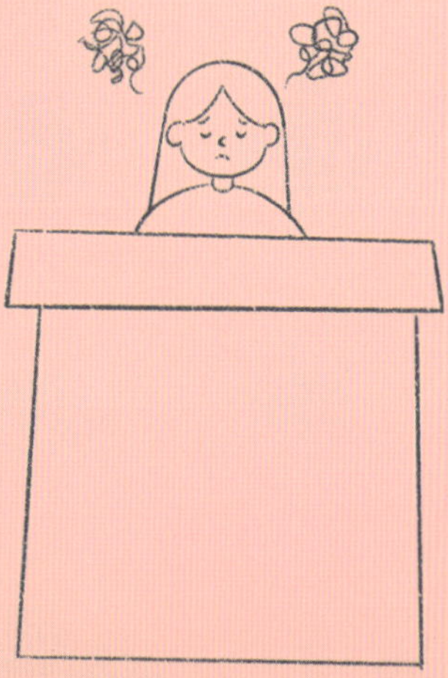

别在床上思考问题，烦恼会干扰入睡

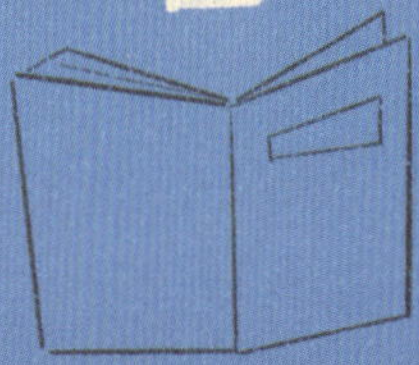

不要强迫自己入睡，睡不着时就离开卧室，做一些不同的事

# 失眠的物理疗法

失眠的认知行为治疗虽然容易被患者接受，但治疗过程复杂、周期长，且须由受过正规认知行为疗法培训的心理医师进行，目前真正在临床的应用受限。

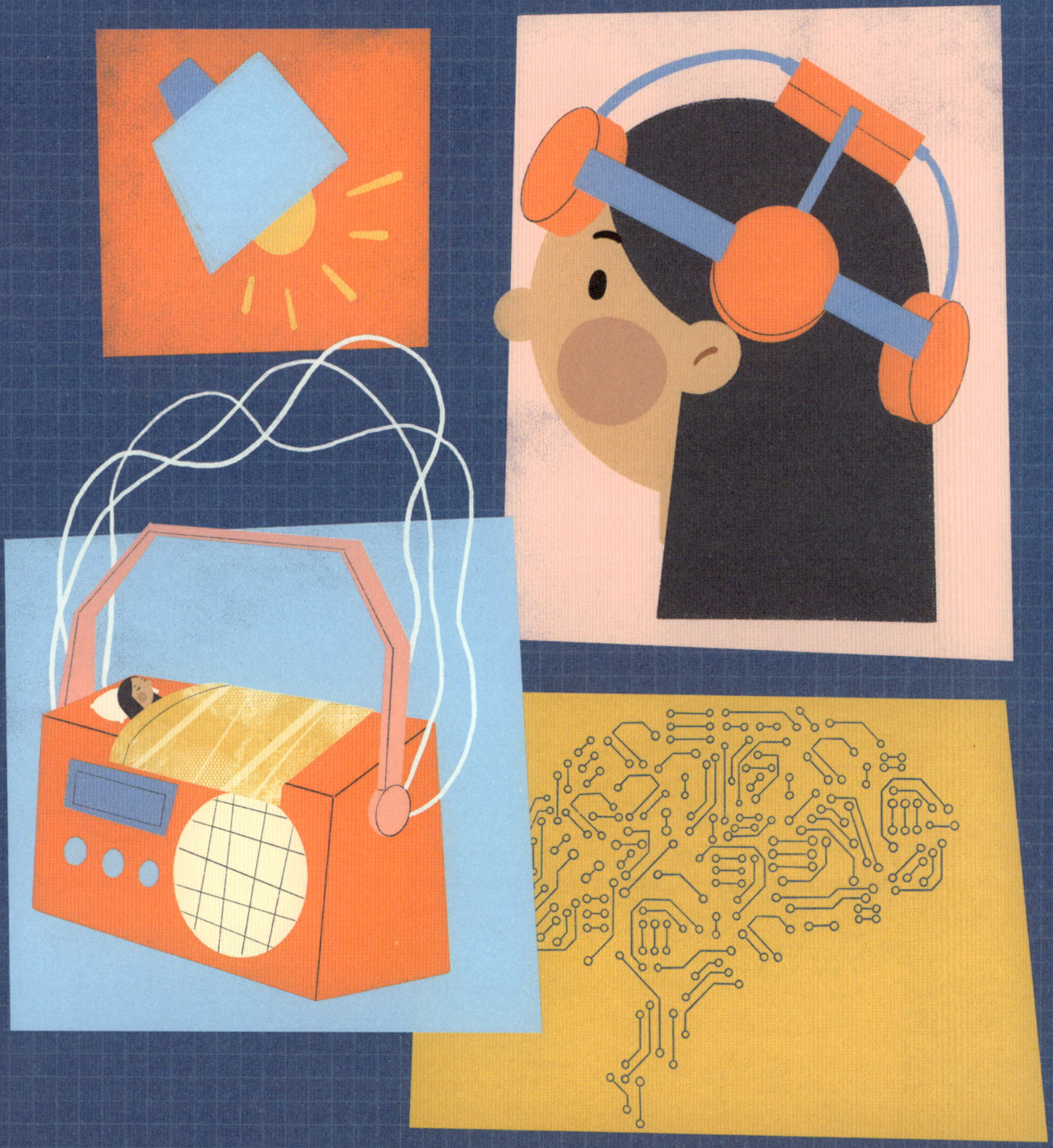

鉴于以上治疗方法的局限性，物理治疗成为一种补充失眠治疗的手段，其副作用小的优势使其在临床的运用可接受性强。现已有报道的应用于临床失眠治疗的物理治疗方法包括光疗法、重复经颅磁刺激、生物反馈疗法和电疗法等。

# 光疗法

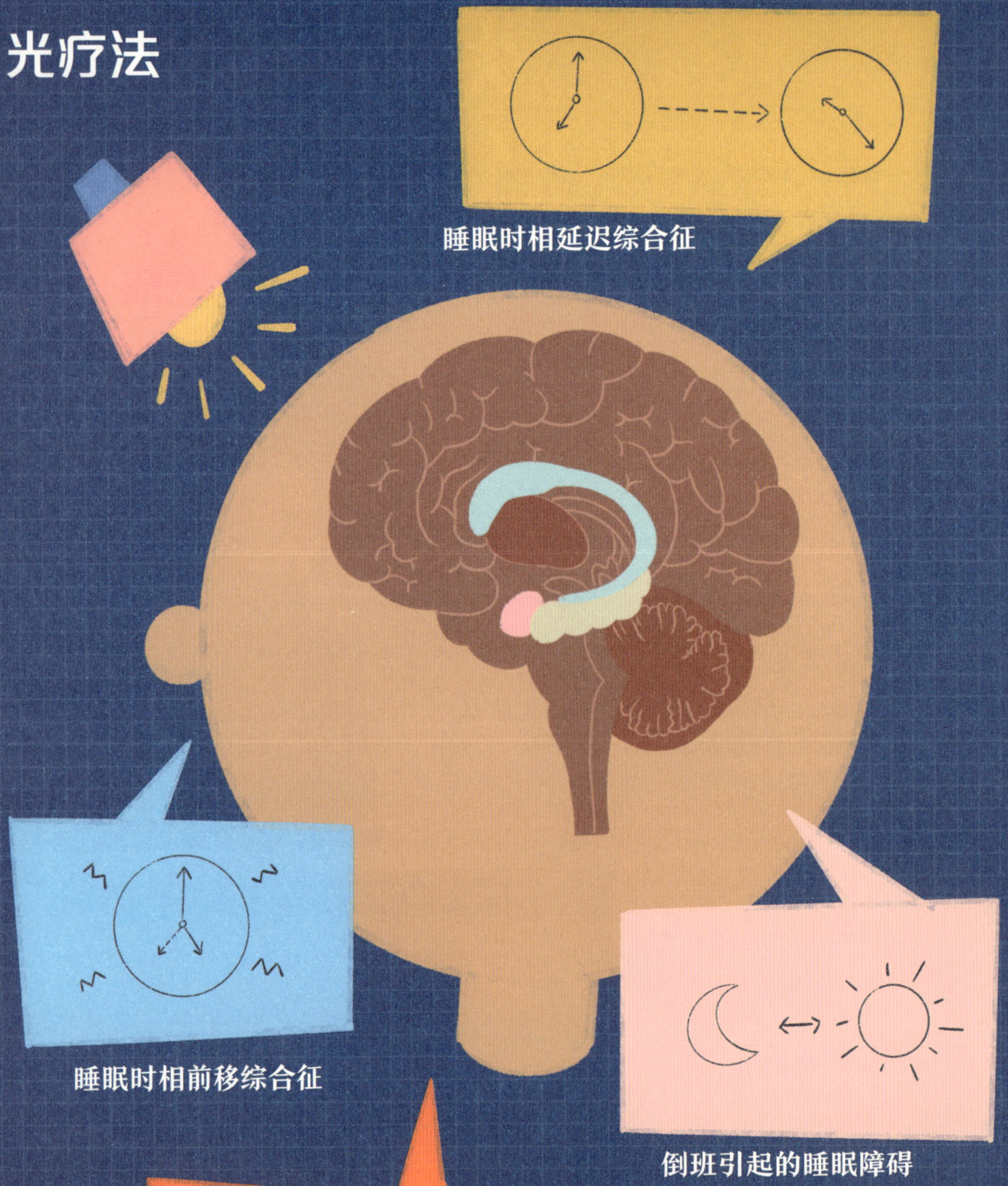


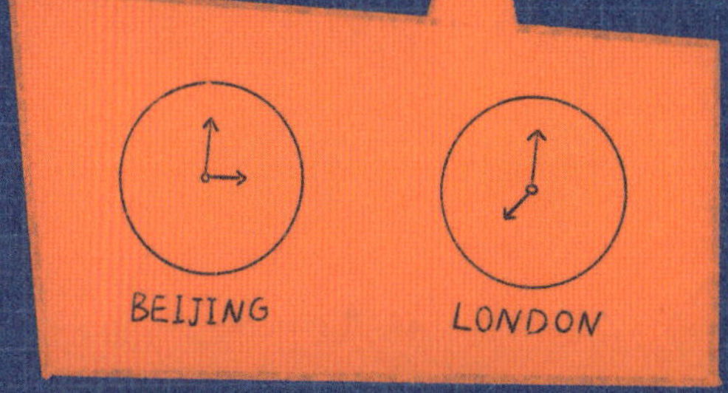


时差问题

光疗法的作用机制主要是抑制褪黑素的分泌，主要用于昼夜节律性睡眠障碍患者，如睡眠时相延迟综合征患者、睡眠时相前移综合征患者、倒班引起的睡眠障碍者和有时差问题者。

# 重复经颅磁刺激

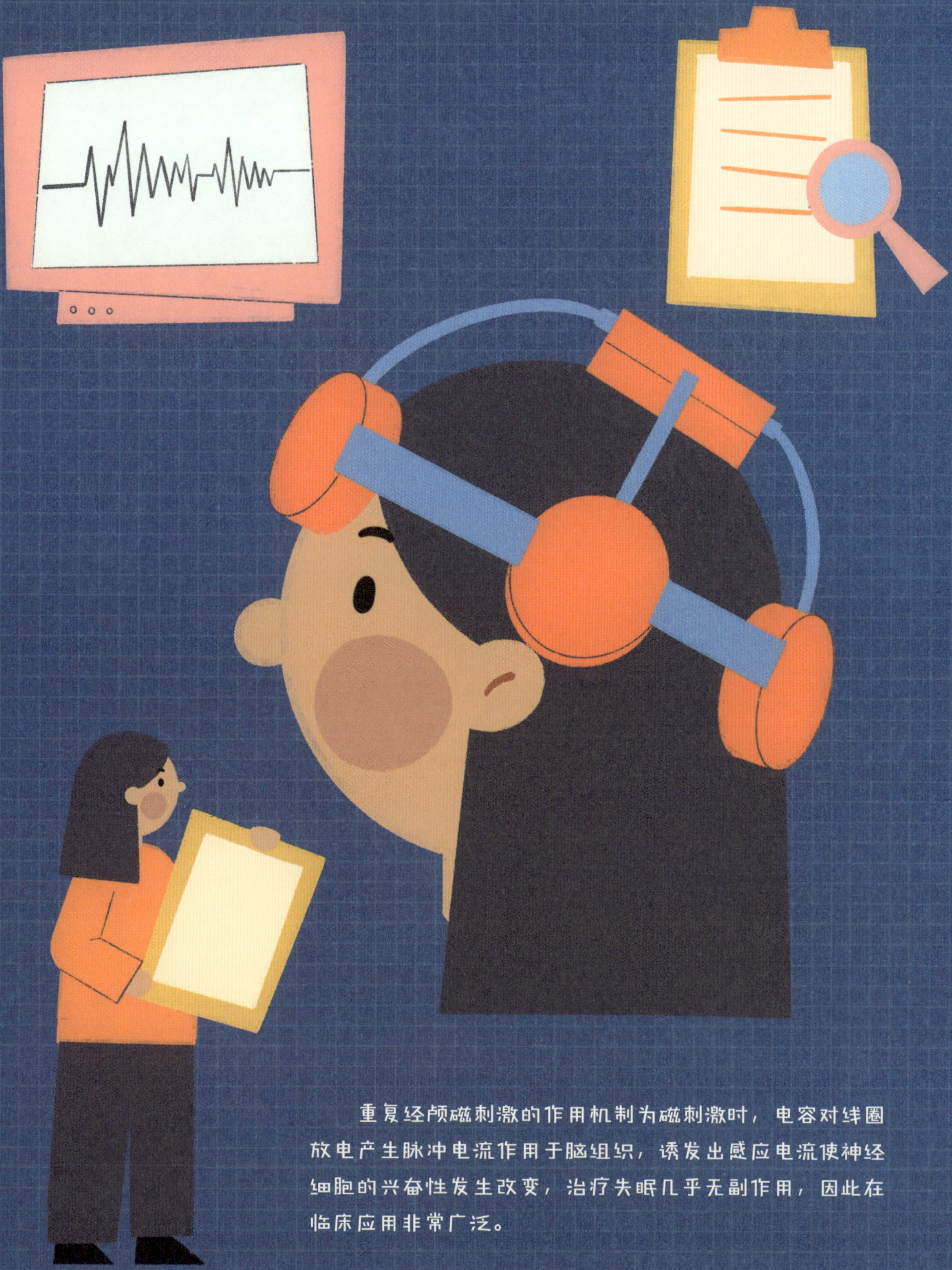

重复经颅磁刺激的作用机制为磁刺激时，电容对线圈放电产生脉冲电流作用于脑组织，诱发出感应电流使神经细胞的兴奋性发生改变，治疗失眠几乎无副作用，因此在临床应用非常广泛。

# 生物反馈疗法

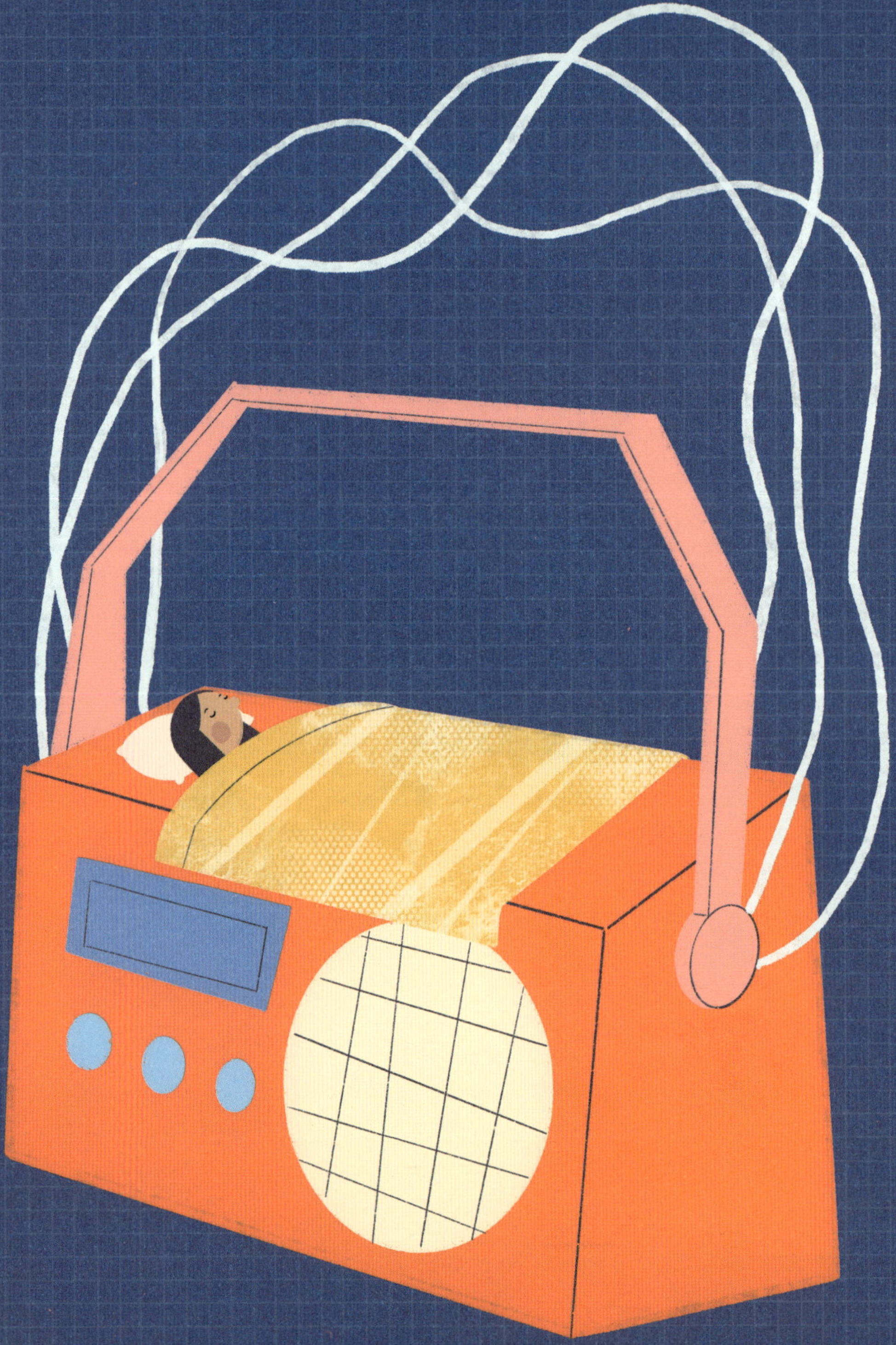

生物反馈疗法的作用机制是用特定的仪器将人们自身感受不到的微妙的身体变化以声音或光的形式显示出来，失眠患者可随此变化自觉进行自我放松训练，逐渐进入睡眠状态。

# 电疗法

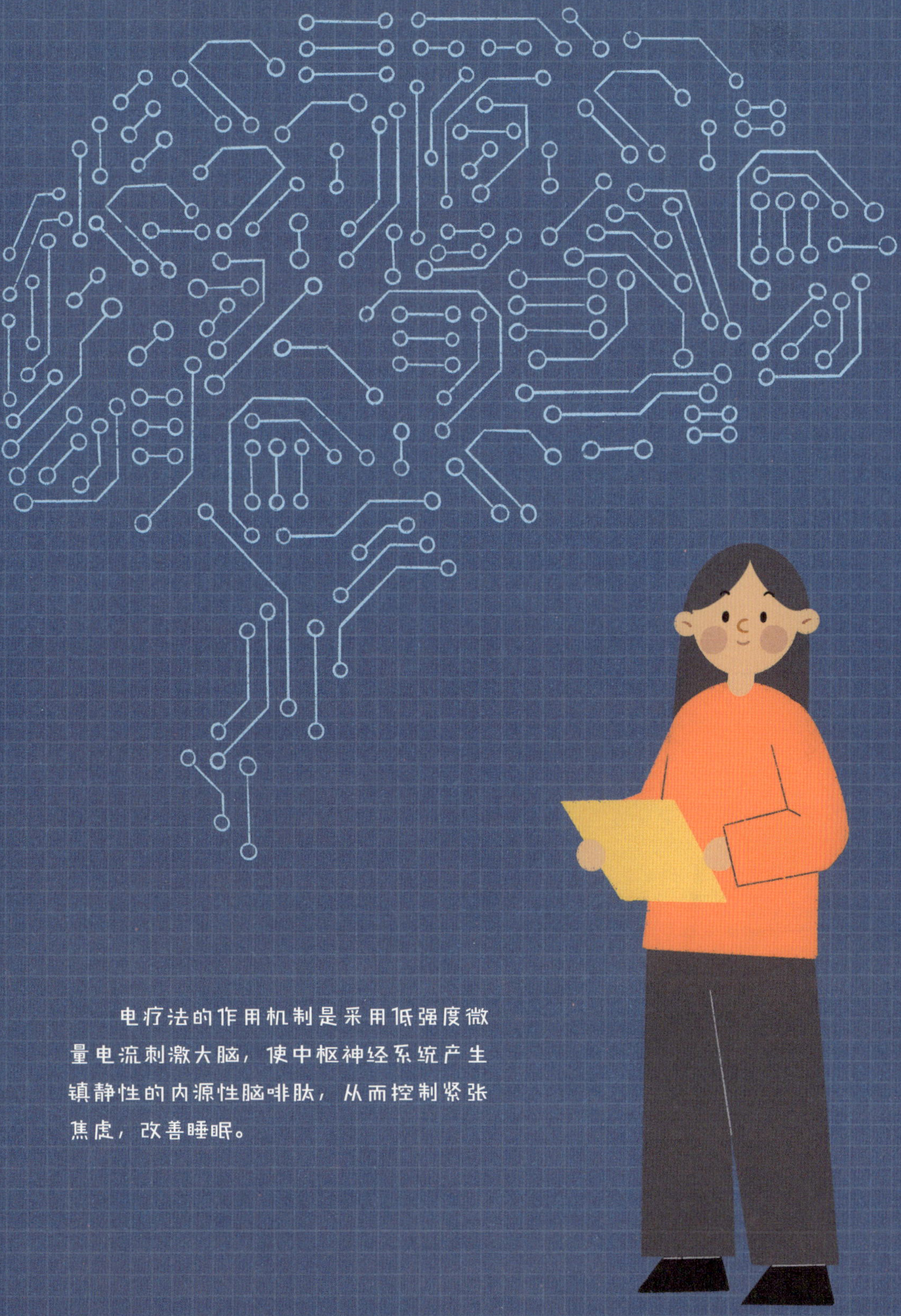

电疗法的作用机制是采用低强度微量电流刺激大脑，使中枢神经系统产生镇静性的内源性脑啡肽，从而控制紧张焦虑，改善睡眠。

# 不要让助眠药成为毒药

随餐服用药物是很多老年人的日常，随着失眠率上升，一些年轻人也开始使用助眠药物，一时间“褪黑素”成了大家津津乐道的话题。

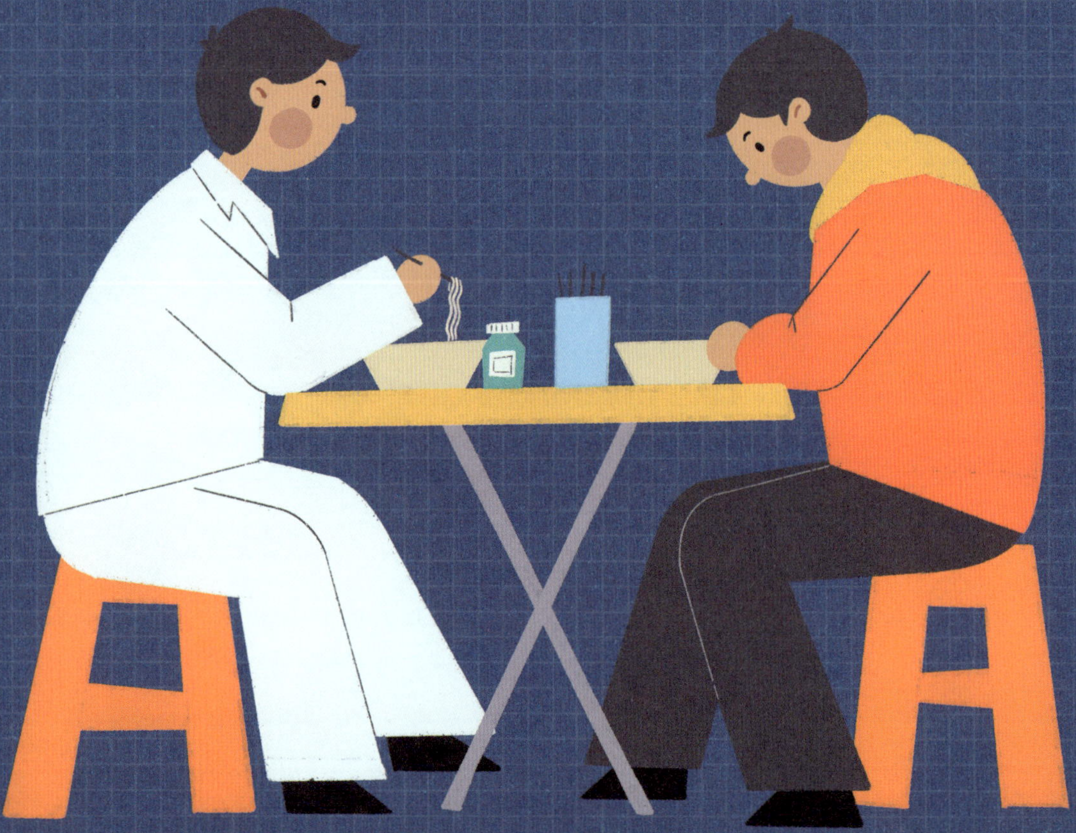

但是由于缺乏科学指导，很多人为了解决失眠问题就乱吃一通，殊不知药物带来的副作用比失眠本身还要大，更有甚者出现了头晕、口干、食欲不振、便秘、谵妄、共济失调、顺行性遗忘、过度兴奋等副作用后还不知道是吃助眠药物导致的，这就有些得不偿失了。

2019 年出版的《中国失眠障碍综合防治指南》中提到：

目前用于治疗失眠的药物主要有部分苯二氮䓬受体激动剂、褪黑素受体激动剂、抗抑郁药（多塞平）和食欲素受体拮抗剂（苏沃雷生）等。

此外，其他抗抑郁药（曲唑酮、米氮平和氟伏沙明）、小剂量抗精神病药（奥氮平和喹硫平），还有抗癫痫药、抗组胺药和褪黑素等也常在临床上使用。

对失眠障碍患者单独或联合使用药物治疗时，美国睡眠医学会推荐的一般用药顺序为：

1

短、中效苯二氮䓬受体激动剂

包括唑吡坦、右佐匹克隆、扎来普隆等

或褪黑素受体激动剂如雷美替胺（国内处于临床试验中）

2

其他苯二氮䓬受体激动剂

或褪黑素受体激动剂

3

具有镇静作用的抗抑郁剂
（如曲唑酮、米氮平、氟伏沙明、多塞平）

尤其适用于伴有抑郁 / 焦虑障碍的失眠患者

4

联合使用苯二氮䓬受体激动剂、

具有镇静作用的抗抑郁剂

5

处方药如抗癫痫药、抗精神病药

不作为首选药物使用

仅适用于某些特殊情况和人群

有的人说了，这么多条条框框我也看不懂，再者还有副作用，我可不敢吃。非也非也，只要是在正规医院的医师指导下应用，助眠药还是利大于弊，毕竟长期失眠带来的身体不适和工作效率降低、社交能力减弱等都会严重影响生活质量。所以千万不要讳疾忌医，该去医院看病就别耽误。

# 治失眠，酸枣仁不是万能的

中医门诊经常碰到这样的患者，还没进门就说着“医生我睡不着，快给我开点酸枣仁”，酸枣仁俨然成了中医安神药里的“明星产品”，各种酸枣仁胶囊、酸枣仁片也层出不穷。

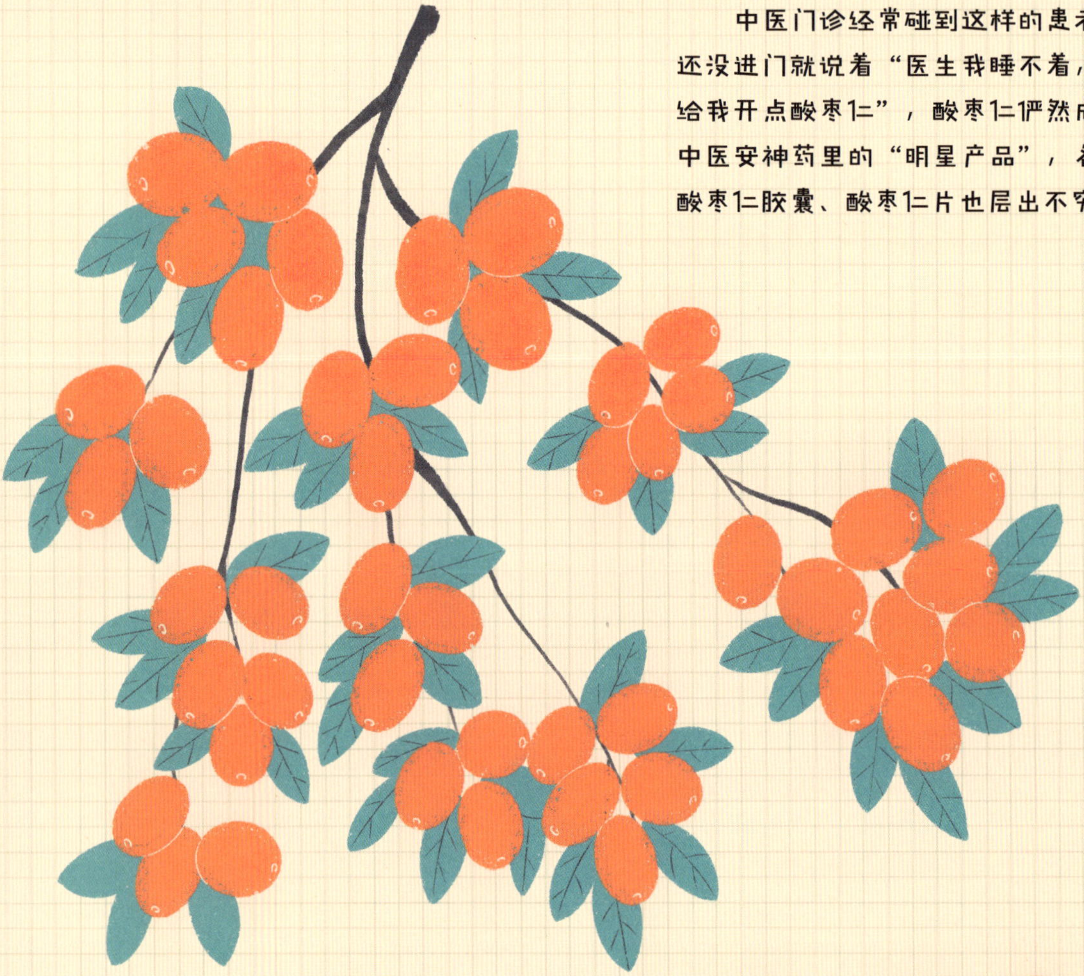

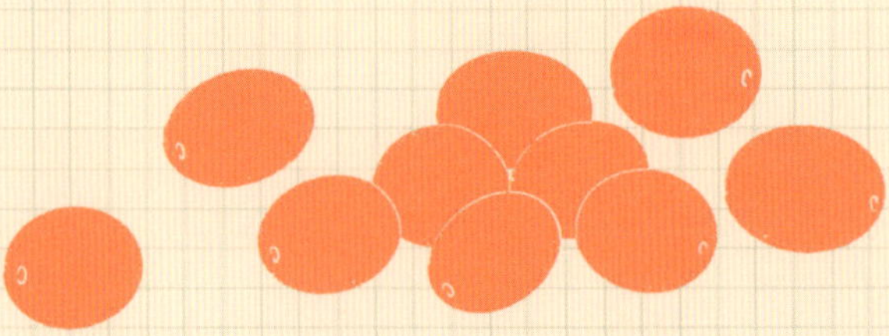

诚然近年来多项基础研究发现，酸枣仁油、总皂苷、总黄酮、总生物碱等活性物质是酸枣仁起到中枢抑制作用的主要成分，其可抑制小鼠自发活动，并能协同阈下剂量戊巴比妥钠，使入睡鼠数目增加，具有较明显的镇静催眠作用。酸枣仁也是助眠名方酸枣仁汤的君药，其功效有补心养肝、宁心安神，尤适用于虚性失眠。肝阴得养，则心神不乱，而易入眠。

但是酸枣仁并不是万能的，任何药物都有自己的禁忌证，酸枣仁也不例外，比如：

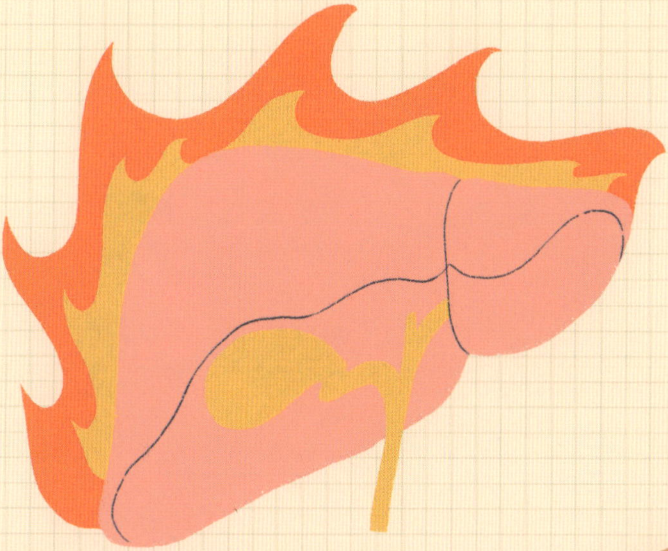

肝火旺盛的人群不宜服用。因为酸枣仁具有收敛的作用，肝火旺的人群自己本身体内的火气较大，再服用酸枣仁可能会导致体内的火郁积，加重肝火旺盛。

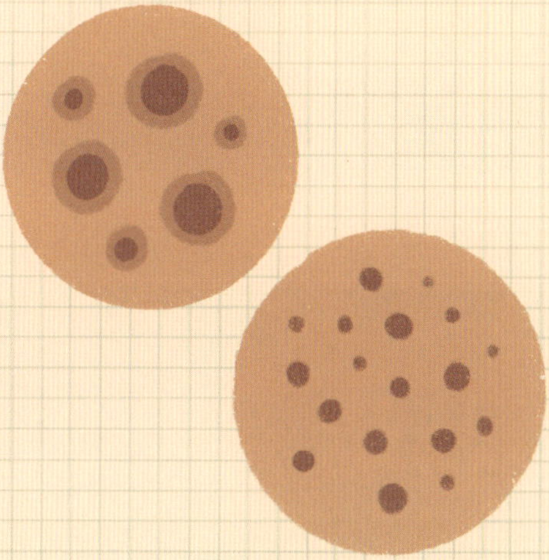

如果对酸枣仁过敏的人群服用了酸枣仁，通常会出现皮肤瘙痒、红肿，以及腹痛、腹胀等过敏症状。

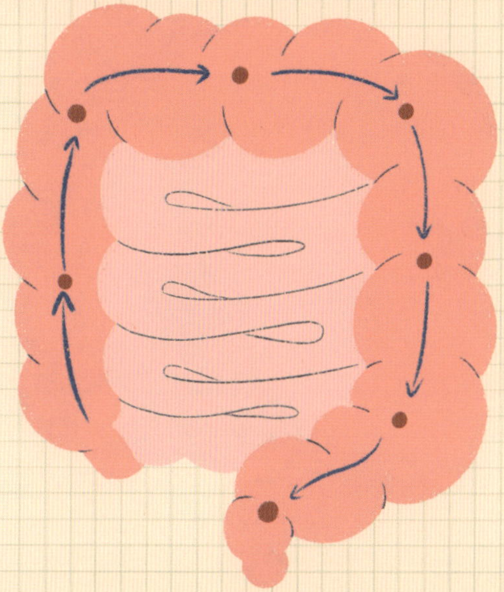

此外，酸枣仁的质地润而滑，有润滑肠道的作用，如果服用过量可能会引起胃酸分泌，出现大便滑泻。

所以不要执着于让中医医生开处酸枣仁了，能治失眠的中药非常多，最重要的还是根据个人体质去辨证论治。接下来就为失眠的朋友们介绍几味临床常用的安神中药。

# 柏子仁

## 药性
味甘，性平，归心、肾、大肠经。

## 功效
养心安神，润肠通便，止汗。

## 禁忌
便溏多痰者慎用。

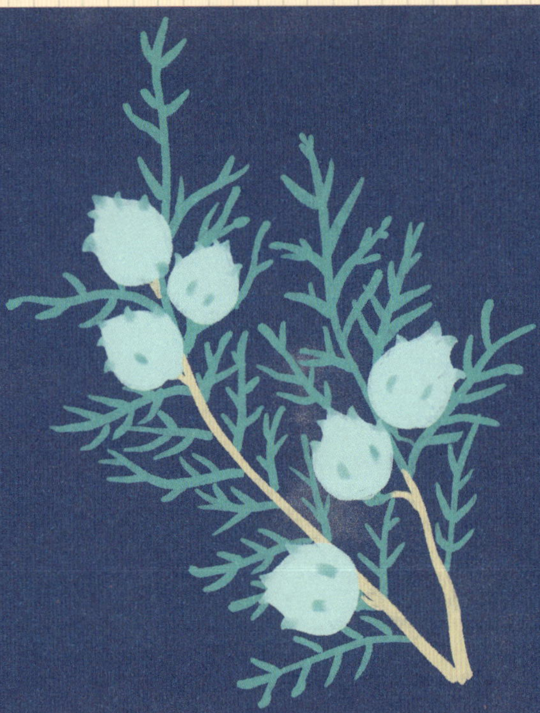

# 牡蛎

## 药性
味咸，性微寒，归肝、胆、肾经。

## 功效
重镇安神，潜阳补阴，软坚散结。

## 禁忌
脾胃虚寒者慎用。

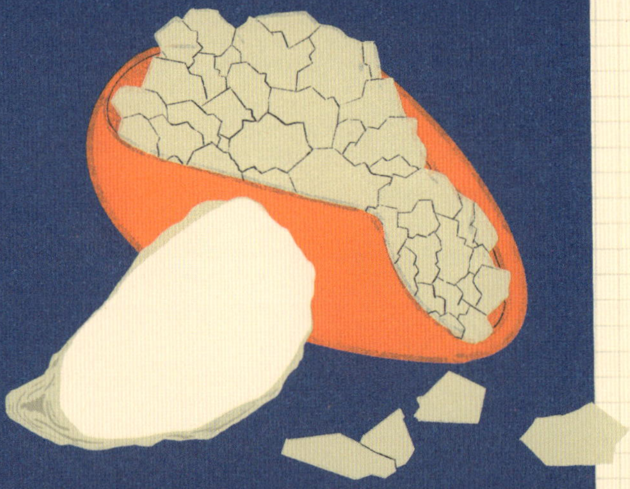

# 茯神

## 药性

味甘、淡，性平，归心、脾经。

## 功效

宁心，安神，利水。

## 禁忌

肾虚者慎用。

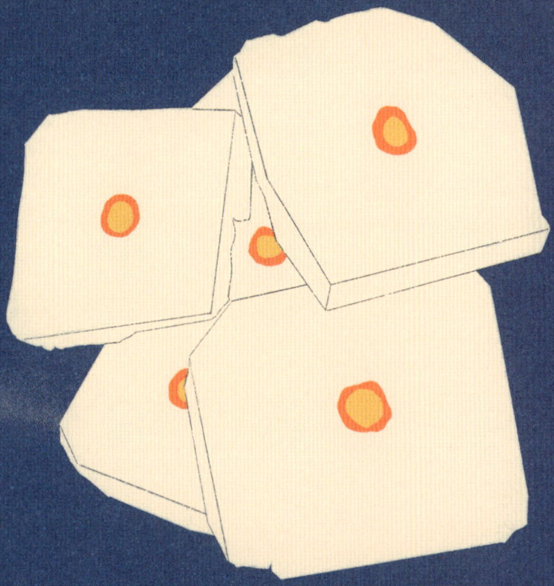

# 淡竹叶

## 药性

味甘、淡，性寒，归心、胃、小肠经。

## 功效

清热泻火，除烦止渴，利尿通淋。

## 禁忌

虚寒者慎用。

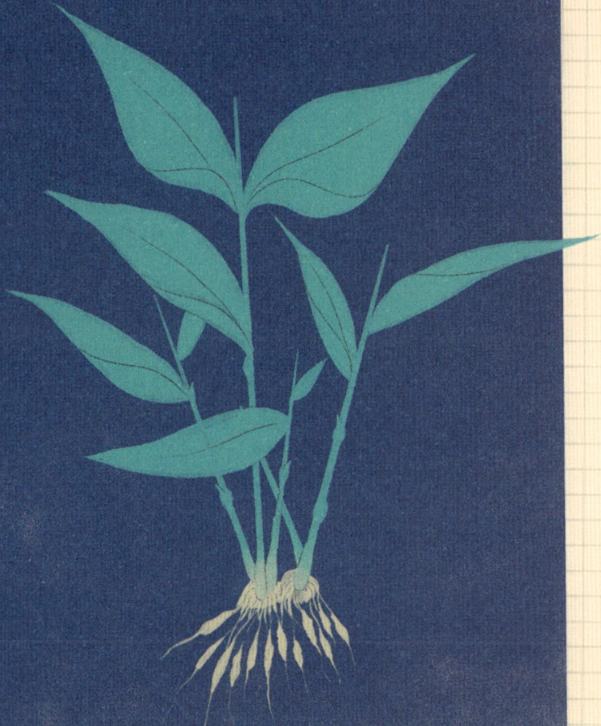

# 合欢皮

## 药性

味甘，性平，归心、肝、肺经。

## 功效

解郁安神，活血消肿。

## 禁忌

胃寒者慎用。

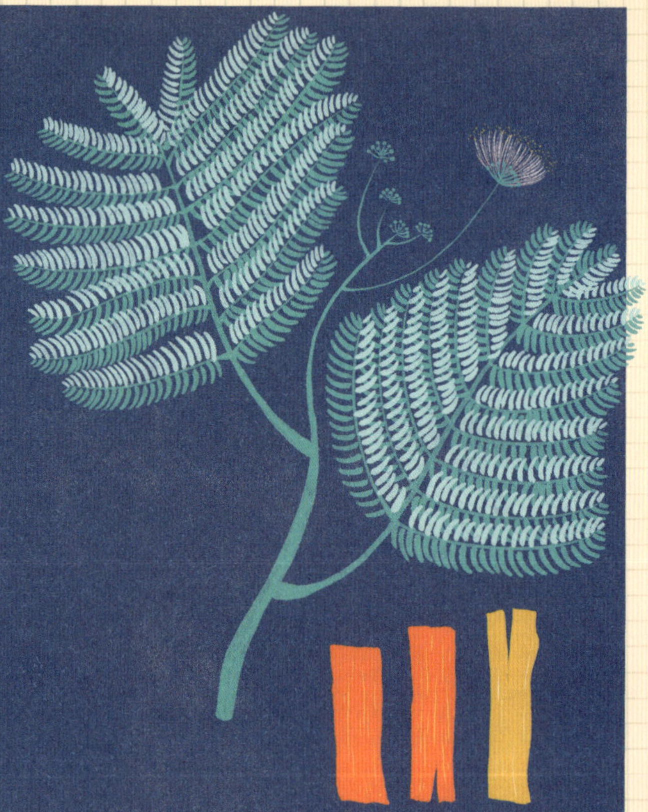

# 栀子

## 药性

味苦，性寒，归心、肺、三焦经。

## 功效

泻火除烦，清热利湿，凉血解毒。

## 禁忌

脾虚便溏者慎用。

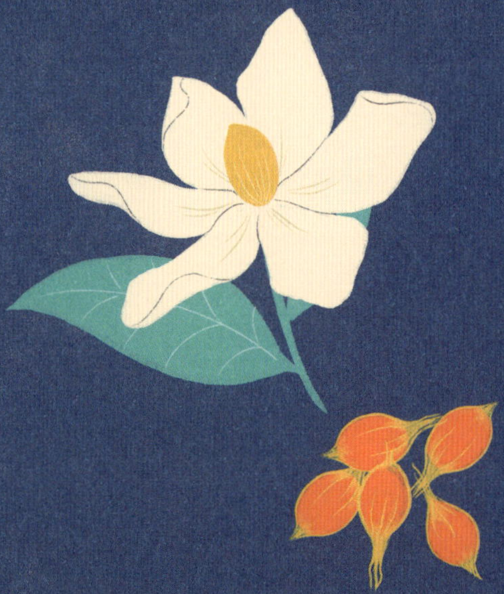

# 淡豆豉

**药性**

味苦、辛，性凉，归肺、胃经。

**功效**

解表，除烦，宣发郁热。

**禁忌**

脾胃虚寒者慎用。

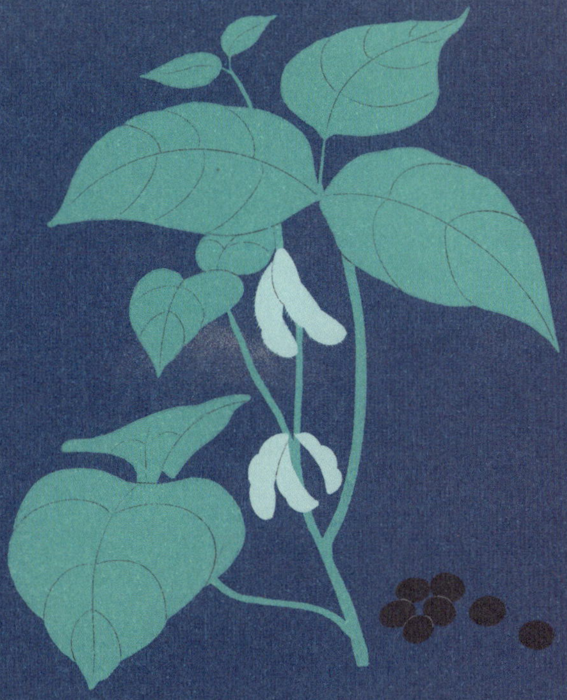

# 玉竹

**药性**

味甘，性微寒，归肺、胃经。

**功效**

养阴润燥，生津止渴。

**禁忌**

痰湿中阻、气滞者慎用。

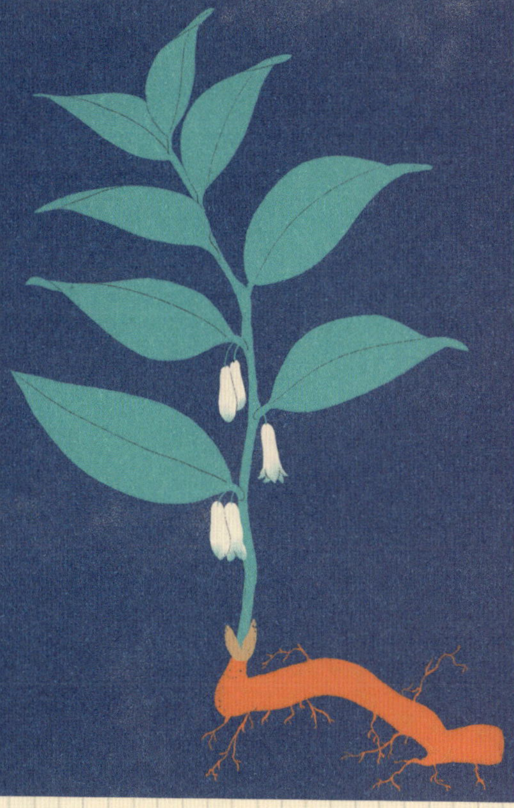

# 古代失眠名方

*因古今度量衡不同，此处药物组成仅展示方剂药味，不列剂量。中医讲究辨证论治、随证加减用药，使用中药方剂均需在专业医生指导下进行哦。

## 归脾汤《正体类要》

### 组成

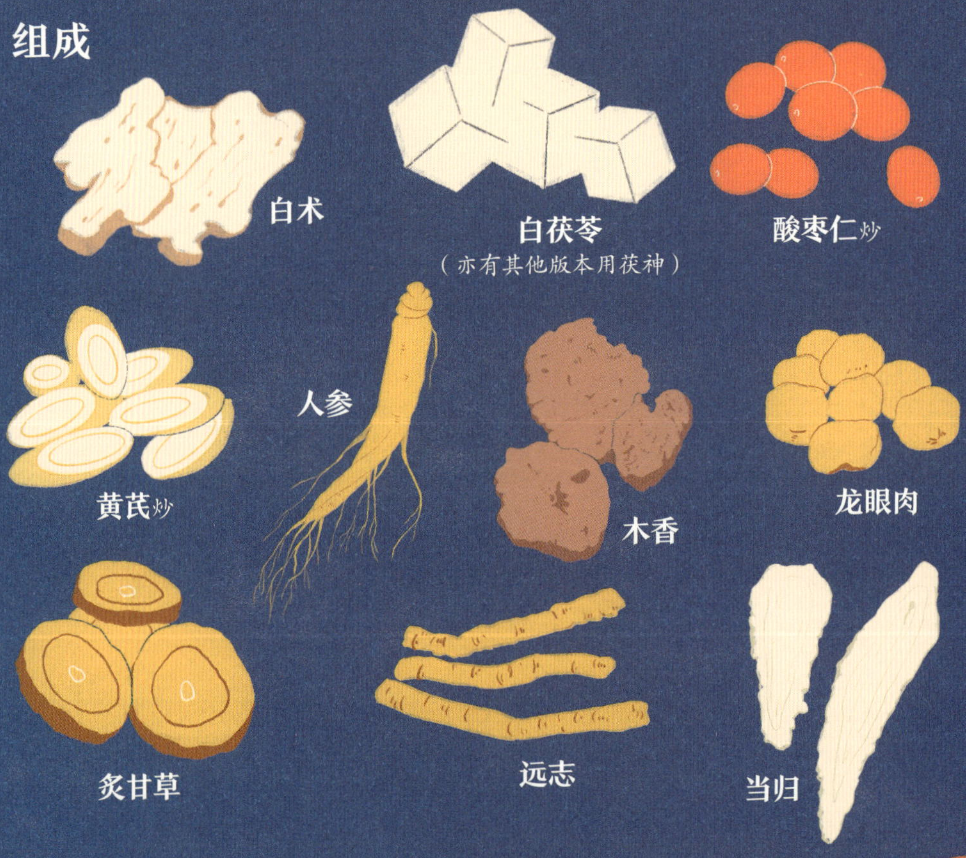


### 功效

益气补血，健脾养心。

### 用法

加生姜、大枣，水煎服。

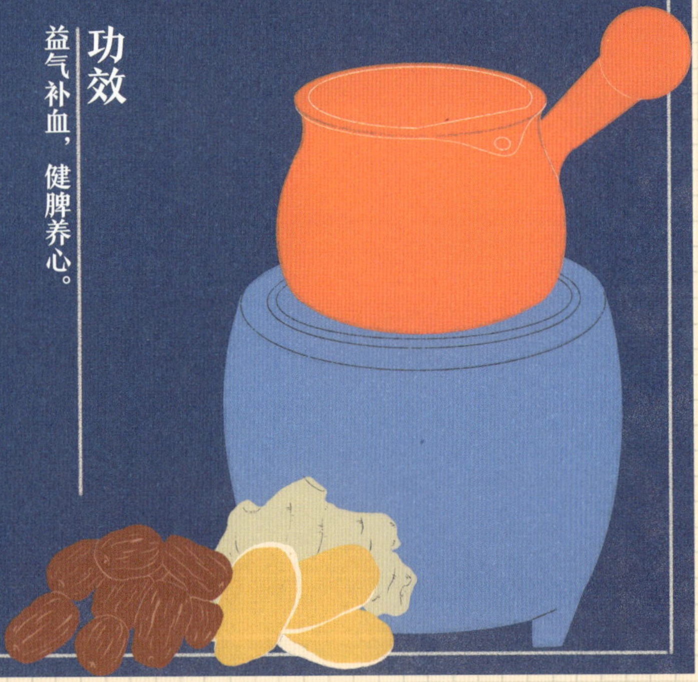

## 主治

①心脾两虚。思虑过度，劳伤心脾，气血不足。症见心悸怔忡，健忘失眠，盗汗虚热，食少体倦，面色萎黄，舌质淡，脉细缓。

②脾不统血。症见便血，以及妇女崩漏，月经超前、量多色淡或淋漓不止等。

## 历代论述

《医贯》：『凡治血证，前后调理，须按三经用药。心主血，脾裹血，肝藏血，归脾汤一方，三经之方也。远志、枣仁补肝以生心火，茯神补心以生脾土，参、芪、甘草补脾以固肺气。木香者，香先入脾，总欲使血归于脾，故曰归脾。有郁怒伤脾、思虑伤脾者，尤宜。』

## 评述

本方配伍特点，一是心脾同治，重点在脾，使脾旺则气血生化有源。方中除用人参、黄芪、白术、炙甘草健脾补气外，尚有木香理气醒脾，使补而不滞。二是气血并补，但重在补气，意在生血。方中黄芪配当归，寓当归补血汤之意，使气旺则血有所生，血足则心有所养，心悸怔忡、失眠健忘诸症可愈。

## 组成

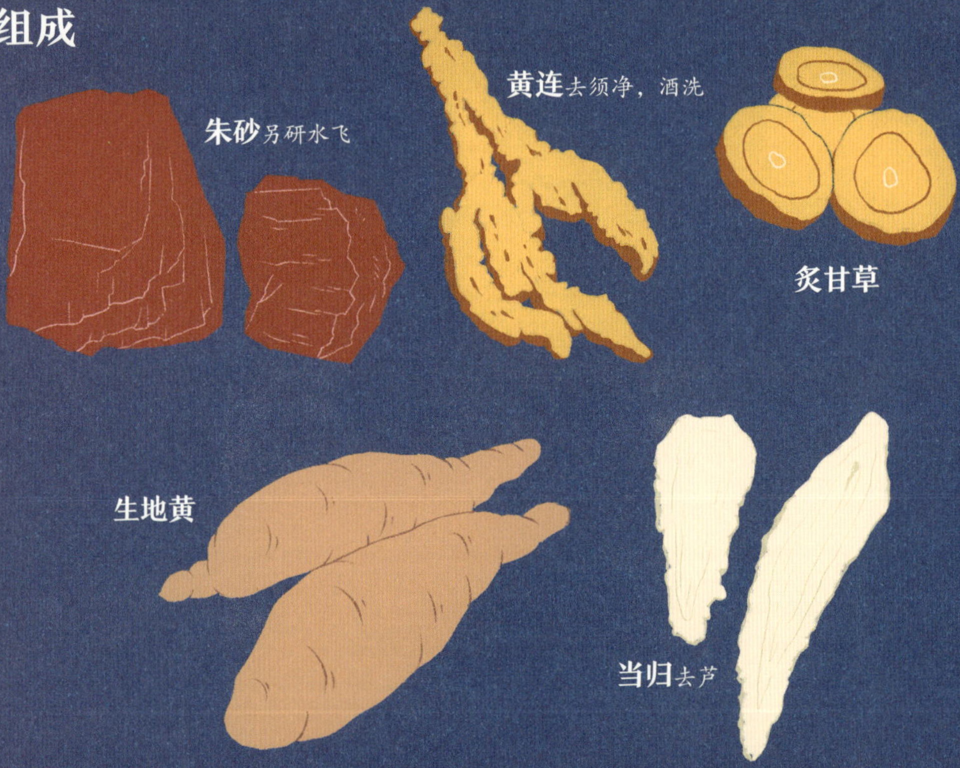
朱砂另研水飞
黄连去须净，酒洗
炙甘草
生地黄
当归去芦

## 功效

镇心安神，清热养血。

## 用法

上件四味（除朱砂外）为细末，汤浸蒸饼为丸，如黍米大，另研朱砂，水飞如尘，阴干为衣。每服十五丸，津唾咽之，食后服。

# 朱砂安神丸《医学发明》

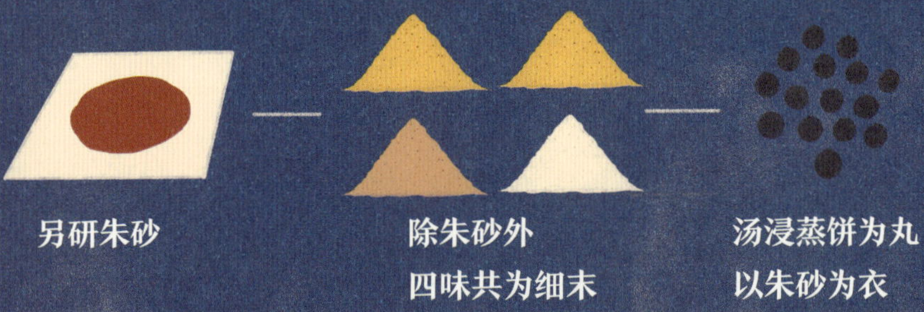

## 主治

心火偏亢，阴血不足。症见心烦神乱，失眠，多梦，怔忡，惊悸，甚则欲吐不果，胸中自觉懊侬，舌红，脉细数。

## 历代论述

《医学发明》：『热淫所胜，治以甘寒，以苦泻之。以黄连之苦寒去心烦、除湿热，为君；以甘草、生地黄之甘寒泻火补气、滋生阴血，为臣；以当归补其血不足，朱砂纳浮溜之火而安神明也。』

## 评述

方中用朱砂、黄连泻心火，生地黄、当归、炙甘草补阴血养心气，以治疗心悸、怔忡、失眠等。然朱砂有毒，不宜大量服用，也不宜少量久服；孕妇及肝肾功能不全者禁用。

# 温胆汤（《三因极一病证方论》）

## 组成

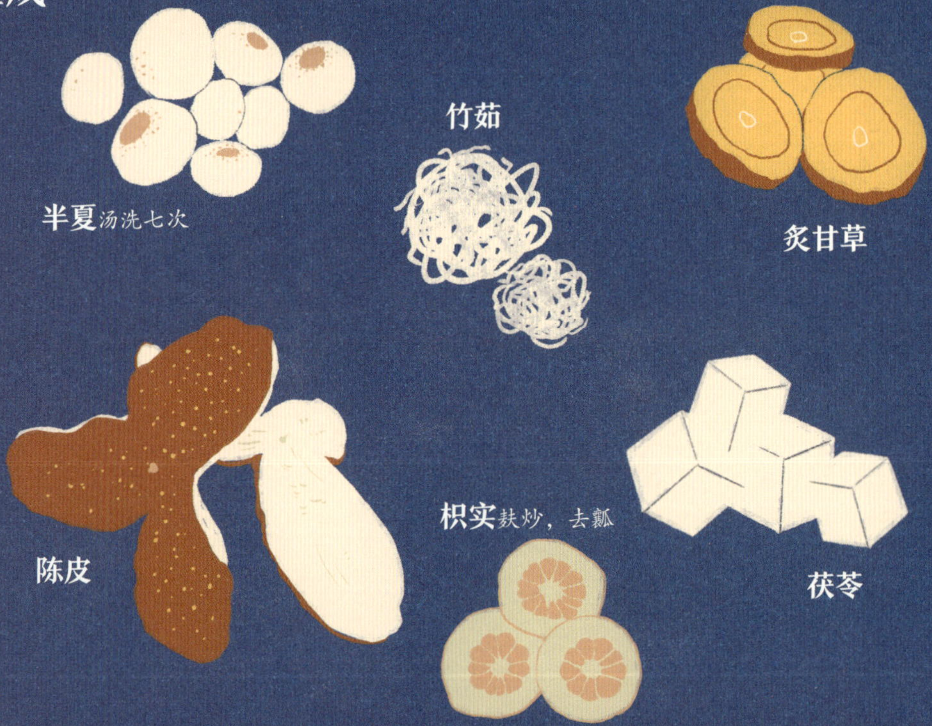
半夏汤洗七次
竹茹
炙甘草
陈皮
枳实麸炒，去瓤
茯苓

## 功效

理气化痰，清胆和胃。

## 用法

上锉为散，以水一盏半，加生姜五片，大枣一枚，煎七分，去滓，食前服。

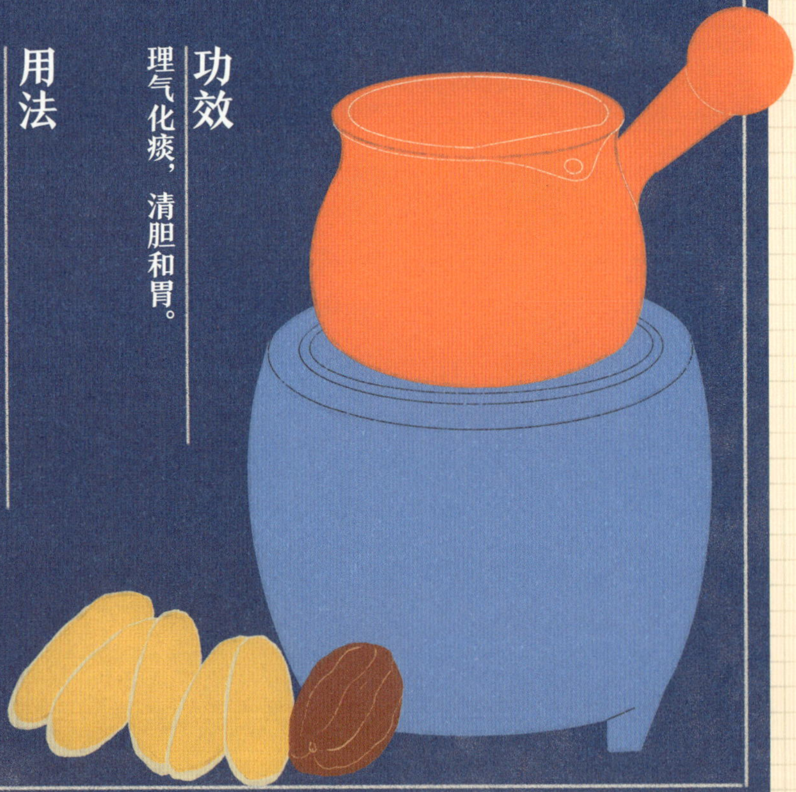

## 主治

胆胃不和，痰热内扰。症见虚烦不眠，或呕吐呃逆，以及惊悸不宁、癫痫等。

## 历代论述

《时方歌括》：『二陈汤为安胃祛痰之剂，加竹茹以清膈上之虚热，枳实以除三焦之痰壅，热除痰清而胆自宁和，即温也。温之者，实凉之也。』《张氏医通》：『胆之不温，由于胃热不清，停蓄痰涎，沃于清净之府，所以阳气不能条畅而失温和之性。故用二陈之辛温以温胆涤涎，涎聚则脾郁，故加枳实、竹茹以化胃热也。』

## 评述

本方清热而不寒凝，化痰而不燥，使痰涎消解，余热尽去，胆腑自然恢复其温和之气，故以温胆命名。

# 栀子豉汤（《伤寒论》）

## 组成

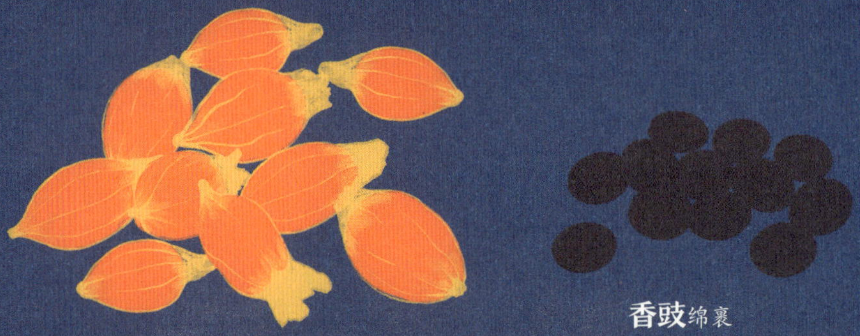

栀子擘

香豉绵裹

## 功效

散胸中邪气，彻热，除烦止躁。

## 用法

以水四升，先煮栀子，得二升半，内豉，煮取一升半，去滓，分为二服，温进一服。得吐者止后服。

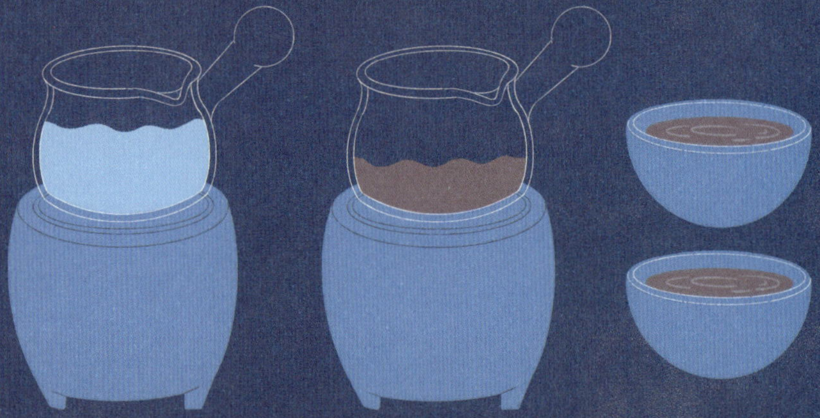

## 主治

伤寒发汗吐下后，虚烦不得眠，心中懊侬，胸脘痞闷，饥不欲食，苔薄黄腻，脉数。

## 历代论述

《伤寒来苏集》：『栀子苦能泄热，寒能胜热，其形象心又赤色通心，故除心烦愦愦、懊侬、结痛等症；豆形象肾，制而为豉，轻浮上行，能使心腹之邪上出于口，一吐而心腹得舒，表里之烦热悉除矣。』

## 评述

本方以苦寒清热之栀子，配宣散之豆豉，则清中有透，具有清宣郁热之效，药味虽少，但配伍紧凑，对于伤寒发汗吐下后，虚烦不眠、心中懊侬等颇有效。

# 黄连阿胶汤《伤寒论》

## 组成

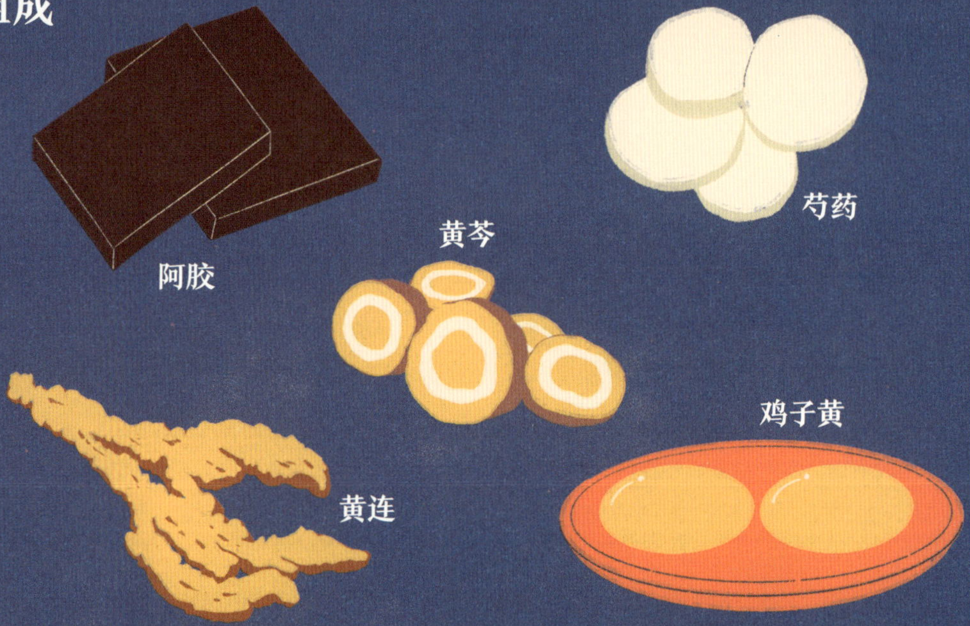


## 功效

滋阴降火，清热除烦。

## 用法

以水六升，先煮三物（黄连、黄芩、芍药），取二升，去滓，内胶烊尽，小冷，内鸡子黄，搅令相得，温服七合，日三服。

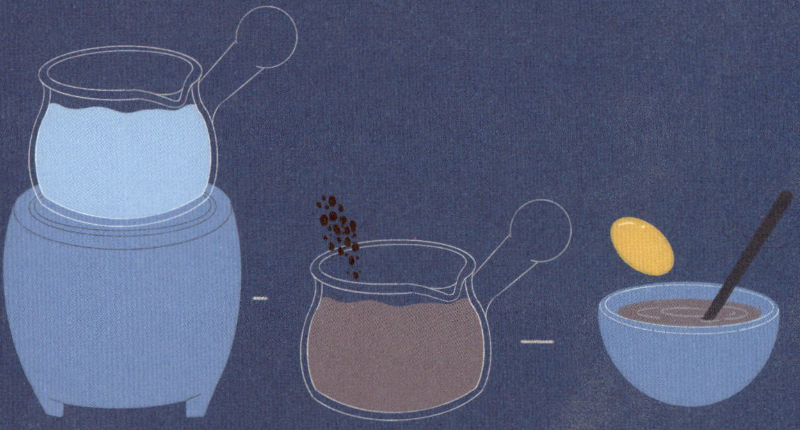

## 主治

少阴阴虚，心火复炽证。症见心烦不得眠，口燥咽干，舌红少苔，脉细数。

## 历代论述

《绛雪园古方选注》：『芩、连，泻心也；阿胶、鸡子黄，养阴也；各举一味以名其汤者，当相须为用也。少阴病烦，是君火热化为阴烦，非阳烦也，芩、连之所不能治，当与阿胶、鸡子黄交合心肾，以除少阴之热。鸡子黄色赤，入通于心，补离中之气；阿胶色黑，入通于肾，补坎中之精。第四者沉阴滑利，恐不能留恋中焦，故再佐芍药之酸涩，从中收阴，而后清热止烦之功得建。』

## 评述

本方配伍以滋阴与泻火并用，黄连、黄芩清心泻火，阿胶、芍药、鸡子黄滋养阴血，诸药合用，共成滋阴降火、清热除烦之功。

# 酸枣仁汤《金匮要略》

## 组成

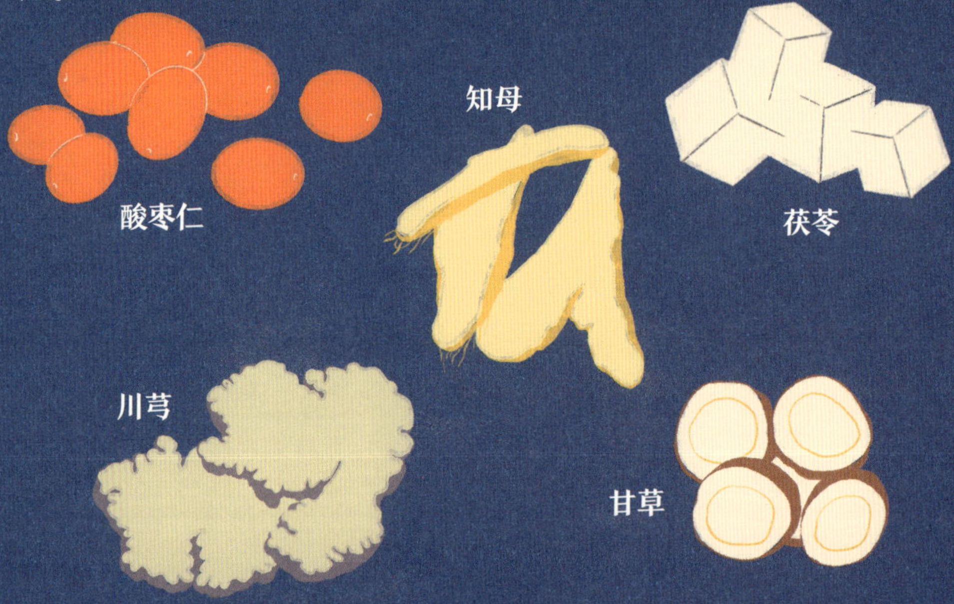


## 功效

养血安神，清热除烦。

## 用法

以水八升，煮酸枣仁得六升，内诸药，煮取三升，分温三服。

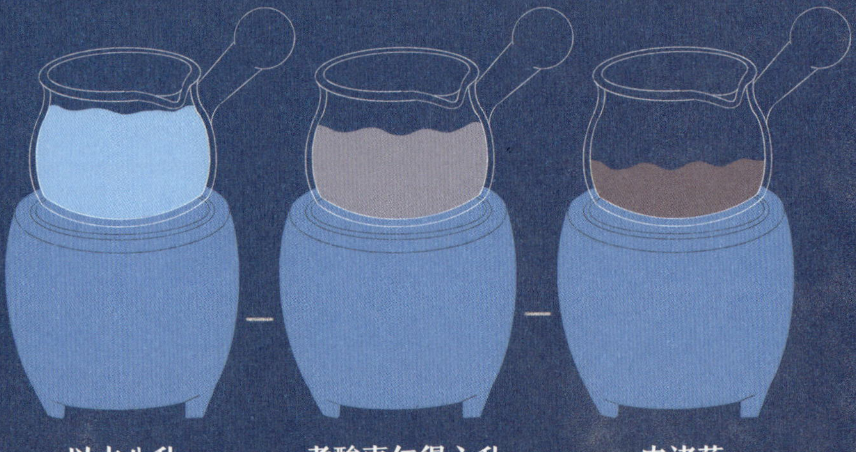

## 主治

虚劳虚烦不得眠，心悸盗汗，头目眩晕，咽干口燥，脉细弦。

## 历代论述

《古今名医方论》：『经曰：肝藏魂，人卧则血归于肝。又曰：肝者，罢极之本。又曰：阳气者，烦劳则张，精绝。故罢极必伤肝，烦劳则精绝，肝伤、精绝则虚劳虚烦不得卧明矣。枣仁酸平，应少阳木化，而治肝极者，宜收宜补，用枣仁至二升，以生心血，养肝血，所谓以酸收之，以酸补之是也。顾肝郁欲散，散以川芎之辛散，使辅枣仁通肝调营，所谓以辛补之。肝急欲缓，缓以甘草之甘缓，防川芎之疏肝泄气，所谓以土葆之。然终恐劳极，则火发于肾，上行至肺，则卫不合而仍不得眠，故以知母崇水，茯苓通阴，将水壮、金清而魂自宁，斯神凝、魂藏而魄且静矣。此治虚劳肝极之神方也。』

## 评述

本方用以治疗心肝阴血亏虚之不寐，其以酸枣仁为君，因其病机在心肝，使用时可酌情加大酸枣仁的剂量，但同时须增加健脾运化之药以防过度滋腻。